JN297727

マインドフルネス入門講義

Introductory Lectures on Mindfulness

大谷彰
Akira Otani

金剛出版

⬤―― 献辞
Dedication

　本書を戒，定，慧の教義および実践の普及に貢献された7名の傑出した仏教者――沢庵宗彭禅師、アーチャン・チャー師、マハーシ・セヤドー師、鈴木俊隆老師、ペマ・チョドロン尼師、増谷文雄博士、中村元博士――に感謝と尊敬の意を込めて献じます。

　This book is gratefully and respectfully dedicated to seven distinguished Buddhists who have contributed to the transmission of the teaching and practice of sīla, samādhi and paññā : Takuan Soho Zenji, Rev. Ajahn Chah, Rev. Mahasi Sayadaw, Shunryu Suzuki Roshi, Rev. Pema Chödrön, Dr. Bun-yu Masutani, and Dr. Hajime Nakamura.

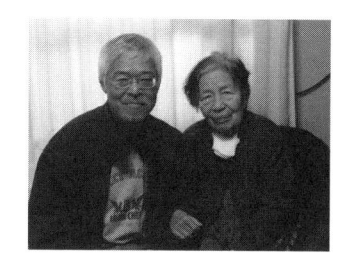

最後までいつも優しく笑顔で感謝を忘れなかった母（1928-2014）をしのびつつ。

　In loving memory of my mother Chizuko (1928-2014) who until the very end never failed to thank people with a smile.

●── 出版によせて

　数年前，金剛出版編集部の朋友，藤井裕二氏と語り合っていたとき，現代米国におけるマインドフルネスの人気に話題がおよびました。折りしも熊野宏昭教授の手による啓蒙書『新世代の認知行動療法』が出版されたばかりで，マインドフルネスストレス低減法（MBSM），アクセプタンス・アンド・コミットメント・セラピー（ACT），弁証法的行動療法（DBT），マインドフルネス認知療法（MBCT），メタ認知療法（Metacognitive Therapy）などといった耳慣れないセラピーが臨床心理士や心理学者のあいだで急速に広がりつつあった頃です。第三世代の行動療法と総称されるこうしたアプローチの到来によって，マインドフルネス時代の幕開けとなりました。
　もともと仏教の修行法としてインドや中国，東南アジア諸国，そして日本で実践され，理論化された瞑想が，21世紀の欧米でマインドフルネスとして定着したことは驚くべきことです。しかし30余年にわたり米国でサイコロジストとして勤めてきた筆者にとっては，これが臨床技法として日本に逆輸入され，脚光を浴びるという事実のほうが風変わりに思え，正直なところ皮肉にさえ映りました。とはいえ，ともすれば欧米至上主義となりがちな臨床心理学において，東洋で生まれ培われたマインドフルネスが西洋で新しいパラダイムとして受け入れられ，学術臨床分野に普及することはこの上ない喜びです。
　本書の執筆にあたっては，次の3点を心がけました。
　まず第1に，マインドフルネスの源流である仏教瞑想について考察を加えることです。筆者の専門はカウンセリング心理学で仏教学にはまったくの門外漢ですが，機縁により大学時代から仏教に興味を引かれ，これまで仏教関係の書籍や論文を臨床心理学の文献と一緒に蒐集してきました。本書で記すように，現在のマインドフルネスはテーラワーダ仏教をルーツにしたもので，適切な箇所には，筆者の限られた知識内ではありますが，できる限り仏教経典からの説明を加えました。これが第1部「マインドフルネスの背景を学ぶ」に当たりま

す。これによってマインドフルネスとその源流である仏教瞑想とのつながりが少しなりとも明確になれば幸いです。

　第2に，マインドフルネスの科学と実践についてバランスの取れた記述をすることです。米国では心理臨床家の教育と訓練において「サイエンティスト・プラクティショナー・モデル」(the scientist practitioner model) が強調されますが，これは理論とエビデンス（科学），およびスキル（実践）の二本立てを軸とする臨床心理のモデルです。この原則にしたがって，マインドフルネスに関するニューロサイエンスと行動科学分野におけるこれまでの研究成果をまとめ，同時に実践でフル活用できるテクニックを，第2部「マインドフルネスの科学を学ぶ」と第3部「マインドフルネスの臨床を学ぶ」において具体的に解説しました。

　最後は，本書で言及する論文と書籍には必ず筆者自らが目を通すことです。海外の著作を一部剽窃したり，原典を直接チェックせず，他論文や他書の記載や傍証からそれを引用する「孫引き」は，学術的に不誠実（academic dishonesty）な不正行為であり，盗作（plagiarism）と何ら変わるところがありません。これが先端生物学の研究発表をめぐって国際的な大問題となったことは記憶に新しいところです。それゆえ本書に掲載したデータや引用は筆者自らが精読し，必要に応じて翻訳しました。これが3番目の心がけです。

　本書を著すにあたっては学術的な堅苦しい論文調ではなく，通常の講義で用いる口語体を用いることにしました。これによって少しでも読者のマインドフルネスに対する親しみが湧けばと願ったからです。本書は3部から構成されていますが，読者の関心に応じてどのセクションから読みはじめても構いません。マインドフルネスの沿革や全体像を把握するには第1部が役立つでしょう。マインドフルネスの研究者には第2部で論述したニューロサイエンスと行動科学の基盤，そして巻末に収録した数百の最新文献が参考になれば幸いです。

　しかしながら，マインドフルネスの醍醐味はやはり体験なしには味わうことができません。実践を行なわず，いくら理論や科学知識を振りかざしたところで，それは所詮単なる机上の空論に終わってしまいます。2,500年にわたりアジア諸国の仏教徒たちが勤しんできたマインドフルネス瞑想（ピュア・マインドフルネス）はどのように行なうのか？　また，臨床手段として西洋でその効果が認められはじめたマインドフルネス（臨床マインドフルネス）は実践でど

のように活用できるのか？　こうした関心と疑問をもたれる読者のため，数々のマインドフルネスの実践方法と臨床技法を第3部で具体的に解説しました。本書がマインドフルネスのガイドとなり，文字通り入門書の役割を果たすことになれば筆者にとって大きな喜びです。

　本書の刊行までには幾多の難関に直面しました。これはひとえに臨床科学および臨床技法としてのマインドフルネスと，その源流である仏教瞑想とのインターフェイスを試みたことが理由です。すでに述べたように筆者は仏教学を専攻とする者ではなく，またニューロサイエンス分野も専門外とあって，これらの詳細については多くの先人や碩学たちの労作を参考にさせていただきました。なかでも甲南大学の福井義一教授は，脳部位の日本語訳のチェック依頼を快く引き受けてくださいました。心よりお礼申し上げます。もちろん本書における不正確な記述や論考はすべて浅学菲才の筆者一人の責任です。賢明な読者からのコメントや訂正をお待ちします。

　また筆者に本書執筆の機会を設け，プロとして原稿の校正と編集，読者の視座に立ったフィードバックを与えつつ，同時に最初から最後まで二人三脚の朋友として執筆を励ましてくださった金剛出版編集部の藤井裕二氏に改めて深い感謝の意を表します。

　最後に本書の刊行を見ることなく，7月7日七夕の早朝，「ありがとう」と感謝の言葉を残して永眠した母の霊前にこの小冊を捧げます。

　書籍蒐集の朋輩のインスピレーションから生まれ，実を結んだ本書が読者にとって実り多いものであることを祈りつつ……

平成27年1月

米国メリーランド州シルバー・スプリングにて
大谷　彰

●── 目次

献辞 ──────────────────────── 003
出版によせて ──────────────── 005

I
マインドフルネスの背景を学ぶ

1 マインドフルネスとは何か ──────────── 015
マインドフルネスの詳解と定義
　●──マインドフルネスの定義／マインドフルネスにまつわる誤解／マインドフルネス，ヴィパッサナー瞑想，サマタ瞑想／マインドフルネスの体験と訓練過程／マインドフルネスと意識変容状態／まとめ

2 仏教から生まれたマインドフルネス ──────── 035
仏教瞑想としてのマインドフルネス
　●──釈迦の説示したマインドフルネス／マインドフルネスにおける観察／まとめ

3 太平洋を渡ったマインドフルネス ──────── 047
米国におけるマインドフルネスの成立過程
　●──仏教瞑想を受け入れる文化的土壌／「サトルボディ」への関心／マインド・アンド・ライフ・インスティテュートの創設／仏教瞑想とマインドフルネス・アプローチ／まとめ

II
マインドフルネスの科学を学ぶ

4 マインドフルネスのモデルとパラダイム ―― 061
マインドフルネスの理論体系

● ―― ピュア・マインドフルネスと臨床マインドフルネス／単独実践マインドフルネスと誘導マインドフルネス／方略的治療と自然治癒／分散型パラダイムと統合型パラダイム／まとめ

5 マインドフルネスの科学（1） ―― 069
ニューロサイエンスの観点から

● ―― マインドフルネスと大脳機能／マインドフルネスと神経可塑性／マインドフルネスとデフォルトモード・ネットワーク／まとめ

6 マインドフルネスの科学（2） ―― 089
行動科学の観点から

● ―― マインドフルネスとエビデンス検定（有効性および効果）／マインドフルネス測定の尺度／日本で開発されたマインドフルネス尺度／ピュア・マインドフルネスの有効性／メタ分析から見たマインドフルネスの効果／まとめ

7 マインドフルネスと認知行動療法 ―― 109
第三世代の行動療法の諸相

● ―― 臨床手段としての瞑想とマインドフルネス／マインドフルネスと認知療法／第三世代の行動療法におけるマインドフルネス／まとめ

III
マインドフルネスの臨床を学ぶ

8 マインドフルネスの実践技法 ―――― 131
● ――マインドフルネス実践の心構え／単独実践マインドフルネス（Self directed mindfulness）の実践／マインドフルネスのプロセス／気づきを高めるエクササイズとテクニック／マインドフルネス実践のトゥイーキング／まとめ

9 臨床マインドフルネス（1） ―――― 155
情動調整
● ――臨床マインドフルネスの適用範囲／誘導マインドフルネス／マインドフルネスと情動調整／臨床テクニック／まとめ

10 臨床マインドフルネス（2） ―――― 167
心理疾患
● ――マインドフルネスと心理疾患／臨床テクニック／セラピスト・マインドフルネス／まとめ

11 臨床マインドフルネス（3） ―――― 177
身体症状
● ――疼痛緩和／ストレス低減／臨床テクニック／まとめ

12 臨床マインドフルネス（4） ―――― 187
衝動抑制
● ――衝動抑制／MBRP（マインドフルネス・リラプスプリベンション）／臨床テクニック／まとめ

13 臨床マインドフルネス（5） ―――― 195
安全性・禁忌・訓練
● ――マインドフルネスの安全性／マインドフルネスの禁忌／臨床家のマインドフルネス訓練／まとめ

あとがき ―――― 207
文献 ―――― 209
索引 ―――― 239
著者略歴 ―――― 244

マインドフルネスの
背景を学ぶ

I

---凡例---
本文中,筆者による註を[▶1]のように指示し,註は各章末に一括して掲載する。

1 マインドフルネスとは何か
マインドフルネスの詳解と定義

　マインドフルネス（mindfulness）とは mind（こころ）という名詞に，-ful（行きわたった）と -ness（状態）という接尾語が合成してできた言葉で，元来は「開放的で，とらわれのないこころの状態」を意味します［▶1］。日本語の「気をつける」とか「目を届かせる」といった状態と考えるとよいでしょう。次章で詳しく説明するように，これは東南アジア各地に伝播したテーラワーダ（上座部）仏教で悟りを開くために用いられる瞑想法（satipatthana）（サティパッターナ）の英訳です。この瞑想法が米国に波及し，それがここ数年のあいだに定着して臨床心理学の主流アプローチのひとつとなりました。マインドフルネスの臨床化に大きく貢献したカバットジン（Williams & Kabat-Zinn, 2011）によると，マインドフルネスの研究発表数は 2000 年あたりから急上昇しはじめ（**表❶**），この傾向は最近になってさらに顕著となっています。サーチエンジンの PsychARTICLES を使って調べたところ，2012 年 10 月 29 日の時点では 814 編の論文が見つかりました。これは 2010 年度の約 2 倍，2000 年度に比べると約 32 倍の数で，マインドフルネスへの関心の高さが窺えます。

　瞑想の手法としてのマインドフルネスは，近年になって行動療法や認知療法の主要コンポーネントにもなりました。いわゆる「第三世代の行動療法（the third wave behavior therapy）」（Hayes, 2004 ; Öst, 2008）や「新世代の認知療法」（熊野，2012）と呼ばれるアプローチですが，現在では瞑想法よりも臨床技法として知られるようになりました［▶2］。なかでもマインドフルネスストレス低減法（Mindfulness-Based Stress Reduction : MBSR）（カバットジン，2007）やマインドフルネス認知療法（Mindfulness-Based Cognitive Therapy : MBCT）

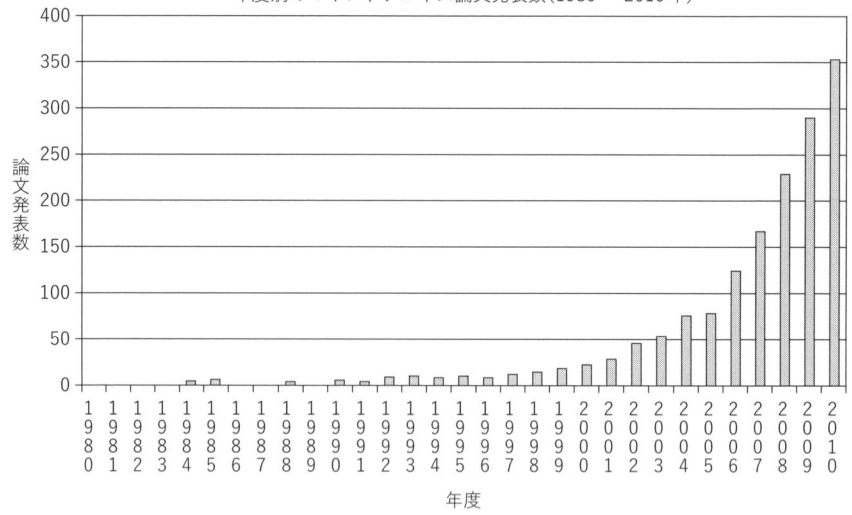

年度別のマインドフルネス論文発表数（1980〜2010年）

表❶——Williams & Kabat-Zinn（2011, p.2）より

（クレーン，2010），弁証法的行動療法（Dialectical Behavior Therapy : DBT）(Linehan, 1993a, 1993b)，アクセプタンス・アンド・コミットメント・セラピー（Acceptance & Commitment Therapy : ACT）(Hayes & Smith, 2010 ; Hayes, Strosahl & Wilson, 2003)，そしてメタ認知療法（Metacognitive Therapy）(Wells, 2005, 2009)が特に有名で，本書でもこれらのアプローチについてマインドフルネスの見地から考察します。

　マインドフルネス自体もまた治療技法として幅広く適用されており，さまざまな研究が着実に進められています。手元にある文献のタイトルを見ただけでも，情動調整（Chambers, Gullone & Allen, 2009），うつ障害（Geschwind, Peeters, Drukker et al., 2011），免疫機能（Davidson, Kabat-Zinn, Schumacher et al., 2003），不安障害（Anka, Zvolenskya, Bernsteina et al., 2007），慢性疼痛（Kabat-Zinn, 1982），物質関連障害（Breslin, Zack & McCain, 2006）などがあり，枚挙にいとまがありません。マインドフルネスのエビデンスについても後に詳述します（本書第6章）。

● ── **マインドフルネスの定義**

　こうしたマインドフルネスの爆発的な人気にもかかわらず，意外なことにその操作定義（operational definition）は未だに確立されていません。2014年に，トロント大学の心理学者たちが中心となって具体的な定義を試みたのですが（Bishop, Lau, Shapiro et al., 2004），なんとその記述のためだけに12ページを要し，挙句のはてにマインドフルネスとは，（1）注意の意図的なコントロールによって現体験に対する認識が高揚し，（2）好奇心とオープンで寛容な態度が伴う，という2点が強調されました（Fletcher & Hayes, 2005 ; Lutz, Dunne & Davidson, 2007）。

　マインドフルネスの定義が困難とされる最大の理由は，その源流となった仏教の「マインドフルネス」瞑想が多様性に富み，「これこそがマインドフルネスである」（the mindfulness）と一元的に特定できないからです（Black, 2011 ; Gethin, 2011 ; Summers-Wheeler & Dienes, 2012 ; Williams & Kabat-Zinn, 2011）[▶3]。現在のところ，カバットジン（2007）がMBSRの説明として用いた，「注意を払う特定の方法で，意図的であり，現時点に焦点を定め，価値判断を下さない」（Kabat-Zinn, 1994, p.4）という記述が作業定義（working definition）として一般に受け入れられています[▶4]（Gethin, 2004）。時折，これに「オープンで流動的な注意を保ち，何事にも固定させず，思惟や分析は避け」（Kristeller, 2007, p.393），「脳裏に浮かんだ思考や感情，感覚の変移に逆らわず，寛容で，こだわらない」（Lynn, Malaktaris, Maxwell et al., 2012, p.12）態度といった表現が付加されることもあります。**本書では，マインドフルネスを「今ここ」の体験に気づき（awareness），それをありのままに受け入れる態度および方法**とシンプルに定義することにします。マインドフルネスでは注意の払い方と保ち方が主となるのですが，これは自律訓練法の「受動的集中（passive concentration）」や自己催眠の「自我許容性（ego receptivity）」，フォーカシングの「フェルトセンス（felt sense）」（ジェンドリン，1982）にも共通する要素です。

● ──**マインドフルネスにまつわる誤解**

　一方，マインドフルネスの定義の曖昧さはいくつかの誤解や偏見を生むことにもなりました。テーラワーダ仏教僧でマインドフルネス入門書のベストセラー *Mindfulness in Plain English*（邦題『マインドフルネス ── 気づきの瞑想』）を著したグナラタナ師（グナラタナ，2011）は，マインドフルネスにまつわる典型的な誤解として次の11項目を挙げています。この11項目について筆者の解釈を加えながら紹介しましょう。

1. 「マインドフルネスは単なるリラクセーションのテクニックにすぎない」──マインドフルネスは身心のリラクセーションを伴うこともありますが，決してリラクセーションではありません。これは最新のニューロサイエンスによって実証されています（本書第5章参照）。マインドフルネスの狙いはあくまでも気づき（awareness）と集中力の養成であり，リラクセーションはあくまでも副次的な効果にとどまります。

2. 「マインドフルネスはトランス状態である」──リラクセーションと並んで，マインドフルネスはトランス，すなわち意識変容状態とみなされがちですが，これは必ずしも正しくありません。たしかにマインドフルネス実践中は表情や態度が周囲にはあたかもトランス状態のように見えるかもしれませんが，実際は「常習的な（トランス状態の）経験なしに，体験の気づきを維持する」ものです（Kristeller, 2007, p.399）。本章の「マインドフルネスと意識変容状態」のセクションで詳しく述べるように，意識集中を重視するサマタ瞑想と呼ばれる訓練では，たしかに催眠に類似するトランス状態の生じることが知られています（禅瞑想ではこれを「魔境」と呼んで警戒します）。しかしこの現象はマインドフルネスでは生じないとグナラタナ師は述べています。

3. 「マインドフルネスは神秘体験であり，現実感覚では理解困難である」──マインドフルネスの体験は通常の言語認識レベルを超える

ため，言葉による表現が難しくなります。このことから神秘性が疑われがちですが，刻々と変化する「今ここ」の体験に気づくことには何の神秘性もありません。マインドフルネスによってさまざまなイメージの知覚や古い記憶の想起などが起こるのは，内的体験に対する集中が高まった結果にすぎません。

4. 「マインドフルネスによって超能力や超感覚的知覚（Extrasensox Perception：ESP）の力が身に付く」——繰り返し強調するように，マインドフルネスの狙いは気づき（awareness）の訓練と習得であり，神秘体験と関連するESPや超能力開発とはまったく関係がありません［▶5］。

5. 「瞑想は危険であり，賢明な人は避けるべきである」——マインドフルネスの実践によって忘れたいと思う過去の出来事や，自分の嫌な性格が自覚されることがあるかもしれません。グナラタナ師は，もしこれを「危険」とみなすなら，「道を歩いていたらバスにはねられる危険があり，シャワーを浴びている最中には首を骨折する危険がある」ため，生きてゆくことができなくなってしまう，と痛快な反論をしています（グナラタナ，2011, p.15）。こころに生じるありとあらゆる反応，いわゆる「自己」を，「今ここ」で，ありのままに見つめるのがマインドフルネスであり，これこそが健康なメンタルヘルスの基盤となるものです。

6. 「マインドフルネスは宗教者や徳の高い人の実践するものであって，一般人には向かない」——これはマインドフルネスと仏教瞑想とのつながりが深いことから生まれた偏見だと思われます。たしかにマインドフルネスは人格を高める手段として仏教で活用されますが，宗教者のみならず，一般人，老若男女，教育レベルなど一切を問わず，誰にでも実践できます。米国では，最近になって学校や刑務所などにも導入され，効果を挙げています（Bowen, Witkiewitz, Dillworth et al., 2006）。マインドフルネスは万人に応用できるテクニックです。

7. 「マインドフルネスは現実からの逃避である」——事実はこれとまったく逆で，マインドフルネスは現実への深い関与を目指します。自己を取り巻く現状とそれに対する感情や考えに価値判断を下さず，

ありのままに観察するのです。マインドフルネスを現実からの逃避や現実の否定とみなす曲解は1960年代のヒッピー文化から派生したもので、誤解もこの範疇に属するものです。

8. 「マインドフルネスはハイ（恍惚）になるための手段である」──かつて1960年代のヒッピー文化はドラッグを乱用し、乱交とロックミュージックを多用し、それに瞑想が加えられました。マインドフルネスをハイになる手段とみなすのは、こうした過去の特定の文化的風土による偏見です。グナラタナ師は、「マインドフルネスによって時には至福感を得ることも可能であるが、これを目標にするならまず期待はずれに終わるだろう」（グナラタナ、p.18）と述べ、マインドフルネスが「気づき」（awareness）であることを繰り返し強調しています。マインドフルネスには情動調整の働きもあり、これが現実適応によってメンタルヘルスに有益であることは言うまでもありません（本書第6章参照）。

9. 「マインドフルネスは独りよがりである」──気づきの修練などよりも、被災地や施設に出向いてボランティアとして働くほうがよっぽど世間のためになる。これは一見的を射たような主張で、かつて乞食（こつじき）に出かけた釈迦自身が同様の質問をバラモンから受けたことが原始仏典に記されています［▶6］。グナラタナ師は、「マインドフルネスの真意は情動調整を図り、対人関係を改善し、他人に対して思いやりを持つことにある」（グナラタナ、p.18）と記し、独りよがりという見解を理不尽として一蹴しています。

10. 「マインドフルネスの実践は座位で行ない、実践者に高尚な考えを抱かせるものでなければならない」──数多い瞑想法のなかにはこれを目的とするものもありますが、マインドフルネスは気づきの実践であり、時と場所にかかわりなく、ありのままの現実を見つめることに他なりません。マインドフルネスはたしかに座位でも実行されますが、歩きながらのウォーキング・マインドフルネス（経行（きんひん））、さらにはマインドフルネスを活用した食事や運転なども奨励されます。こうした訓練により日常生活でフルに気づきを活かすことがマインドフルネスの究極の狙いです。

11. 「数週間のマインドフルネスによって悩みや問題が解決する」——皮肉なことに，最近のマインドフルネスブームがこの誤解を呼び，促進させているのかもしれません。MBSRやMBCT，ACT，DBTなどといった第三世代の行動療法の主要コンポーネントにマインドフルネスが付加され，そのエビデンスが喧伝されたことから，短期間での問題解決や生活態度の変化，ひいては速効性の臨床効果などを期待するとすれば，それは大きな誤解です。「忍耐が決め手である。忍耐。マインドフルネスから得ることが皆無であるとしても，忍耐だけは身につくであろう」（グナラタナ，p.19）とグナラタナ師は締めくくっていますが，この言葉をじっくりと味わうことが肝要です。

以上がグナラタナ師の列記したマインドフルネスにまつわる11の誤解ですが，これに筆者の経験からもう1つ付け加えておきます。

12. 「マインドフルネスはマインドコントロールやカルトである」——マインドフルネスの原型となった瞑想が誤った形で新興宗教などに悪用され，一部の信者による犯罪や不法行為，さらには殺人事件にまで発展したことを覚えていらっしゃる読者も多いのではないでしょうか。繰り返し述べるように，マインドフルネスは自覚を深め，こころの安定化，ひいては自己と他人に対する思いやりと共感を築く手段であり，マインドコントロールやカルトとは一切関係ありません。この事実を改めて明記しておきます。

以上，マインドフルネスにまつわる誤解と偏見についてグナラタナ師の著書を参考に記しました。マインドフルネスにまつわる誤った固定観念や先入観を払拭し，正しい知識と理解を把握することは，個人の実践のみならず，特に臨床の場においては不可欠です。

● ──マインドフルネス，ヴィパッサナー瞑想，サマタ瞑想

　マインドフルネスが「開放的で，とらわれのないこころの状態」を目指す手法であり，テーラワーダ仏教の瞑想法から派生したことを述べてきましたが，仏教瞑想はヴィパッサナー（vipassana）とサマタ（samatha）と呼ばれる2つの根本的な方法に大別できます。日本では前者を観想，後者を止観と呼んで区別してきました（蓑輪，2008）。瞑想のニューロサイエンス研究の権威であるデービッドソンとラッツはこれらをオープンモニター（open monitor）とフォーカスト・アテンション（focused attention）として区別しています（Davidson & Lutz, 2008）。仏教学者のショーは，それぞれの瞑想訓練が発達した地域の違いから，前者をミャンマー式，後者をタイ式のマインドフルネスとして分類しています（Shaw, 2012）。とはいえ，ヴィパッサナーでもサマタでも共に「気づき」（awareness）が核心となることには変わりありません。

　ここでひとつ注意しておきたいのは，マインドフルネスの気づきとは，「（何かが）漠然と意識される」といった受動的な「気づき」ではなく，「それまで無自覚であったことがらや，ありとあらゆる行為，反応に注意を向け，その結果としてものごとが意識化される」という**能動的なニュアンスを含んだ「気づき」**である，ということです。ヴィパッサナーとサマタの相違点はこの気づきの対象にあります。ヴィパッサナー瞑想では「知覚している（こころの）働きに1つずつすべて気づきつづけるようにする」ことが原則です。これに対し，サマタ瞑想では「観察の対象は1つのものに限定され，つねにそれに還りつづける」のが特徴です（蓑輪, 2010, p.295）。つまり，ヴィパッサナー瞑想はあらゆることがらに対して「選り好みすることなく注意を払う」自由闊達な瞑想法であり [▶7]，これに対するサマタ瞑想は注意を意識的に特定のことがら（呼吸，イメージ，概念，ろうそくの炎など）に集中させる「没入的」なメソッドといえるでしょう [▶8]。サマタ瞑想ではジャーナ（jhana／静慮）[▶9] とよばれる，注意を一点に集中させた精神状態が生じ（本章「マインドフルネスと意識変容状態」参照），これを習得してから洞察を深める瞑想（insight meditation）へと進みます。こうした相違から，マインドフルネスの起源は「注意はオープンで流動的に保ち，何事にも固定させない」ヴィパッサナー瞑

想である，というのが定説となってます（Nauriyal, Drummond & Lal, 2006）。

　しかしながら，マインドフルネスの**実践**においてはサマタ瞑想とヴィパッサナー瞑想の区別はそれほど厳密ではありません。これはマインドフルネスのトレーニングに両方の要素が取り入れられている場合が少なくないことからも明らかです（Lifshitz & Raz, 2012 ; Shaw, 2012）。1970年代から瞑想を欧米に紹介した指導者たちから師と仰がれた，タイの高僧アーチャン・チャー師（本書第3章参照）にいたっては，両者を区別せず「単に上達のレベルの違い」とみなしていました。「瞑想を一本の棒とすれば，ヴィパッサナーとサマタはその両端である。それを持ち上げると，どちらか片方の端だけか，それとも両方の端を持ち上げることになるのか？　誰が拾い上げても両端が持ち上がることになる」（Chah, 2011, p.592）とわかりやすい喩えで師は教示しています。つまり，サマタとヴィパッサナーには方法論の違いはあっても，実践で両者を切り離すことは無意味です［▶10］。

　ではそのヴィパッサナー瞑想とサマタ瞑想との相違をマインドフルネスの観点から具体的に検討してみましょう。目を閉じて呼吸に注意を向けると，周囲のさまざまな出来事や，考えや気持ち，記憶などに気づきます。ヴィパッサナー瞑想ではこうした内外に生じたことがらに意識［▶11］を向け，それに注意を払いつづけます。これに対し，サマタ瞑想では注意を絶えず呼吸に置き，他に気づいたことについては，それを認識するにとどめ，注意を再び呼吸に戻すことがポイントになります（Snyder & Rasmussen, 2009）。筆者はヴィパッサナー瞑想にサマタ瞑想を加えたマインドフルネスを実践していますが，慣れてくると**呼吸に注意を安定させ，しかも同時に雑念にも気づくことができる**ようになります。このとき呼吸はあたかも小高い丘にそびえる灯台の明かりのようなものになり，こころの大海の隅々を照らし，闇にぼんやりと潜んだ意識を鮮明にしてくれる感覚になります。この体験からどちらの瞑想法でもマインドフルネスであることには変わりがないと確信できました。呼吸を基礎としながら流動的に気づきをめぐらせる。これがアーチャン・チャー師の教えるところです。

　マインドフルネスの実践によって注意を一定のあいだ呼吸に保ちつづけることは，シンプルで簡単なように聞こえるかもしれませんが，実際には難しいものです。刻々と変化するこころの流れをオープンな態度で批判することなく注意しつづけ，繰り返し呼吸に意識を向けることは，決して容易なことではあり

ません。イメージに反して，これには相当の**集中力が必要**とされます。タイ式のマインドフルネスは，サマタ瞑想によってまず集中力を養い，それに気づいてからヴィパッサナー瞑想によるマインドフルネスへと段階的に進めてゆくのです。一方のミャンマー式のマインドフルネスでは，サマタ瞑想による精神集中は行ないません。このアプローチではマインドフルネスの訓練によって集中力が身に付くとして，タイ式とは逆の立場を取っています。

> （修業者はサマタ瞑想で実行される）精神の統一や集中力の練成ではなく，一瞬一瞬の気づき（ヴィパッサナー瞑想）を発達させる修業のみを最初から行なう。これによって洞察力が芽生えるが，これは精神の統一や集中力とはまったく関係がない。洞察力が深まるにつれてこころの集中力［▶12］が養成されるのである。
> （Mahasi, 2012, p.89［引用者訳］）

　ミャンマー式では，腹式呼吸による腹部の動きから始め，次いですべての所作を「ラベリング」することによって気づきの訓練を実行します。息を吸うときには「（腹が）膨らむ，膨らむ」，吐くときには「（腹が）へこむ，へこむ」，雑念が浮かんだら「雑念，雑念」，鼻に痒みを感じたら「痒い，痒い」，歩くときには動かす足によって「右足，右足」「左足，左足」といった具合に気づきを深めていきます。これを1日14時間から20時間，静座と歩行の形式を繰り返しながら集中的に行なうのです（Kornfield, 2011）。これがミャンマーをはじめテーラワーダ仏教圏で瞑想法の第一人者とされたマハーシ・セヤドー師が教えたマインドフルネスで，マハーシメソッド［▶13］として知られるようになりました（マハーシ・セヤドー師については本書第3章参照）。サマタ瞑想からマインドフルネスへ（タイ式）か，それともヴィパッサナー瞑想からマインドフルネスへ（ミャンマー式）か，という順序の相違はありますが，いずれの方法もそれなりに難しく，マインドフルネスの習得には真摯な訓練が必要とされることには違いありません［▶14］。

● ─── **マインドフルネスの体験と訓練過程**

　マインドフルネスが訓練によって上達するという事実は，マインドフルネスが単にこころの状態というだけでなく，同時にスキルでもあることを意味します（Lutz, Dunne & Davidson, 2007）。スキルである以上，音楽やスポーツと同じように，マインドフルネスの習得にも絶え間ない訓練が必要とされ，反復練習によって熟達します。ではマインドフルネスの習得過程には一体どのような体験が伴うのでしょうか。これは実に興味深いトピックですが，残念なことにこれを具体的に論じた著作や論文はなかなか見つかりません。禅仏教の教義とされる不立文字，すなわち真理は言葉で表わせない，という考えの影響もあるのでしょう。しかし幸運なことに前述したアーチャン・チャー師（Chah, 2001, pp.86-95）がタイ式マインドフルネス瞑想の訓練過程を詳しく述べているので，以下これを見てみましょう［▶15］。

　師はまず第一に，マインドフルネスで呼吸に意識を集中させることの難しさ，そしてそれに対する対処法について触れています。

> いつものように呼吸しながら，息が体内に入り，再び出てゆくのを観察しなさい。（中略）もしこころが乱れて，注意集中が難しければ深呼吸しなさい。肺を一杯に満たして空にすることを数回繰り返してから，注意を再び呼吸に向けるのがよい。こころが落ち着いたり乱れたりするのは当然の現象です。（中略）マインドフルネスの実践は時間を要し，絶えることのない訓練によって進歩してゆくのです。
> 　　　　　　　　　　　　　　　　　　　　　　　　　（op.cit., pp.87-88）

　マインドフルネスを学ぶ者にとってこれは貴重な教示で，特に注意集中の難しさは皆が体験するところです。当初は意識が呼吸に向かず，あちこちに散乱しがちです。瞑想者のあいだでは，これを猿が枝から枝へと移動してゆくことに喩えて「モンキーマインド（the monkey mind）」などと呼ばれます。しかし習練によって必ず克服できる，とアーチャン・チャー師は明言します。

　こうして瞑想訓練が進み，体験が深まってくると，自ずと心身への影響が感じられるようになります。この段階の特徴は次のようなものです。

> 呼吸によるマインドフルネスが確立されると、実践は容易になる。こころが静まり、荒々しかった呼吸もそれに応じて軽くなり、洗練されてくる。身体は軽く感じられ、こころにも軽快さが増し、負担がかからず、周囲のことがらにとらわれないようになります。
> (op.cit., p.88)

これはマインドフルネスの臨床効果について言及したものと解釈してよいでしょう。なかでも、ものごとに対するとらわれ(rumination)[▶16]からの解放は、ストレスをはじめ、パーソナリティ障害やうつ障害、さらには境界性パーソナリティ障害などと深く関わっていると考えられます。マインドフルネスがこうした障害の治療に用いられる所以です。

> 呼吸の観察を続けると、マインドフルネスはいっそう堅固となり、こころはいろいろなことがらに対して繊細となります。呼吸の中心にこころが集結し、意識は外界から遠のき、外に向かって働きかけないようになるのです。
> (op.cit., pp.88-89)

これがサマタ瞑想の目指す精神集中、ヨーガや仏教で「三昧」(samādhi)と呼ばれる状態です。この状態では活発なイメージや幻覚体験といった意識変容状態が生じることもあり、禅ではこれを「魔境」と称して注意を促すことはすでに述べました。これにはどう対処すればよいのか。アーチャン・チャー師は続けます。

> マインドフルネスの実践中にはいろいろな予期しないことがらが生じる。これは個人によって異なるが、もしイメージや音など(相／nimitta)が生じたなら、これを一時的な現象であるとはっきり認識しなさい。決して自分を疑ったり、心配してはいけません。
> (op.cit., p.89)

また、この段階では呼吸をしていないように感じられることもある、とアーチャン・チャー師は指摘します。

> もし呼吸が止まったように感じたら、死を恐れたり、パニックを起こすことも

> 考えられる。この場合，この現象は修業の本質であり，こうして熟練してゆくのだと認識しなさい。呼吸のない感覚を観察し，それを気づきの対象として意識にとどめ，マインドフルネスを続けなさい。　　　　　　　　（op.cit., p.89）

　こうした紆余曲折を経ながらさらに訓練を続けると，次のような状態に達します。

> 結局，恐れることなど何もないことがわかるだろう。不安が寂滅してリラックスした感覚をしっかりとこころに植えつけなさい。（中略）マインドフルネスでこうした精神安定［▶17］状態をほんの30分から1時間でも実際に体験すると，数日にわたって落ち着いて安らかな気持ちが続く。いわばこころの浄化作用である。そして自己のあらゆる体験が黙想の対象となる。　　　　　（op.cit., p.89）

　仏教ではこれをこころの平静（equanimity）と呼び，精神的に安定した状態を指します。しかしアーチャン・チャー師はこれだけではまだ不十分だと断言します。なぜなら真のマインドフルネスは単なるこころの落ち着きだけではなく，絶えず「開放的で，とらわれのないこころの状態」の確立を目指すからです。

> この平静なこころを活用して，自己の体験から始めて精緻に観察し，自己の内面に深く浸透させることによって最も深遠な至福に達することができる。（中略）この知恵が生まれることによって体験すべてに対して恐怖心がなくなる。というのは，体験と同時に何が起こっているかを瞬時のうちに認識し，研ぎ澄まされたマインドフルネスによってそれらに対するとらわれがなくなるからだ。
> 　　　　　　　　　　　　　　　　　　　　　　　　　（op.cit., pp.89-90）

　単にマインドフルネスから生じる精神統一状態に満足するのではなく，それを活かして深い自己理解を図り，とらわれのない「今ここ」の生活を送る。これが真のマインドフルネスである，とアーチャン・チャー師は言うのです。
　アーチャン・チャー師はタイ式マインドフルネス瞑想の実践者ですが，彼から指導を受けたジャック・コーンフィールドは，次にミャンマー式集中訓練をマハーシ・セヤドー師の下で数カ月修めた自らの体験を，次のように述懐しています。

（ミャンマー式訓練は）当初古めかしく，あまり体系的ではないように思えたが，これの実践によって自己の直接体験をより深く洞察できるようになる，と師たちから強く説得された。マハーシ・セヤドー師が私に教えてくれたことは，心身をゆったりとさせ，生じては消えてゆくこの一瞬を丹念に詳しく観察せよ，ということであった。修道院の食堂では新しい光景，物音，香り，考えを次々と体験した。テーブルに腰かけ，魚の入ったカレーを口に運ぶときは，自分の身に着けている衣の動き，他の訪問者たちが交互に話し合う声，自分の身体の汗と匂いに気づいた。自分の腕に注意を払いつつマンゴーを取り上げて口に含むときには，それによって生じる考えや気持ちに意識が向いた。これらは初めのうち，みな混ざり合っていたが，数カ月のマインドフルネス訓練によって，私の認識は極めて鋭敏になった。ほんの数分のあいだにも数千におよぶ聴覚，視覚，味覚を通した意識が含まれ，融合されている。それはあたかも粒子状の小さな色が織りなす印象派の絵画，もしくは多色光線の投影によって映しだされるテレビ画面のようであり，私はそのような昼食を体験した。

(Kornfield, 2008, p.152 ［引用者訳］)

　ここに記されているのがマインドフルネスの「開放的で，とらわれのないこころの状態」であり，またアーチャン・チャー師の教えた「体験と同時に何が起こっているかを瞬時のうちに認識」する体験です［▶18］。
　少々引用が多くなってしまいましたが，これらは稀少な記録［▶19］であり，またマインドフルネスの目指す意識状態が日常生活において起こるべきものであることが明確に指摘されています［▶20］。これが心身の健康と共通したものであることは言うまでもありません。紙幅の関係からここでは論議できませんが，老子の思想に親しみを感じたカール・ロジャーズの「フルに機能している人格（the fully functioning person）」（Rogers, 1963）の概念もマインドフルネスに類似していることを指摘しておきます。

●──マインドフルネスと意識変容状態

　グナラタナ師が明言するように，マインドフルネスは意識の変容したトランス状態ではありません。しかしアーチャン・チャー師が指摘するように，マインドフルネスの訓練過程，特にサマタ瞑想ではジャーナ（jhana）と呼ばれる

意識変容状態の起こることがあり，これがサマタ瞑想のアプローチの特徴であることは前述したとおりです。マインドフルネスに伴う意識状態についてここでもう少し詳しく考察しておきましょう。心理学者のホルロイド（Holroyd, 2003）は，サマタ瞑想によるマインドフルネスを催眠トランスと比較させ，両者は共に意識変容状態である，と論じています［▶21］。その根拠として彼女は次の要因を挙げています。

> （催眠トランスとマインドフルネスは共に）思考の低下，情動反応，身体感覚といった領域において心理変化が見られ，平穏感，落ち着き，没頭感などが生じる。また一体感や融合感も感じられる。催眠とマインドフルネスの**変容意識**には神経生理的な変化が伴う。　　　（Holroyd, 2003, p.118 ［訳・強調はともに引用者］）

　要するに，催眠トランスとマインドフルネスでは，大脳生理の変化による，通常とは異なった一種独特の意識変容状態が出現する，という主張です。瞑想のニューロサイエンス研究で名高いデービッドソンたち（Lutz, Dunne & Davidson, 2007）もホルロイドの見解に賛同し，マインドフルネスを含めた瞑想全般に意識変容状態が伴うと唱えています。同じくグラントとレインビル（Grant & Rainville, 2005）は，瞑想と催眠は同じ大脳生理メカニズムによって起こる相似現象であるとみなしています。
　こうした基礎研究にもとづいた見地は興味深いものですが，ここで見落としてはならない重要な点が1つあります。それは，マインドフルネス瞑想ひいては仏教瞑想は多種多様を極め，その効果は方法によって異なるものであり，これに個人差を考慮すると千差万別になるという事実です（Lutz, Dunne & Davidson, 2007）。ホルロイドの結論は，サマタ瞑想によるマインドフルネス，すなわちタイ式の「意識を一点に集中させる」方法と催眠トランスとを比較したものです。すでに述べたように，サマタ瞑想を基盤としたタイ式アプローチではまず精神集中をマスターし，それを習得してから「選り好みすることなく注意を払う」アプローチへと訓練を進めてゆきます。この訓練法の第一人者であるアーチャン・チャー師が言うように，精神集中の段階で意識変容状態が出現することは稀ではありません。これを乗り越えてゆくのがタイ式アプローチの狙いです。一方これに対して，気づきから始めるヴィパッサナー瞑想では洞

察が重視され，ハマーシ・セヤドー師の著作にはジャーナや意識変容状態についての言及はまったく見当たりません（Mahasi, 1979, 2012, undated）。こうしたことから，マインドフルネスの本質である「開放的で，とらわれのないこころの状態」が催眠トランスにも通じる意識変容状態であるという主張はやや早計であり，必ずしも的を射ていないとみなすべきでしょう。もしマインドフルネスで意識変容状態が生じるとすれば，それは習得方法による副次的な効果とみなすことも可能です。さらに同じアプローチを用いた実践でも，マインドフルネス実践中の意識状態は必ずしも一定しておらず，時と場合によって通常の意識状態と変わらなかったり，また変容したりすることもあります。

　筆者はこれまでの実践経験から，マインドフルネスと催眠トランス状態とは，ホルロイドの言うように類似したものではなく，むしろ**表裏一体**の関係に近いものだと考えています。すなわち，マインドフルネス体験では意識の流れを，はっきりとしたオープンな気づきの状態で捉えていますが，その気づきが弱まると，浮かび上がってきたイメージや身体感覚などに没頭してしまい，このときに催眠トランスが生じたように感じられるのです。催眠トランスに特有の意識変容状態は想像没入（imaginative involvement）（Spanos & McPeake, 1974）とも呼ばれますが，マインドフルネス実践中に気づきが失われると，想像没入が起こり，もはやマインドフルネスではなくなってしまいます[▶22]。この相違をリンほか（Lynn et al., 2012, p.22）は「催眠が暗示されたことがらの体験や没頭を狙いとするのに対し，マインドフルネスでは脱中心化（decentering）[▶23]が直接的，間接的に強調される。つまり，マインドフル状態で生じる意識内容を単にこころの揺れ動きにすぎないとみなされる」と説明しています。同様にセメンズ・ウィーラーとディーンズ（Semmens-Wheeler & Dienes, 2012, p.50）は，「催眠には現実の歪曲，変容体験が伴うことが多いのに対し，（マインドフルネスも含めた）瞑想では長期にわたる訓練により現実をより瞭然と見つめられるようにしていく。これにはメタ・アウェアネス（meta-awareness），すなわち次元の一段高い思考（higher order thoughts : HOT）を発達させることがひとつの要素となる」と論じ，マインドフルネスと催眠とが体験的かつ機能的に異なることを示唆しています。

　マインドフルネスや催眠については不明な部分が多く，未だ未知の世界ですが，少なくとも意識変容状態とされる催眠トランスとマインドフルネスとは実

践経験からも異質に感じられる，というのが筆者の見解です（Otani, 2003；大谷，2004a）。

● ── まとめ

　本章ではマインドフルネスの定義，その訓練法と訓練過程，意識状態について論じました。厳密で一貫したマインドフルネスの定義は現在のところ見当たりませんが，その訓練法（ミャンマー式，タイ式）は古くから確立され，段階的な内的体験の変化についても詳しく記述されてきました。こうしたマインドフルネスに伴う意識状態が常態なのか，それとも変容状態なのかについては諸説あり，ニューロサイエンス研究の観点から考えてみることが必要です。しかしその前に，次章ではまず，マインドフルネスの母胎となった仏教瞑想と，それが米国に導入され，マインドフルネスという臨床手段として定着していった経緯について述べていくことにします。

註

1 ── 薬師寺第124世管主を務められた高田後胤師は「かたよらない心　こだわらない心　とらわれない心　広く広く　もっと広く　これが『般若心経』空の心なり」という名文句を残されましたが，これはマインドフルネスの境地を言い当てています。

2 ── 用語を統一するために本書では第三世代と新世代を同義語として取り扱い，第三世代の行動療法および新世代認知行動療法という表現も用いることにします。

3 ── 本書でも紹介するJack Kornfield（2011, p.125）は，ヴィパッサナー瞑想だけでも50から100の方法が実践されていると記しています。

4 ── これら以外にFletcher & Hayes（2005, p.317）は，社会心理学者による「現在とアクティブに取り組みながら，新しいことがらに気づき，状況に鋭敏で，柔軟性に富んだ心の状態」（Langer, 2000）という定義，DBTで用いられる「今，この時点での現実を批判せずに観察，描写，関与する意図的なプロセス」（Dimidjian & Linehan, 2003a）といったマインドフルネスの定義も紹介しています。DBTについては本書第7章で解説します。

5 ── 仏教文献には瞑想訓練によってESP能力を体得した人物についての記載も散見されますが，テーラワーダ仏教瞑想の第一人者マハーシ・セヤドー師（Mahasi Sayadaw）はマインドフルネスと超常現象との関連を固く否定してます（Mahasi, undated, p.64）。

6──『相応部経典』7.11（『雑阿含経』4.11）「耕田」に記されています。
7──インドの思想家ジドゥ・クリシュナムルティ（Krishnamurti, 1992）は，瞑想とは"choiceless awareness"であると述べており，本書ではこれを訳しました。
8──サマタ瞑想ではマントラ（真言）を繰り返す超越瞑想（transcendental meditation：TM）（Orme-Johnson, 1987）が有名ですが，これは意識変容状態を狙いとしたもので，マインドフルネスとは異なるアプローチとみなされます。
9──パーリ語のjhana（ジャーナ）は，サンスクリット語ではdhyana（ディヤーナ）ですが，これが中国語読みでch'an（チャン）となり，日本語で「禅」となりました。Dhyanaはヨーガの八支則では7番目の意識状態でSamadhi（サマーディ）の前段階とされます。Samadhiは日本語で「三昧」と呼ばれます。ヨーガと仏教瞑想の関連については保坂（2004）の第4章「ゴータマ・ブッダとヨーガ」に詳説されています。
10──パーリ文献と中国語の阿含文献に記された，サマタ瞑想とヴィパッサナー瞑想に関する比較研究を行なったテーラワーダ仏僧スジャート師は，*A History of Mindfulness*（『マインドフルネスの歴史』）（Sujato, 2007）のなかで，現在定説とされている瞑想のこうした二分法は後代の仏典編集の折に採用された分類法にすぎず，釈迦自身は両者を区別していなかった，と述べています。「サマタとヴィパッサナーは2種類の異なる瞑想手段ではなく，瞑想によって到達すべきこころの特質についての記述である。大まかに言うなら，サマタ瞑想はこころの平安，思いやり，慈悲，高揚感など精神的，情動的な側面が強調され，対するヴィパッサナー瞑想では理解力，分析力，察知力といった英知に重点がおかれる。サマタ瞑想によって貪欲や瞋恚などのこころの不浄感を拭いとり，同時にヴィパッサナー瞑想によって無知がもたらす闇についての洞察を図るのである」（p.283）と師は論じます。サマタ瞑想とヴィパッサナー瞑想の学術的論争は今後も続くでしょうが，我々の実践において両者を区別する必要はないと考えてよいでしょう。
11──本書では特定の場合を除いて，「意識」「注意」「気づき」といった用語を心理学概念としてではなく，一般的な意味の類語として用いています。
12──こうしたヴィパッサナー瞑想による，一瞬の気づきが熟した結果として生じる瞬間的な精神集中状態（momentary concentration）は，khanika samadhi（刹那定）（金，1995）と呼ばれます。
13──マハーシメソッドでは，気づいたことがらを2回繰り返しラベリングすることが慣習とされているようです。なぜラベリングするのか，ラベリングは必ずしなければならないのか，という問いかけに対し，マハーシ・セヤドー師は「実際にはすべてのことがらをラベリングする必要はない。単に気づくだけでも十分である。しかしラベリングをしない場合，気づいたことがらを正しく的確に認識することが難しくなりやすい。こうなると師に対して自分の体験を語ることが困難となり，アドバイスを受けるのが困難ともなりかねない」と答えています（Mahasi, undated, p.163）。なおニューロサイエンスの観点からは，ラベリングによって内側前頭葉前野，前頭前野腹外側部，および右側前頭前野腹外側部の活発化と，同時に扁桃体の沈静化の生じることが確認されています。これは情動調整に関わる機能です（Creswell, Way, Eisenberger et al., 2007）。

14──ミャンマー式とタイ式とではどちらの訓練法が優れているのか，という疑問をもつ読者が多いと思われるので，一言述べておきましょう。コーンフィールドはそもそもこうした二者択一の問いかけ自体が愚問である，と断言します（Kornfield, 2011, p.127）。一般に，サマタ瞑想を取り入れたタイ式では，初めに精神集中を強調することから，マインドフルネスの中核である自由な気づきの習得が遅れやすい。他方，ラベリングによる気づきから入ってゆくミャンマー式では，比較的短期間でマインドフルネスができるようになる反面，集中力を養わないため，その効果が長続きしないことが多い。これがコーンフィールドと彼の師アーチャン・チャー師（Chah, 2001, pp.94-95）の見解です。要するにどちらにも一長一短があり，結局は個人の特長と性格，環境などに見合った方法を選び，それを続けてゆくのが最適ということです。

15──瞑想訓練を続けていく過程で生じるさまざまな心的現象や変化について，アーチャン・チャー師が自らの体験をもとにわかりやすく解説した *On Meditation : Instructions from Talks by Ajahn Chah*（「瞑想について──アーチャン・チャー師の法話からのアドバイス」）は次のサイトから参照できます（http://www.watpahnanachat.org/books/Aj%20Chah%20On%20Meditation.pdf）。

16──Ruminationは特にうつと関連して考究されることから「抑うつ的反すう」（長谷川・根建，2011）と訳されるのが通常ですが，マインドフルネスの文脈を考慮し，本書では「とらわれ」や「反芻思考」といった訳語も用いることにしました。最近の研究によると，とらわれはうつだけでなく，不安とも関わることが明らかにされています（Michl, McLaughlin, Shepherd & Nolen-Hoeksema, 2013）。マインドフルネスととらわれの関連については，本書第10章で詳しく論じます。

17──精神安定は必ずしも精神統一ではありません。両者とも三昧（samādhi）と呼ばれますが，その相違については，本書第8章註1を参照してください。

18──ジャック・コーンフィールドの記述には通常，無自覚で自動的に行なう所作（例 食物を口に運ぶ腕の動き）の自覚化が綴られています。マインドフルネスによるこうした常習化反応（habitual response）の意識化と減少は実験でも確認されています（Wenk-Sormaz, 2005）。

19──自律訓練法の黙想練習では瞑想が実践されますが，この体験についてはシュルツ・成瀬（1960）『自己催眠』に「Y・S氏の練習記録」（付録4）が記載されています。これは自律訓練法による瞑想法の記録として，催眠やマインドフルネス研究者には貴重な資料です。

20──中国唐代の禅の大家，趙州従諗和尚は「喫茶去（お茶を召し上がれ）」「（朝食のあとに）洗鉢盂去（使用した食器を洗っておきなさい）」といった名句を残し，禅の真髄を表現したことで有名ですが，マインドフルネスでもこの日常的実践という側面が強調されています。

21──催眠トランスが特別な状態か否かについては，これまで催眠研究者のあいだでも論議がなされており，状態・非状態論争と呼ばれています。両者の見解については他書（高石・大谷，2012）で詳述しました。ここではホルロイドの見解に従い，催眠トランスを状態とみなしています。

22──マインドフルネスと催眠トランス状態との表裏一体関係については，1980年代に

スリランカで僧侶の修行を積み，現在米国で瞑想を指導しているシフ（Siff, 2010）が同様の主張をしています。彼の見解では，何かのはずみでマインドフルネスによる気づき状態が中断されると入眠時の意識状態（hypnagogic states）が生じ，この状態が呼吸に再びシフトするとき，意識の集中が極度に高まった jhana（静慮）が生じます（pp.124-126）。こうした意識状態の変化は，催眠深化の特徴とされる全般性現実志向（Generalized Reality Orientation : GRO）と空想没入（imaginative involvement）との関わりに相当する現象とみなしてよいでしょう。GROと想像没入については高石・大谷（2012, pp.45-46, 75）に詳しく論じました。

23——脱中心化とは元来，心理治療における「プロセスにおいて現状での体験を外側から見つめることにより，体験の本質が変化すること」（Safran & Segal, 1990, p.117）ですが，マインドフルネスではこれが転じて，「思考や感情を一時的な心的現象とみなし，それが必ずしも現実や真実，自己の存在価値などを反映したり，重要な意味をもっていたり，またそれに対して特別な処置をする必要もない，とみなす能力」（Sauer & Baer, p.35）を意味します。脱中心化の臨床応用についてはMBCT（マインドフルネス認知療法）のセクション（マインドフルネスと認知行動療法（第7章））で改めて述べます。

2 仏教から生まれたマインドフルネス
仏教瞑想としてのマインドフルネス

　2,500年前の北インドに始まった仏教は時代の変遷とともに二派に分かれ，アジア全域に伝播しました。このうち南方ルートはタイ，ミャンマー，スリランカなど東南アジア各国にテーラワーダ（上座部）仏教として定着し，北方ルートはチベット，中国，韓国，そして日本において大乗仏教として栄えます。テーラワーダ仏教と大乗仏教には教義上の違いが見られますが [▶1]，共に瞑想を修行手段として重視する点においては一致しています。この瞑想法が1960年代から米国に波及しはじめ，1980年代になってマインドフルネスとして体系化されたのです。この過程については次章で詳しく述べますが，その前にまずマインドフルネスを仏教瞑想の背景に照らし合わせて考察し，理論的に位置づけておきます。

● ── 釈迦の説示したマインドフルネス

　そもそもマインドフルネスを創始実践した釈迦自身は瞑想をどう捉え，それを弟子たちにどう教えていたのでしょうか。これは興味の尽きないテーマで，『アーナパーナスッタ』(*anapana-sutta*)，および『サティパターナスッタ』(*satipatthana-sutta*) という2つの原始仏典に記録されています [▶2]。前者の『アーナパーナスッタ』とは「アーナ (ana／入息, 中国語では「安」)」と「パーナ (pana／出息, 中国語では「般」)」，これに「スッタ (sutta／経)」が合成された単語で，漢訳では安般経，もしくは入出息経と呼ばれます。『アーナパーナ

スッタ』では，座位で背筋を伸ばし，呼吸に注意を払いながら，(1) 身（kaya／身体），(2) 受（vedana／感情と感覚），(3) 心（citta／こころと意識），そして(4) 法（dhamma／現象と心的要素）の4要素について瞑想すると解説しています。

後者の『サティパターナスッタ』は，「サティパターナ（satipatthana／気づきの基盤，中国語では「念」）」のスッタ（sutta／経）のことで，「開放的で，とらわれのないこころの状態（マインドフルネス）を確立させるための経」を意味します。念と訳されるサティ（sati）には，単に「気づき」だけではなく「記憶，追想，想起，回想」などといった意味合いが含まれ（Wallace, 2012, p.178），「特定のことがらを忘れたり，こころを散乱させることなく，注意を集中する能力」を指します（Buswell & Lopez, 2014, p.831）。この経典では，(1) 身体（身）は不浄であり，(2) 感情と感覚（受）は不快であり，(3) こころと意思（心）は無常であり，(4) 諸々の現象と心的要素（法）は無我である，という事実についての気づき（sati），もしくは注意や観察（anupassana）をもって達観せよ，と教えています。両方の仏典に共通する「身，受，心，法」の4要素は四念処と訳されることから，サティパターナスッタ四念処経と呼ばれます（片山，2012, pp.285-288）。『アーナパーナサティ』は両足を組んだ座位（結跏趺坐）で行なうと記されていますが，『サティパターナスッタ』では座位での呼吸に合わせた四念処の瞑想以外にも，直立や歩行によるマインドフルネス，瞑想の妨げとなる5つの要素（五蓋），心身の構成要素とされる五蘊（ごうん）（次節参照），苦・集・滅・道の四聖諦など，仏教教義の本質についてのあらゆる瞑想法が記述されています [▶3]。この意味において，『サティパターナスッタ』は『アーナパーナスッタ』よりも包括的なものとみなされます。

サティパッターナ（四念処）の実践は，仏教の徳目として知られた八正道 [▶4] の7番目，正念（しょうねん）にあたります（Nyanaponika, 1965）。正念とは「邪念を離れ，正しい道を憶念すること」（中村，2006）などと定義されますが，実際には身・受・心・法の四念処についての瞑想を行なうことです。釈迦がこの実践によって悟りを開いたことから，テーラワーダ仏教では正念が特に重視されるようになりました。

では，この四念処の瞑想をマインドフルネスによってどのように実践するのでしょうか。これを『アーナパーナサティ』に残された釈迦の言葉から探って

みましょう［▶5］。『中部経典』(中阿含経)（Majjhima Nikāya 118）に記された『アーナパーナスッタ』は次のように記しています。

比丘たちよ，呼気と吸気に対する気づきを体得し，これを実践することによって，どのような素晴らしい効能と冥利を得ることができるのであろうか？これには，まず森に入り，木の下か誰もいない小屋のなかに腰を下ろし，両足を組んで，背筋を伸ばすのである。こうして意識を前面に向け，細心の注意を払いながら呼吸するがよい。

身体についてのマインドフルネス1～4
（1）　長い息を吸うときには，「長い息を吸う」と知る。
　　　短い息を吸うときには「短い息を吸う」と知る。
（2）　長い息を吐くときには，「長い息を吐く」と知る。
　　　短い息を吐くときには「短い息を吐く」と知る。
（3）　「息を吸いながら，身体すべてを感じる」と精進する。
　　　「息を吐きながら，身体すべてを感じる」と精進する。
（4）　「息を吸いながら，身体要素を静める」と精進する。
　　　「息を吐きながら，身体要素を静める」と精進する。

これが『アーナパーナスッタ』に記され，釈迦が説いたとされるマインドフルネスによる身体観察の瞑想です。身体に次いで，感情と知覚，こころと意思，現象と心的要素の無我の観察について，同じく4回ずつ繰り返されます。

感情と知覚についてのマインドフルネス5～8
（5）　「喜びを感じながら息を吸う」と精進する。
　　　「喜びを感じながら息を吐く」と精進する。
（6）　「平穏を感じながら息を吸う」と精進する。
　　　「平穏を感じながら息を吐く」と精進する。
（7）　「身体要素を感じながら息を吸う」と精進する。
　　　「身体要素を感じながら息を吐く」と精進する。
（8）　「身体要素の静まりを感じながら息を吸う」と精進する。
　　　「身体要素の静まりを感じながら息を吐く」と精進する。

こころと意思についてのマインドフルネス 9〜12

(9)「こころを感じながら息を吸う」と精進する。
　　「こころを感じながら息を吐く」と精進する。
(10)「こころを満足させながら息を吸う」と精進する。
　　「こころを満足させながら息を吐く」と精進する。
(11)「こころを集中させながら息を吸う」と精進する。
　　「こころを集中させながら息を吐く」と精進する。
(12)「こころを楽にしながら息を吸う」と精進する。
　　「こころを楽にしながら息を吐く」と精進する。

現象と心的要素についてのマインドフルネス 13〜16

(13)「現象のはかなさを観察しながら息を吸う」と精進する。
　　「現象のはかなさを観察しながら息を吐く」と精進する。
(14)「欲情の薄らぐことを観察しながら息を吸う」と精進する。
　　「欲情の薄らぐことを観察しながら息を吐く」と精進する。
(15)「寂滅を観察しながら息を吸う」と精進する。
　　「寂滅を観察しながら息を吐く」と精進する。
(16)「放棄を観察しながら息を吸う」と精進する。
　　「放棄を観察しながら息を吐く」と精進する。

比丘たちよ，これが呼気と吸気に対する気づきによって効能と冥利を得る方法である。
　　　　　　　　　　　　　　　　　　　（Fronsdal, undated［引用者訳］）

　以上が『アーナパーナスッタ』に記されたマインドフルネスの原型です。呼吸に合わせて身体についてのマインドフルネスを修養し，続いて感情と知覚，こころと意思，現象と心的要素の無我性について各々4項目，合計16のテーマに沿って進めてゆくことがわかります。
　仏典はさらにサティパターナ（四念処），すなわち正念の実践によって正知（sampajañña）を体得すると記しています（Nyanaponika, 1965）。正知とは，ものごとを正しく明確に認識するこころの働き（clear comprehension）とされ，八正道の徳目には含まれていませんが，**マインドフルネスがもたらす効能として仏典が記述している**点には興味を引かれます。もちろんこれは仏教固有のコンテクストにおける瞑想の効用であって，後に考察する臨床的な効果ではありません（本書第6章参照）。前章で紹介したミャンマー派の高僧マハーシ・セ

ヤドー師の後継者ウ・パンディタ師は，正知とは「歩くとき，背伸びするとき，かがむとき，振り返るとき，顔を横に向けるときなど，生活全般における幅広いマインドフルネスの実践」である，と述べています（U Pandita, 1991, p.97）。つまり，日常生活におけるすべてのありのままの観察こそが正知であり，正念（マインドフルネス）の狙いなのです。これは第1章で引用した，アーチャン・チャー師やジャック・コーンフィールドの見解と一致します。

● ── マインドフルネスにおける観察

　仏教では人間を含むすべての物質的要素を色（rūpa），それに対して生じる心的反応を名（nāma）と呼びます。名はさらに，受（vedanā／受動的感覚），想（saññā／表象（イメージ）），行（sankhāra／能動的意思）および識（viññāṇa／対象認識）という4要因から構成され，これに色を加えた5つが前節で紹介した五蘊（khandha）です［▶6］。日本でよく読誦される般若心経に「無色無受想行識」という一句がありますが，これは色と4種の名によって形成される現象（五蘊）はすべてつねに変化する，という特性（空性）を説いたものです。五蘊は現代心理学が認知作用と呼ぶ機能に共通しており，仏教心理学の精緻さを表わしています。この五蘊にマインドフルネスを当てはめると，色と名に対する沈着冷静な認識，すなわち知覚された外界刺激（色），およびそれに対する内的反応（名）のありのままの観察（bare attention）と理解できます（Nyanaponika, 1965）。"bare attention" は "bare" が英語で「むき出しの，隠されることのない，本来のままの」という状態を指し，"attention" が「注意，配慮」という意味をもつことを考慮すると，「ありのままの観察」（如実知見）と訳すのが最も適切です［▶7］。

　しかしここで1つの難問が浮上します。マインドフルネスが力説する "bare attention"，ありのままの観察の「ありのまま」とは一体どのようなことでしょうか。「ありのまま」や「あるがまま」といった表現は東洋文化と馴染みが深く，日本の心理療法でも早くから森田療法（森田，2004）などで重視されてきました［▶8］。最近ではACTやDBTといった第三世代の行動療法にも導入されています。しかし，いくら言葉で理解できても，それを具体的に把握

し、「正知」して実践できなければ何の役にも立ちません。そこでありのままの観察について、まず例を引いて考察してみましょう。

　ランチ時に駅前のレストラン街を歩いていたら、美味しそうなカレーの香りが漂ってきたとしましょう。思わず「あぁ、いい匂いだな。カレーが食べたいな」という考えが浮かびます。この場合、カレーの香りという外的刺激に接して、「いい匂いだな、食べたいな」という内的反応の考えが生じたことになります。もちろんこれら以外にも、レストランの外観、その前を往来する人々、周囲の騒音、肌に感じる温度や湿度、などといった知覚可能な外的刺激は無数にあります。そして、それらに対する内的反応も単に認識や思考だけではなく、空腹感やお腹がなったりする身体反応、カレーにまつわるさまざまな記憶や感情、思案、動機づけなど、幅広く生じます。こうした多数の刺激と反応は刻々と変化していますが、これらは感知されても、意識的に自覚されるものは限られています。こうした内外の刺激と反応をオープンに受け容れ、一瞬一瞬の現象として気づきながら、感情から距離を置いて絶え間なく観察する。これが仏教マインドフルネスのいう"bare attention"、ありのままの観察です。筆者がマインドフルネスの実践を始めた当初、こころを劇場に喩え「こころのシアター（the theater of the mind）」と呼んで、どのような「演目」が上演され、どのように演出されるのかを「鑑賞」する心持ちで、自分自身のこころを観察しました [▶9]。これは**五感によって知覚される外的刺激とそれに対する内的反応へのこだわりのない気づき**です。これがありのままの観察であり、ニューロサイエンスではマインドフルネス機能に伴うデフォルトモード、および自己との関わり方に関係する現象としてさかんに研究されているテーマです。臨床的観点からは脱中心化（decentering）と呼ばれ、第三世代の行動療法で活用されるのですが、こうした概念については改めて後述することにします。

❖ 仏典に示されたマインドフルネス

　ありのままの観察についての具体例を検討したので、次は原始仏典に記述された比喩から考えてみましょう。これについてはテーラワーダ仏教の学僧であり、『サティパターナスッタ』の研究で知られるアナラヨ比丘（Analayo, 2006）の著作が参考になります。

（マインドフルネスとは）見晴らしのよいところ，または高い塔に登るようなものである，と仏典は記している。この喩えは全体を鳥瞰する能力について視覚的に述べたもので，さまざまなことがらに気づくというマインドフルネスに当てはまる。全体像を見るには少し高いところに登らねばならないというのは，要するに観察することがらと観察者の間にいくらかの距離を置くことを可能にするからである。マインドフルネスもこれと同じで，目の前の状況に対して感情の冷めた距離をもたせることによって，何が起こっているか眺めてみることを可能にするのである。ただし誤解してはならないのは，ここでいう距離とは，感情にとらわれて現実から乖離するといった意味ではなく，精神的な距離を保つことによって現実に伴う感情に圧倒されないということである。

(Analayo, 2006, p.231 [引用者訳])

仏典はマインドフルネスの実践によって現状を見渡す能力を，馬車を操る御者にも喩えている。古代インドにおいても現代と同様，騒然とした人ごみのなかで馬車を走らせる能力は不可欠とされた。この比喩のイメージは，慎重にバランスを取りながら手綱を握る御者の能力にマインドフルネスを喩えているのである。

(Analayo, 2006, p.231 [引用者訳])

（ありのままの観察が心を制することについて）パーリ経典はマインドフルネスを町の門番に喩えての説明も試みている。古代インドでは町の住民だけが町中に入ることを許され，それ以外の者には禁じられていた。町民かどうかを見分けるのが門番の仕事であり，任務のあいだは門のところでしっかりと注意を払っていたのである。優れた門番が門を通ってはならない者を目ざとく見抜いたように，マインドフルネスがしっかり実践されると，不健全な反応や悪影響を及ぼす連想を素早く察知することができるようになる。

(Analayo, 2006, p.233 [引用者訳])

　これらの引用から，マインドフルネスのいうありのままの観察とは，（1）感情から距離を置いて，現状を客観的に眺め，（2）同時に精神的安定を保つこと，と要約できます[▶10]。こうした特質は，近年脚光を浴びている情動調整の概念と一致するもので（Gross, 1998），マインドフルネスが第三世代の行動療法で重んじられる所以です（熊野，2012）。
　また，マインドフルネスでは単に心的状態（感情，心の状態，思考内容）の観察だけではなく，身体の観察も重んじられます。これについてアナラヨ比丘

は，次のようなパーリ経典に綴られた比喩を引いています。

> なみなみと油の注がれた器を頭に載せ，美人が歌い踊るのに見とれて人波のなかを歩く男がいる。この男の後ろをもう一人の男が刀を抜いて尾行しており，もし一滴でも油をこぼしたらその男を殺してやろうと見張っている。頭に油の器を載せた男は殺されないように，自分の足並みと動きに細心の注意を払い，また美人にうつつを抜かす人々に気を許すことはないであろう。この比喩が示すように，マインドフルネスによる気づきと意識集中は身体におよぼす知覚の影響を制御するのである。　　　　　（Analayo, 2006, p.234 ［引用者訳］）

　アナラヨ比丘の引用から，マインドフルネスが精神と身体の均整と調和を狙いとしていることがわかります。『サティパターナスッタ』の解説のセクションでも触れたように，マインドフルネスでは歩行を観察するマインドフル・ウォーキングといったアプローチもよく活用されています［▶11］。マインドフル・ウォーキングは，最近ではヨーガや気功や太極拳といった補完代替療法（complementary and alternative therapy : CAM）にも取り入れられました。要するに，身体を動かすことによって生じる生理感覚と心理反応をありのままに観察し，それによって身体の安定と情動の調整を試みるマインドフルネスの実践と言えます。これらはヴィパッサナー瞑想から発祥したマインドフルネスの一例です。
　繰り返し述べますが，**マインドフルネスの究極目的は，日常生活の全般において緩みのない気づき（正知）を保つこと**です。この典型例として，マインドフルネスの指導者として誉れ高かったムニンドラ師から教えを乞うた弟子の小話を最後に紹介しておきましょう。彼はあるときムニンドラ師の修業僧の一人が煙草を吸っているところを見かけます。ムニンドラ師が喫煙を好ましく思っていなかったことを知っていたので，その修業僧に「師はお前の喫煙について何と仰っておられるのか」と尋ねたところ，「我が師は「煙草を口まで運ぶ仕草に注意を払え。口に触れたらそれに意識を向けよ。そうしてゆっくりと吸引する感覚に注意を向け，次に……」云々」と述べたと記しています（Knaster, 2010, p.5）。微笑ましい話ですが，これこそ究極のマインドフルネスでしょう。

❖ マインドフルネスと大乗仏教の瞑想

　マインドフルネスの起源はテーラワーダ仏教のヴィパッサナー瞑想とされますが，中国や日本に伝来した大乗仏教における瞑想とマインドフルネスとの関係についても一言触れておきましょう。もちろん本書は仏教瞑想の概論が目的ではなく，以下はあくまでもマインドフルネスの観点から見た試論として理解してください［▶12］。

　大乗仏教の瞑想でまず思い出されるのは，やはり何といっても禅瞑想です。なかでも道元禅師が「只管打坐」と呼んだ，壁に向かって黙々と瞑想する曹洞派の黙照禅と，公案と呼ばれる，論理を超えた問いかけ（例 隻手の声（両手を叩いたときに出る片手の音））について瞑想することにより見性（悟り）に達しようとする臨済派の看話禅が有名です。

　曹洞禅でマインドフルネスに担当するのは非思量，すなわち思考（思量）と対峙する概念です。この非思量について，原田（1985, p.42）は，「思量を取り除くことはできないのであり，（中略）この事実を承当する時，意識のはからいを絶し，つまり，意識を流れるにまかせきった時，意識そのものになりきるのである。（中略）つまり，意識があっても邪魔にならない，そこをあえていえば「考えない」ということ」であると解説しています。考え（思量）は排除することのできないものであり，それをコントロールするのではなく，ありのままに意識し，考えにとらわれないことが無念（「考えない」）である，ということです。引用中にある意識の流れに「まかせる」「なりきる」とは，意識されたことがらに対して善悪や好き嫌いといった判断を下さず，そうしたこころの反応を見つめて意識の変化を観察するということです［▶13］。これが思考の"bare attention"，ありのままの観察であり，ここに黙照禅とマインドフルネスとの共通点が見られます。

　他方，臨済禅では沢庵宗彭禅師が剣の極意書として将軍家指南役の柳生但馬守に与えた『不動智神妙録』に，マインドフルネスとの関連が明示されていると筆者は考えています。

　　　不動とはうごかずといふ文字にて候。智は智恵の智にて候。不動と申て，石か木かのやうに無性なる義理にてはなく候。向へも，左りへも右へも，十方八方へ心は心は動度やうに動きながら，卒度も止まらぬ心を不動智とう申候。（中

略）瓢を水へ投て押せば、ひよつと脇へ退き，何としても一所に止まらぬもの也。至りたる人の心は，卒度もものにとどまらぬ事，水の上の瓢を押が如くなり。

（沢庵, 1636/2001, p.95, 121）

　現代語に抄訳すれば，「不動智というのは石や木のようになることではなく，自分の周囲，四方八方に自由に動き，どの一点にも固定しない心のことだ。ちょうど水に浮かぶ瓢（「ひょうたん」のこと）を指先で押さえるとスッと自然に指先から離れてゆくように，悟った人はこころの動きにとらわれることがない」という意味です。沢庵禅師はこの不動智こそが無心の心境であると述べ，これを應無所住而生其心（「まさに住する所無くして，しかもその心を生ずべし」）という有名な観音経の一句を引いて説明しました。不動智は非思量と同義であり，マインドフルネスとも共通するものです。両者に共通するのは，**外的刺激や内的反応は知覚するがそれに固執しない**という意識状態です。

　大乗仏教ではこれら以外にも，天台宗で実践される摩訶止観（影山, 2007），密教の真言や曼荼羅，サンスクリット（梵）文字の「阿」（अ）を呼吸に合わせて観じる阿息観（山崎, 1999），チベット仏教で実践されるロジョンやトン・レン瞑想（吉村, 2011）や無上瑜伽タントラ瞑想（平岡, 1999）などがあります。ただしこれらは気づきを中心とする観想（ヴィパッサナー）よりも，意識の集中による止観（サマタ）に近いものなので，オープンな気づきによるマインドフルネスとはやや異なる瞑想法とみなすべきでしょう。

● まとめ

　マインドフルネスは仏教教義に根ざした瞑想の一形態であるヴィパッサナー瞑想に由来し，八正道の正念に相当します。この瞑想の特徴は，意識を自己の周辺と内面に向け，「色」と呼ばれる外的刺激とそれに対する「名」，すなわち心身の反応を冷静かつ客観的に，ありのままに察することです。こうした瞑想法は仏教圏のアジアにおいては修業の一環として積極的に実践されてきましたが，20世紀後半になって欧米に伝播し，やがて米国でマインドフルネスとして体系化されるようになりました。次章ではこの過程と背景について考察することにします。

註

1──仏教学者の増谷文雄博士はテーラワーダ仏教を根本仏教と呼び，大乗仏教との統合の可能性を歴史および教義の視座から論じています（増谷，2005）。
2──それぞれ『中部経典』（中阿含経）10，118，および『長部経典』（長阿含経）22，『相応部経典』（雑阿含経）54などとしてまとめられています。これらの内容には多少の異同があり，それらの比較についてはKuan（2008）の分析が参考になります。
3──四念処の内容についての片山（2012）の翻訳は『大念処経』が原典ですが，これ以外にも『相応部経典』53.1に記されています。これはhttp://www.nurs.or.jp/~academy/butten/butten.htmの『念処相応経』の第3章から参照できます。
4──八正道とは，正見，正思，正語，正業，正命，正精進，正念，正定のことで，これらの実践がよく知られた中道です。
5──『アーナパーナスッタ』は仏教学者の井上ウィマラ（2004）によって訳され，実践のための数々のエクササイズが紹介されています。
6──五蘊の訳は阿含経の碩学，増谷文雄博士（2012a）の用語を採択しました。増谷博士は五蘊の働きについて最も明快な解説を施しているので，以下その一部を引用しておきます。「（釈迦は）人間を分析して，それをまず肉体的要素と精神的要素とに分かった。ここに「色」（rūpa）というのは，その肉体的要素をゆびさすことばである。そして，その精神的要素についてはさらに分析してそれを4つの要素に分かった。「受」（vedanā）というのは感覚の営み，すなわち，受動的感覚である。「想」（saññā）というのは表象作用，つまり，感覚によってイメージを造成するいとなみである。また，「行」（sankhāra）というのは，その表象にたいして，快もしくは不快を感じ，追求もしくは拒否の能動的意思の作用のうごく段階である。そして，最後に「識」（viññāṇa）というのは意識，すなわち理性のいとなみがはたらく段階である」（pp.89-90）。仏典では『相応部経典』（雑阿含経）22-56および57に五蘊が詳細されています。
7──五蘊の概念を厳密に解釈すると，マインドフルネスは受（vedanā）の段階での心的機能とみなすことができます（蓑輪，2008）。思考内容にとらわれず，思考が単に生じたという観察です。
8──精神科医で森田療法家の南條幸弘（2011）は，不安を「「まあこんなものか」と受け流す」（p.32）という気構えを紹介しています。いわば不安感情や思考に気づいても「気にとめない」という意味で，ありのままというマインドフルネスの態度を示した表現と解釈できます。
9──アーチャン・チャー師は瞑想の指導にあたり，「部屋の真ん中に椅子を置いて腰をかけ，誰がやってくるかに注意を払いなさい」という比喩を用いています（McLeod，2013）。これは要するに，好奇心をもって自分のこころを見つめることです。
10──臨済宗僧侶で文筆家の玄侑宗久（2003）は『禅的生活』のなかで，ありのままの観察を「うすぼんやり」と表現を用いて解説しています。すなわち，「大局的に物事が見えている状態であり，そこではあらゆる「考え」や価値判断から解放され」た状態であり，それゆえ「「瞑想」とは，明らかに「今ここ」でのリアルな体験」であるという見解です（p.54）。

11——マインドフル・ウォーキングの実践方法については，本書第8章に記しました。
12——大乗仏教における瞑想の位置づけに関しては *The Six Perfections : Buddhisim & the Cultivational Character*（Wright, 2009），方法論については蓑輪（2008）『仏教瞑想論』，Brown（2006）*Pointing out the Great Way : The Stages of Meditation in the Mahamudra Tradition* が参考になります。
13——非思量は英訳を見るとわかりやすくなります。シャンクマン（Shankman, 2008, p.14）は"contemplate without thinking thoughts"，すなわち「あれこれ思案する考えをもたずに意識の流れを見つめる」という表現を充てています。禅瞑想者の画像診断を行なった米国エモリー大学の Pagnoni, Cekic & Guo（2008）の研究によると，非思量は大脳のデフォルト・モードに関わる部位に影響が見られます。これに関しては本書第5章で詳しく解説します。

3 太平洋を渡ったマインドフルネス
米国におけるマインドフルネスの成立過程

　マインドフルネスは，八正道の徳目のひとつ，正念としてアジアの仏教文化圏に深く浸透しましたが，あくまでも瞑想による修業であって，一部の例外［▶1］を除いて臨床手段とみなされることはありませんでした［▶2］。しかし事態は瞑想が米国に波及すると急変します。米国やヨーロッパで瞑想が幅広く受け入れられるようになった背景にはさまざまな要因がありました。なかでも，(1) 仏教瞑想を受け入れる文化的土壌の確立，(2)「サトルボディ」への関心，そして (3) マインド・アンド・ライフ・インスティテュートの創設が大きな影響を及ぼしたと考えられます［▶3］。「あらゆる現象は諸要因の結合によりて生じ滅する」という思想を仏教では衆縁和合と呼びますが，マインドフルネスの成立もまさに衆縁和合によるものでした。以下，これら3要素を考察しつつ，米国におけるマインドフルネスの成立過程を俯瞰します［▶4］。

●── 仏教瞑想を受け入れる文化的土壌

　ヴィパッサナー瞑想の支流とされるマインドフルネスが米国に定着し，現在の形態として発展するには，その本流であるテーラワーダ仏教が米国に伝播し，受け入れられる文化的土壌が必要でした。米国においてヴィパッサナー瞑想が発展する経緯を検証したフロンスダル（Fronsdal, 1998）によると，ヴィパッサナー瞑想が米国で本格的に教えられるようになったのは1970年代以降のことでした。1960年代から70年代にかけての米国は，国外ではベトナム戦

争,国内ではマーティン・ルーサー・キング牧師による有色市民の公民権獲得運動といった社会的動乱が続き,主要都市のいたるところで度重なるストライキや暴動が続発していました。同時に希望の象徴として信頼され敬愛されたジョン・F・ケネディ大統領や,彼の弟で人種平等を掲げて米国司法長官を務めたロバート・ケネディ上院議員,加えてキング牧師を含む人権活動家など,米国の未来を担うはずだったリーダーたちが次々と暗殺されました。こうした悲惨な社会情勢は米国民全体の心に暗い影を落とし,多くは既存の価値観に懐疑を抱いたり,生きる意味を喪失しました。ここから,傷ついたこころを癒すための模索が始まります。このときに目を向けたのが東洋思想,特に仏教でした。曹洞宗の鈴木俊隆老師がサンフランシスコ禅センターを開いたのもこの頃で,彼の法話をまとめた *Zen Mind, Beginner's Mind*(『ゼンマインド,ビギナーズマインド』)(Suzuki, 1970) は米国でベストセラーとなり,未だに読み継がれています。これと並行してヴィパッサナー瞑想もゆっくりと確実に米国文化に浸透していったのです。

　しかし瞑想が米国に定着するには,正式なヴィパッサナー瞑想の訓練を受けた有能な米国人の指導者たちが必要でした。この役割を担ったのがジャック・コーンフィールド,ジョセフ・ゴールドスタイン,シャロン・サルズバーグという3人の先駆者です。彼らはそれぞれ東南アジアで数年にわたって瞑想修業を積み,ヴィパッサナー瞑想の理論と実践において第一人者とされたミャンマーのマハーシ・セヤドー師や,タイの民衆から慕われたアーチャン・チャー師から直接マインドフルネスの指導を受けています。その後米国に戻った彼らは,1976年,マサチューセッツ州のバリーに洞察瞑想協会(Insight Meditation Society)を設立しました[▶5]。これを皮切りに瞑想指導を行なうセンターが全米に創設され,マインドフルネスの実践と訓練が広がってゆきました。

　セヤドー師はマハーシメソッドとして知られる瞑想訓練法を編みだした高僧ですが,この訓練法の特徴は集中トレーニングです。連日午前3時から午後11時まで座位や歩行によるマインドフルネスを継続的に実践し,呼吸に伴う腹の動きの観察(「膨らむ」「へこむ」「膨らむ」「へこむ」……)から始め,徐々に自分の行動やこころに浮かぶことがらをすべてラベリングするようにします(本書第1章参照)。セヤドー師は瞑想だけでなく,学僧としても傑出しており,1982年78歳で遷化するまでに67冊の著作を残しました。なかでも *Manual* of Mindfulness and Insight Meditation は『ミャンマーの瞑想・ヴィパッサナー観法』（マハーシ長老，1995）として翻訳され，彼が体系化したヴィパッサナー瞑想訓練の全貌を理解することができる貴重な一冊です［▶6］。

　セヤドー師と並んで米国および西洋でのマインドフルネス定着と発展と確立に大きく貢献したのは，タイ森林派のアーチャン・チャー師です。森林派という名称から想像できるように，この一派は釈迦の生活様式を踏襲し，一定の地に安住することなく，雨季以外は森林のなかを彷徨しながら瞑想を中心とした仏教修業を行ないます（Tiyavanich, 1997）。彼は早くから外国人弟子を受け入れ，ジャック・コーンフィールドも彼の下で修業した一人です。彼をはじめとするチャー師の弟子はその後ヨーロッパや米国に戻り，ヴィパッサナー瞑想を世界各地に伝えました。日本人ではアーチャン光男ガヴェサコー師がいます。チャー師のアプローチは同じマインドフルネス訓練でもセヤドー師のそれとは少々異なり，呼気と吸気に合わせて「ブッ（Bud）」「ド（dho）」を暗誦することによって意識集中（サマタ）瞑想を行ない，それを体得してからヴィパッサナー瞑想による気づきの瞑想に移行するのが特徴です。ここで使用されるブッド（Buddho）とは，ブッダ，すなわち釈迦の「知恵と気づき」を象徴する句で，これを応用するのはタイ森林派テーラワーダ仏教独特のアプローチです（Chah, 2011, p.86）。チャー師の教えをまとめた法話集は数多く，日本語にも1冊翻訳されています（チャー，2011）。

　瞑想の大家として米国のマインドフルネスの発展に尽くしたもう一人の人物として，ティック・ナット・ハン師を挙げなければなりません。ハン師のユニークな点は，テーラワーダ仏教のセヤドー師やチャー師と違い，大乗仏教，特に禅の流れを汲んでいることです。彼は仏教徒の役割を単なる仏教経典の解釈や戒律の遵行だけではなく，社会的正義や平和といった問題に取り組む「積極的な社会関与」と考え，これを社会参加仏教（engaged Buddhism）と命名しました（阿部，2009）。個人を超え，社会的良心を追求するハン師の視点が1970年代の米国人の心に響いたことは想像に難くありません。ハン師にとって，瞑想とは「毎日の生活を通しての実践に他ならず，我々の直面する問題と直視し，それによって生と親和する」手段そのものでした（阿部，2009）。彼の瞑想アプローチでは，自己と他己，生物と無生物などいった対立を避ける非二元性（non-duality）が強調されますが，これが禅の影響であることは明らか

です（Waistell, 2012）。技法的にはテーラワーダ仏教と同じように呼吸に注意を向けることが強調されるほか，小石（ペブル）をポケットに入れてマインドフルネスを行なうペブル瞑想［▶7］やウォーキング瞑想なども実践されます。

　最後にもう一人，チベット仏教のペマ・チョドロン尼師を紹介しておきましょう。ニューヨークに生まれ育った彼女は結婚して家庭を築き二児をもうけますが，個人的事情から 38 歳のときに出家して尼僧になります。チベット仏教の米国への紹介者として知られるチョギャム・トゥルンパ師（註5参照）に師事すること 15 年，チョドロン尼師は 1984 年に師の意思を継いでカナダのノバスコシア州に設立されたガンポ・アビー修道院の初代院長となりました。その後 *When Things Fall Apart*（『すべてがうまくいかないとき──チベット密教からのアドバイス』）や *The Places that Scare You*（『チベットの生きる魔法──苦しみも怒りも「喜び」に変えて心安らかに暮らす知恵』）といった著作は米国で幅広い人気を博し，それによって仏教の教えを米国に布教すると同時に，マインドフルネスの価値と実践をわかりやすくユーモアに富んだ言葉で解説しました。

　セヤドー師，チャー師，ハン師，そしてチョドロン尼師に代表される有能な仏教者，かたやコーンフィールド，ゴールドスタイン，サルズバーグといった情熱に満ちた啓蒙者たちの仏教との出会い，これらが結実して米国におけるマインドフルネスは豊かに発展することとなりました。彼らの投じた一石は 40 年を経た今日，米国に定着し，強いインパクトをもって全米中にさらに広がりつつあります。

● ──「サトルボディ」への関心

　マインドフルネスが米国で受容されるようになった第2の要因として，サトルボディへの関心が挙げられます。サトルボディ（subtle body）とはちょっと聞きなれない言葉ですが，簡単に言うと「身体とは，目に見えない微かな（subtle）心のエネルギー（サトルボディ）の具現化である」（Mead, 1967, p.1）という考え方です。言い換えると，身体機能はこころの働きによってコントロールされており，こころを制することによって身体を操ることができるとみなす考え方です［▶8］。これはストレス反応や心身相関（サイコソマティッ

ク），さらに近年注目を集めている精神神経免疫学（psychoneuroimmunology：PNI）といった諸概念にも類似する概念であり，マインド・ボディ・セラピーや催眠療法といった方法による心身症の治療は，サトルボディの臨床応用と言ってよいでしょう。

米国でサトルボディが脚光を浴びたのは，1970年カンザス州トピカにあったメニンガー財団において，ヨーガ瞑想による体温調整と脳波変化，さらには心房粗動を1分間当たり306まで高め，心臓機能を事実上「一時停止」[▶9]させたスワミ・ラーマ師による実演でした（Green & Green, 1977）。メニンガー財団の研究スタッフにとって，瞑想中のラーマ師がいかなる手順で心臓機能を変化させたのかは非常に興味深いことだったでしょう。生理心理学者のエルマー・グリーンは，実験に先立ちラーマ師が長時間の心臓停止デモンストレーションは「サトルハート（微かな心臓エネルギー）」を傷つけかねないという懸念を示した際，師にその意味を尋ね，そのときの会話を次のように記しています。

> ラーマ師は，胸部に位置する心臓は単なる身体面の出現にすぎない，（中略）本当の心臓は大きなエネルギーの塊であり，そのなかにある密度の高い部分だけが臓器として現われるのだ，と答えた。（中略）サトルハートとはヨーガでよく言われるサトルボディの概念を表わすものであり，この考えによると身体は（サトルボディの）感覚領域における表出であると捉えられる。心の調整によってサトルハートがコントロールできるという考えは，我々のマインドフィールド理論と共通するものであった。　　　（Green & Green, 1977, p.203 [引用者訳]）

ラーマ師にとって，瞑想とはこの心的エネルギーのコントロール手段であり，それはサトルハートのみならず，サトルボディ全般をコントロールする方法でした。

メニンガー財団は当時ハリウッドの映画俳優たちが心理治療を求めて訪れたことで知られる当時一流のクリニックで，スワミ・ラーマ師によるサトルボディのデモンストレーションはマスコミにも報道され，センセーションを巻き起こしました。無意識が身体機能に（悪）影響を与えるという知見は早くから精神分析理論が唱えていたところですが，サトルボディのコントロールを通じ

て自律神経による身体反応が意図的に調整できるという発見は，当時のパラダイムを根本的にくつがえすものでした。これが研究者や臨床家に大きなショックを与えたことは容易に想像がつきます。サトルボディの概念は，その後バイオフィードバックとして導入されて行動医学の主流となったほか（Peper & Shaffer, 2010），最近では補完代替療法のマインド・ボディ・セラピー（Sarno, 2006）や，バイオフィールドセラピー（Movaffaghi & Farsi, 2009）などにもその影響が窺われます。

瞑想が身体に及ぼす驚異的な影響はメニンガー財団のチームだけでなく，ハーバード大学医学部のハーバート・ベンソンたちによるツンモ瞑想（gTummo）の研究によっても確認されました（Benson, Lehmann, Malhotra et al., 1982）。ツンモ瞑想はチベット仏教のカギュ一派によって実践される瞑想で，行者たちは冷水に浸した冷たいシーツを裸体に巻きつけ，それをツンモ（チベット語で「内なる炎」を意味します）が起こす体温上昇によって一晩に何枚乾燥させることができるかを競います。ダライ・ラマ師の推挙した3名の瞑想行者の測定結果では，指先と足指に8.3℃の上昇が見られました。ベンソンたちはこれを瞑想による毛細血管拡張現象と結論づけています。ツンモの起源や背景思想はサトルボディのそれと異なりますが，通常コントロール不能とされる自律神経機能を瞑想によって調整する，という点では共通しています。サトルボディの存在が科学的に実証可能かどうかは別として，こころと身体とは不即不離であり，身体機能は心の統制によってある程度まで可能であるという事実は，両者を別個とみなす身体二元論へのチャレンジとして瞑想への関心を大きく高めました。

1990年代に入ると，瞑想のメカニズムとその効果の研究は，画像診断を応用したマインドフルネスによる神経可塑性（neuroplasticity）への研究に継承されていきますが，これは改めて第5章で論じます。

● ──マインド・アンド・ライフ・インスティテュートの創設

　1987年10月，インドのダラムサラにおいて第1回目の「仏教と認知科学との対話」と題された協議会が開催されました（Hayward & Valera, 2001）。参加者はダライ・ラマ師と5名の著名な科学者（ニューカム・グリーンリーフ，ジェレミィ・ヘイワード，ロバート・リビングストン，エレナー・ロッシュ，フランシスコ・ヴァレラ）たちで，2,500年にわたって仏教が説いてきた「こころの理解」を経典と認知・神経科学の両面から検証し，各々の分野での見地と洞察を深めることを目的としたカンファレンスでした。これを契機に協議会は1〜2年ごとに開催され，1990年になってマインド・アンド・ライフ・インスティテュート（The Mind and Life Institute／以下インスティテュート）［▶10］と正式に命名されました。スワミ・ラーマ師が米国のカンザス州トピカのメニンガー財団でサトルボディを実演してからちょうど20年後のことです。

　インスティテュートでは多岐にわたるテーマが討論され，2011年第23回大会では「生態学，倫理，相互依存」が主題となりました。こうしたテーマは前述したティック・ナット・ハン師の社会参加仏教を思い起こさせます。マインドフルネスに直接関連したテーマとしては「こころの究明──こころの機能についての仏教と生理行動科学との対話」（2003年），「脳の可塑性──学習と変革の神経的基盤」（2004年），「こころの究明──瞑想の科学とその臨床応用」（2005年），マインドフルネスと慈悲によるうつの治療」（2007年），そして「こころと身体の関連についての究明」（2008年）などが見受けられます。

　インスティテュートの参加者の一人リチャード・デービッドソンは，瞑想に長けたチベット仏教徒の大脳機能のMRI測定など画期的な研究によって瞑想の神経生理的基盤を打ち立て，マインドフルネス研究を推し進めました（Davidson & Harrington, 2002 ; Ekman, Davidson, Ricard & Wallace, 2005）。臨床面では2001年度のインスティテュートに参加したジョン・カバットジンのMBSRが着々と根を下ろして，マインドフルネスのエビデンス確立が精力的に行なわれました（Kabat-Zinn, 1982 ; Miller, Fletcher & Kabat-Zinn, 1995）。こうした研究結果を受けて『ニューズウィーク』誌2004年9月27日号は「こころと身体の新しい科学（"The new science of mind & body"）」という特集を組み，そ

のなかで「仏陀の教訓（"Buddha's lessons"）」と題してマインドフルネスを紹介しました（Kalb, 2004）。『ニューズウィーク』誌という社会的インパクトの強い一般誌の紹介により，マインドフルネスの知名度は一気に高まり，その正当性と地位が確立されたのです（図❶）。

マインドフルネスは今や時代の最先端をゆくニューロサイエンスのトピックとなりましたが，インスティテュート創立当初は仏教との関わりから，このような研究は科学を冒涜するものだという非難の声も聞かれました。特に2005年のニューロサイエンス・ソサイエティ学会でダライ・ラマ師が基調講演を行なった際，メンバーの一部が参加を辞退する騒ぎも起こりましたが，どうやらこの裏にはチベットをめぐる政治的背景が絡んでいたようです（Beauragard, 2012）。マインドフルネスが科学として認められるようになるまでには，こうした紆余曲折と，ダライ・ラマ師ならびにインスティテュートによる大きな貢献があったのです。

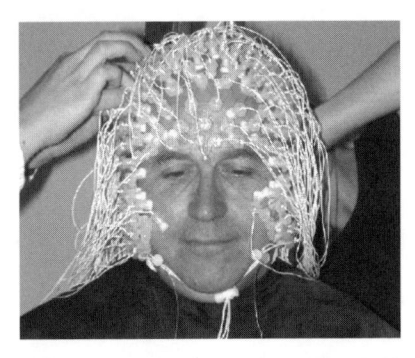

図❶──ウィスコンシン大学で瞑想の脳波研究に参加するチベット仏僧マシュー・リカード師（CAM@the NIH Newsletter, October, 2008, p.9より）

● ── **仏教瞑想とマインドフルネス・アプローチ**

仏教瞑想から生まれ，20世紀末に米国に定着したマインドフルネスは，その後，単にニューロサイエンスの研究対象としてだけではなく，MBSRに代表されるようにストレス障害や疼痛などの心療内科領域における障害の治療手段ともなり，発展を続けていきます。そして近年になって認知行動療法のコンポーネントとしても導入され，第三世代の行動療法と呼ばれる新しいパラダイム（MBCT, DBT, ACT, メタ認知療法）が登場しました。これらのアプローチについては本書第7章で詳述しますが，まさにマインドフルネスの全盛期が到来することとなったのです。

しかし，こうした臨床アプローチとしてのマインドフルネスと，仏教の修行法としてのマインドフルネスとのあいだには，どのような関係があるのでしょうか。これはマインドフルネスの位置づけに関する重要な問題です。
　まず思い出されるのは，仏教本来のコンテクストではマインドフルネスは正念の実践に他ならず，四念処（身体の不浄，感情と知覚の不快，こころと意思の無常，現象の無我）の実践と体得による解脱（悟り）を目的としたものである，という事実です。これを前述したチャー師は，次のように説明しています。

> もし我々の身体が自分のものであるならば，自分の思い通りになるはずでしょう。それなら「老いるな」「病を患うことを禁ずる」と言えば，本当にその通りになりますか？　答えはノーです。身体は私たちの言うことを聞いてくれません。我々はこの「すみか」を借りているのであって，決して所有しているわけではないのです。これを自分のものだと誤解するから，やがてこのすみかを去らねばならないときがやってくると苦しむのです。現実には，永遠の自己，我々がしがみつくことのできる普遍的で安定したものなど一切存在しないのです。
> 　　　　　　　　　　　　　　　　　　　　　　　(Chah, 1994, p.18 [引用者訳])

　この教えを事実として受けとめ，あるがままの現実をつねに認識しながら生きていくことが，仏教におけるマインドフルネスの本義です。**これはストレス反応の対処や心理治療などを狙いとしたマインドフルネスとはまったく異なります。**もしマインドフルネスを身体機能の回復やメンタルヘルス追求のためだけの手段とみなすならば，それは「永遠の自己」にしがみつくことを意味し，仏教思想と根本的に対立するものになってしまいます。**臨床に応用されるマインドフルネスは，技法的には仏教瞑想としてのマインドフルネスと似ていますが，その基盤となる考え方や価値観は仏教のそれとは大きな隔たりがあります。**これはタイのテーラワーダ仏教僧を対象とした最近の実証研究でも確認されました(Christopher, Christopher & Charoensuk, 2009)。米国およびヨーロッパに伝わったことに伴うマインドフルネスの脱仏教化は，現在のマインドフルネスの議論では話題に上ることがほぼありませんが［▶11］，見逃してはならない重要なポイントです。

● ── **まとめ**

　紀元前 2500 年に北インドで生まれ，その後，主としてテーラワーダ（上座部）仏教国の東南アジア諸国で実践されてきたヴィパッサナー瞑想は，マインドフルネスとして 1970 年代の米国に根を下ろしました。これには，(1) 仏教瞑想を受け入れる文化的土壌の樹立，(2)「サトルボディ」への関心，そして (3) マインド・アンド・ライフ・インスティテュートの創設，という 3 要素が寄与しました。マインドフルネスの仏教的要素とその科学的要素とが共存するまでには長い紆余曲折がありましたが，いったん定着するとマインドフルネスは驚くべきスピードで米国文化に溶け込み，その基礎研究と臨床応用が進められました。しかしながら，現在の臨床手段としてのマインドフルネスは仏教本来のマインドフルネス瞑想とは似て非なる側面も含んでいます。次章では，両者の相違について整理しながら，臨床で活用されるマインドフルネスの特徴を明らかにしていくことにします。

註

1 ── 白隠慧鶴禅師の「夜船閑話」には香薬をイメージする「軟酥の法」や，仰臥禅と呼ばれる「内観法」などが著されています（直木，1975）。殊に後者では丹田呼吸や数息観などといった呼吸法，さらに心的ストレス発散を狙いとする放下着といった方法が用いられており，カバットジン（Kabat-Zinn, 1990）のマインドフルネスストレス低減法（Mindfulness-Based Stress Reduction : MBSR）の原型とみなしてよいでしょう。ちなみに白隠禅師の内観法は吉本伊信（2007）が提案した同名のアプローチとは異なります。

2 ── 夏目漱石が憂うつ感（神経衰弱）に悩まされ，鎌倉円覚寺の釈宗演老子のもとで禅を組んだが効果はなかったことを，水上勉氏は随筆に記しています（http://itteki.jp/modules/itteki/index.php?content_id=7）。

3 ── 瞑想と西洋科学との出会い，その発展経過についてはフランス人精神科医で瞑想の普及と発展に貢献したフレデリック・ローゼンフェルト（Rosenfeld, 2013）が論じており，殊に瞑想の「何も期待しない」という基本的命題と，治療を目的とする臨床マインドフルネス（本章第 4 章参照）の論理的整合性について興味深い考察を行なっています。

4 ── 仏教の西洋伝播全般についてはバッチェラー（Batchelor, 2011）とフィールズ（Fields, 1992）の優れた著作があります。本書で論じた，マインドフルネスの歴史および

60年代米国における禅の普及については，それぞれ前者（第20章 "Satipatthana : Mindfulness Awareness"）と後者（第12章 "And Around : The Sixties"）を参考にしました。

5 ── コーンフィールド（Kornfield, 2011）によると，3人はチベット仏教を米国に紹介したチョギャム・トゥルンパ師の招待により，1974年からテーラワーダ仏教と瞑想を彼の創設したNaropa Institute（現Naropa University）で教えはじめ，これがきっかけとなって洞察瞑想協会の開設につながりました。洞察瞑想協会の設立と経緯，理念についてはKornfield（2011）の著作に詳細されています。

6 ── セヤドー師の Fundamentals of Vipassana Meditation と題された小冊子は，http://www.bahaistudies.net/asma/vipassana2.pdfで閲覧できます。

7 ── ペブル瞑想の詳細はhttp://www.youtube.com/watch?v=TXJs9bdcnXwから閲覧できます。

8 ── 米国におけるヨーガの歴史的変遷とサトルボディとの関連については，Syman（2010）が詳細な分析を行なっています。

9 ── ヨーガ行者による心拍停止についてはWenger, Bauchi & Anand（1961）が数例について実験検証を行ない，それが実際には起こらなかったと報告しています。スワミ・ラーマ師の場合は心房粗動の異常亢進による心臓機能の「事実上の一時停止」であり，心拍の停止そのものではありませんでした。その後サティヤムルティというヨーガ行者が密閉された棺のなかに入り土中に埋められ，29時間にわたる心房粗動のあとで5日間心拍を完全停止させ，その後自力で蘇生したことが米国心臓学会の学術誌に報告されました（Kothari, Bordia & Gupta, 1973）。この場合は完全に心臓を止めたと考えられます。

10 ── 英語の名称が "The Mind and Life" と "Life" の前に定冠詞の "the" が省略されていることから，これは心身一元論を表わす表現です。マインド・アンド・ライフ・インスティテュートのホームページ（http://www.mindandlife.org/）には，1987年からのカンファレンスのテーマの全リスト，インスティテュートの活動内容と軌跡，その他貴重な情報が掲載されています。

11 ── 最近になってようやくこの問題が論じられはじめました。ジェイ・マイケルソン（Michaelson, 2013）は Evolving Dharma : Meditation, Buddhism, and the Next Generation of Enlightenment（第1章 "The dharma evolves by disappearing"「消失によって展開する仏法」）のなかで，むしろこの「脱仏教化」によって欧米におけるマインドフルネスが発展したと明言しています。しかし一方で，宗教学者でダライ・ラマ師の通訳としても有名なジンパは，仏教を単なる瞑想（マインドフルネス）や臨床手段と捉える最近の傾向を批判し，これに深刻な懸念を表明しています（Heuman, 2014, pp.77-78）。

マインドフルネスの
科学を学ぶ

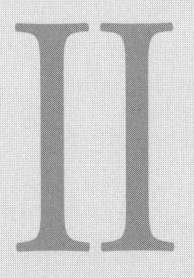

II

4 マインドフルネスの モデルとパラダイム
マインドフルネスの理論体系

　さて，いよいよマインドフルネスの科学と臨床テクニックという本題について議論を進めますが，その前に本書で用いる用語をひとまず整理しておきましょう。というのは，第1章から第3章で見たように，マインドフルネスの概念が西洋化されるに伴って，仏教本来の意味が薄れ，それに代わる臨床的効果を強調したマインドフルネスが生まれ発展しはじめたからです。そしてついには「新世代」すなわち第三世代の行動療法の主要概念・スキルとして定着し，これらを総称した用語として臨床マインドフルネス（clinical mindfulness）（Germer, 2005a）という言葉が誕生しました。読者の混乱を避けるために，以下，本書に登場するマインドフルネスに関する用語を整理し，次いでマインドフルネスのパラダイムについて述べ，大まかな見取図を描いて解説しましょう。

● ─── ピュア・マインドフルネスと臨床マインドフルネス

　マインドフルネスは，仏教の伝統を受け継いだマインドフルネスと治療を目的としたマインドフルネスに大別できます。本書ではこれ以後，前者を**ピュア・マインドフルネス**（pure mindfulness），後者を**臨床マインドフルネス**（clinical mindfulness）と呼ぶことにします。ピュア・マインドフルネスという用語は，ペマ・チョドロン尼師の「ピュア・メディテーション」にヒントを得て筆者が命名しました。ピュア・マインドフルネスは，マインドフルネスによるライフスタイル（生活様式）の確立を目的とした，日常生活全般におけ

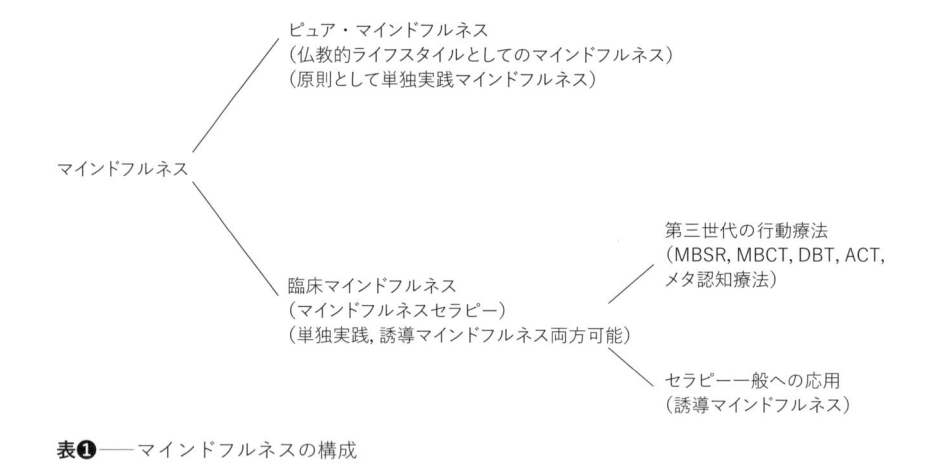

```
マインドフルネス ┬─ ピュア・マインドフルネス
                │   （仏教的ライフスタイルとしてのマインドフルネス）
                │   （原則として単独実践マインドフルネス）
                │
                └─ 臨床マインドフルネス ┬─ 第三世代の行動療法
                    （マインドフルネスセラピー）│  （MBSR, MBCT, DBT, ACT,
                    （単独実践，誘導マインドフルネス両方可能）│  メタ認知療法）
                                          │
                                          └─ セラピー一般への応用
                                             （誘導マインドフルネス）
```

表❶──マインドフルネスの構成

るマインドフルネスの実践を指します。仏教の価値観に立脚していることが特徴で，「マインドフルネスと人生の隅々に注意を払うことによって自己と世界に対して感謝するこころを育めば，苦しみから自由になれる」という状態を狙いとしたものです（Chödrön, 2012, p.53）。

　一方，臨床マインドフルネスは**マインドフルネスセラピー**とも呼ばれ，（1）認知行動療法に適用されるタイプ（MBSR, MBCT, DBT, ACT, メタ認知療法）と，（2）セラピー一般に適用されるものから構成されます。（1）は第三世代の行動療法に代表されるカテゴリーで，これについては本書第7章で詳しく論じます。（2）はセラピー一般への応用，たとえば，ストレスや高ぶった感情を一時的に緩和させる目的で行なう1回限りのマインドフルネス，およびセラピー一般に補足的に適用されるマインドフルネスのことです。これを図式化すると次のようになります（**表❶**）。

　マインドフルネスをライフスタイルとみなすか（ピュア・マインドフルネス），それとも臨床手段と捉えるか（マインドフルネスセラピー）は，マインドフルネスのパラダイムの相違と考えることができます。こうした技法適用に関する論議はマインドフルネスと比較されることの多い催眠でも議論になっています［▶1］。本書では特に明記しない限り，臨床マインドフルネスとマインドフルネスセラピーを同義で用いることにします。

●──単独実践マインドフルネスと誘導マインドフルネス

　臨床マインドフルネスを用いたセラピー一般への応用は，クライアントが自分一人で援助なしに実践するのか，それともセラピストや音声資料などの援助を用いて実践するのか，という観点からも区別できます［▶2］。前者は言うまでもなく伝統的な瞑想を踏襲した方法であり，**単独実践マインドフルネス（self-directed mindfulness）** と呼ぶことができます［▶3］。後者は**誘導マインドフルネス（guided mindfulness）** で，次章で詳しく説明するように，誘導イメージ法（guided imagery）［▶4］やリラクセーション（漸進的筋肉弛緩法，progressive muscle relaxation：PMR）などと並んで，頻繁に用いられるアプローチです（Birnbaum & Birnbaum, 2004）。

　しかし，誘導マインドフルネスには一種の矛盾が伴います。マインドフルネスとはそもそも，「今ここ」での体験に気づき，それをありのままに受け入れる態度と方法です。この定義に沿って解釈すれば，ガイドとなるセラピストや補助器材による指示を聞きながらのマインドフルネス体験は「今セラピストの声を聞いている」，または「録音された言葉が聞こえる」といったものになるはずです。つまり**指示された気づきの体験は純粋な「今ここ」の気づきとは異なるのです**［▶5］。こう考えると，補助的な教示に従って行なう誘導マインドフルネスは，それがいくら「今ここ」の気づきを強調したものであっても，厳密には純粋なマインドフルネスではなく，一種のイメージ法，もしくは催眠暗示に類似するものではないか，という疑問が浮上します（Lynn, Malaktaris Maxwell et al., 2012）。

　マインドフルネスと催眠については，筆者が両者を表裏関係にあると考えていることはすでに第1章で触れましたが，各々の**技法様式**については多少の共通点が見られます。催眠研究で著名なリンたち（Lynn, Malaktaris, Maxwell et al., 2012）は，「催眠とマインドフルネスは共通の範疇（ドメイン）に属する。しかし，これは両者が似通っていることを意味するものではない」（p.14）と断言したうえで，「誘導マインドフルネスの手法には想像を促進させる暗示やメタファーは必ずしも含まれないが，極めて直接的な暗示が多く見られる」（p.15）と指摘し，呼吸やボディスキャンで用いられる表現を例として挙げて

います。自転車の乗り方を学ぶとき，初めに補助輪を使いますが，臨床マインドフルネスで利用される指示はまさにこの補助輪の役割を果たします。最初は確かに便利ですが，いつまでもそれに頼っているわけにはいきません。しかも，いったん乗り方をマスターするとかえって邪魔になります。マインドフルネスもこれと同じで，いずれは補助なしに一人で実践できるようになるのが理想です［▶6］。さもなければ，自由闊達でとらわれのない真のマインドフルネスの価値が失われることになりかねません。

● ── 方略的治療と自然治癒

　臨床マインドフルネスとピュア・マインドフルネスの相違は，マインドフルネスによって生じる効果を**方略的な治療の成果**とみなすか，それとも**自然治癒**とみなすか，という相違とも考えられます。本書第3章で，仏教修行の手段としての瞑想と，臨床技法としてのマインドフルネスとの相違を指摘しましたが，マインドフルネスの治療機制に関する見解の違いはこの延長線上にあるものとみなすことができます。仏教思想では現象をつねに変化するもの（anicca／無常）と捉え，マインドフルネスの原型であるヴィパッサナー瞑想は古来からその直接体験を促す手段として用いられてきました。この場合，瞑想による心身へのポジティブな効果はあくまでも二義的なものであり，随伴的に生じた結果にすぎません［▶7］。これが2,500年にわたり仏教が唱えてきた無常観です。

　これに対し，臨床マインドフルネスでは特定の症状緩和や障害の治療を目的とし，マインドフルネスがストラテジー（方略）として意図的に適用されるため，無常の価値観と大きく齟齬するだけでなく，一種の矛盾が生まれます。これはMBCTの「あることモード」と「することモード」の概念を使って考えるとわかりやすくなります（第7章参照）。「あることモード」とは特定のゴールをもたない，「今ここ」の体験に開かれた心的状態です。特定のゴールを意図的に追及する「することモード」とは真っ向から対立する概念です［▶8］。この定義に従うと，マインドフルネスは必然的に「あることモード」であり，それをストラテジーとして利用することは「あることモード」から「すること

モード」に変換することになります。言い換えると、マインドフルネスによる方略的治療は**意図的な自然治癒を目指す**ものであり、これはマインドフルネス本来の「今ここでの体験の**ありのままの気づきと受容**」とは根本的に食い違います。マインドフルネスを習いたてのクライアントがよく「何日ぐらいで効果が期待できますか？」などと口にしますが、これは本来「あることモード」のマインドフルネスを「することモード」と混同することから生じた誤解です。この矛盾は「方略的自然治癒」（strategic spontaneous change）と表現してよいでしょう [▶9]。

　こうした見解の相違とそれが生み出す理論的矛盾は、**マインドフルネスのパラダイム**、つまり考え方の枠組みの違いであって、どちらか一方だけが正しいというものではありません [▶10]。しかしながら、ここで臨床マインドフルネスによる方略的治療（マインドフルネスセラピー）には**自然治癒の理念が暗黙のうちに導入されている**ことも指摘できます。ACT（アクセプタンス・アンド・コミットメント・セラピー）という名称が象徴するように、第三世代の行動療法ではこぞって受容（アクセプタンス）が強調され、これは無常の変化をありのままに受容するという仏教思想を反映しています。長年にわたってサイコセラピーが、特に欧米においてそれが「行動変化」（behavior change）と同一視された事実に照らし合わせると、臨床マインドフルネスの理念はまさしく驚異的なパラダイムシフトをもたらしたのです。

●──分散型パラダイムと統合型パラダイム

　臨床マインドフルネスは現在のところ第三世代の行動療法がその主流になっていますが、同じマインドフルネスセラピーでも、マインドフルネスの適用はそれぞれのアプローチによって微妙に異なります。DBTではDBT理論に基づいた独特のマインドフルネスが用いられ、ACT, MBCT, メタ認知療法では各々の理論によって「味付け」されたマインドフルネスが展開されるからです。これはマインドフルネスセラピーのパラダイムが**分散化**されていることを示します。いわゆる「縦割り」のシステムで、このような分散型に編成された理論体系では、各々のセラピーの共通要因を選び出し、それを統合してモデ

化するのは極めて困難です。臨床マインドフルネスにおいても、第三世代の行動療法のマインドフルネス適用はそれぞれの理論やアプローチによって相違があり、それらを一体化させて論じることはなかなか容易ではありません（本書第 7 章参照）[▶11]。

　これに対し、ピュア・マインドフルネスは**一貫した統合型のパラダイム**であり、前者とは対照的な「横割り」のシステムとなっています。特定の条件や状況とはかかわりなく、一律に伝統的なマインドフルネスが実践されます。絶え間なく変化し、移りゆくある自己と現実をありのままに見つめ、受け容れ、肯定しながら生きていく、という仏教的価値観の習得が究極の狙いです。実践目的の統一性はピュア・マインドフルネスの特徴であり、これが多様性を誇る臨床マインドフルネスと大きく異なるポイントです[▶12]。

　誤解のないように明記しておきますが、筆者は決してマインドフルネスセラピーとして脚光を浴びている第三世代の行動療法は亜流であり、仏教的でワンパターンなピュア・マインドフルネスは時代遅れである、と主張しているのではありません。こうした動向は**マインドフルネスの多様化によって生まれた新しいパラダイムの象徴である**という事実を指摘しているのです（Hayes, 2004；Hayes & Feldman, 2004；熊野，2007；Sauer, Lynch, Walach & Kohls, 2011）。この点をはっきりと理解せずに両者を混乱させると、仏教的な「あることモード」を目指すピュア・マインドフルネスと方略的な「することモード」を目指す臨床マインドフルネスを混同することにもなってしまうので、注意が必要です。

●──まとめ

　マインドフルネスは、1980 年代後半に DBT や ACT といった第三世代の行動療法の主要コンポーネントとして導入されて以来、急速に広まりました。この傾向は今後いっそう高まることが期待されます。このアプローチの特徴のひとつはマインドフルネスの方略的活用、つまり行動変容のためのストラテジーとしてマインドフルネスを活用するということであり、「今ここ」の体験をありのままに観察し、それを日常生活に反映させる仏教的マインドフルネスとは違った、新しいパラダイムです。本章では臨床マインドフルネスの特徴を、

(1) 適用形式（臨床マインドフルネス／ピュア・マインドフルネス），(2) 補助の有無（単独実践マインドフルネス／誘導マインドフルネス），(3) 治療機制（方略的治療／自然治癒），そして (4) 分散型パラダイム／統合型パラダイム，という異なる視点から比較して考察を試みました。

註

1——催眠療法の場合，催眠暗示を治療効果を増進させる目的で補足的に用いるか（催眠促進療法），催眠現象の活用によって治療を行なうか（催眠主体療法）によって区別されます（高石・大谷，2012）。一方，マインドフルネスでは気づきやアクセプタンスを意図的に臨床活用するか（臨床マインドフルネス），もしくはライフスタイルの実践とみなすか（ピュア・マインドフルネス）が分岐点となります。

2——誘導マインドフルネスはMBSRやDBTなどのアプローチの主要コンポーネントやスキルとして組み込まれています。

3——単独実践マインドフルネスは，誘導マインドフルネスと対比させる目的で筆者が命名しました。

4——臨床マインドフルネスと誘導イメージ法は，心身相関の立場から比較検討されています（Bedford, 2012）。

5——マインドフルネスは知覚された「内容（features）」ではなく，知覚するという「行為（act）」そのものを中心に据えています。前者は「体験対象（the known）」であり，後者は「体験自己（the knower）」です（Thatcher, 2011, p.26）。

06——臨床催眠では他者催眠と自己催眠が区別され，誘導マインドフルネスと単独実践マインドフルネスと同様の論争がなされています。これについては高石・大谷（2012）の第4章で論じました。

7——議論を進めるうえでマインドフルネスにおける自然治癒とは何かについて一言述べておきましょう。神経生理学と行動科学のエビデンスから総合的に判断すると，マインドフルネスにおける自然治癒とは次の3要素を指すことが示唆されています。すなわち，(1) 現実の受け容れ（acceptance of reality），(2) 落ち着き（nonreactivity），および (3) デフォルトモードの変化（alteration of the default mode）です。マインドフルネスの実践により，毎日の生活でのさまざまなできごとをありのままに見つめ（現実の受け容れ），しかも感情的にならず（落ち着き），こうした態度が通常となった状態（デフォルトモードの変化）が自然治癒の状態です。この状態に達した人物は，「自己と現実を絶えず冷静に捉える温和な人物」と考えてよいでしょう。

8——曹洞禅の流れを汲むパット・エンキョウ・オハラ尼師は，マインドフルネスの基盤である「あることモード」を次のように説明しています。「このマインドフルネスの実践が「ためになる」というのがそもそもの問題です。（中略）「マインドフルネスの実践によって（期待したことが）起こる」という固定観念は，それが必ずしも実現にはつながらないという事実に直面したときに崩れます。我々の人生

は大海原のように変化の連続であり，大嵐もあれば不気味な静けさもあります。(中略) いかなる期待も抱かず，調子の良いときも悪いときも，来る日も来る日も，淡々とにマインドフルネスの実践に励む。(中略) この地道な実践によってこそ，前角大山老師が述べられたように，「マインドフルネスと一つになり，ちょっとずつ変化が起こるのです」」(O'Hara, 2002)。マインドフルネスの成果など期待せず，ありのままにまかせておくべきだ，という主張です。

9──ストラテジー療法家として名高いポール・ワツラウィックはかつて，「自然であれ (Be spontaneous)」という指示がパラドックス（矛盾）であると鋭く指摘しましたが (Watzlawick, 1993, pp.87-88)，マインドフルネスにおける方略的自然治癒はこれに共通するものです。

10──マインドフルネスを中心とした西洋における仏教パラダイムの変遷とその意義については，ケンブリッジ大学のシェルドレイク (Sheldrake, 2013) や，フランス人精神科医のローゼンフェルト (Rosenfeld, 2013) が考察しています。

11──本書の第9章から第12章では，分散型パラダイムを用いて，マインドフルネスの臨床テクニックを情動調整，心理疾患，身体症状，衝動抑制の，4種類の疾患カテゴリー別に検討します。

12──もちろんピュア・マインドフルネスでも，日常生活で生じる苦しみや悩みの解決がまったく無視されているわけではありません。たとえば，最近公表された RAIN（レイン）モデル (Kornfield, 2008 ; Brach, 2012) では，仏教的価値観に調和させた形でマインドフルネスによる脱中心化が行なわれます。RAINとはR = Recognize（認識），A = Allow（受け容れ），I = Investigate（検証），N = Non-identification（非一体化）の頭文字で，米国にマインドフルネスを紹介したコーンフィールドや，瞑想と仏教思想に造詣の深い臨床心理学者のタラ・ブラックが中心となって体系化したモデルです。脱中心化については次章で詳しく説明します。

5 マインドフルネスの科学（1）
ニューロサイエンスの観点から

　本章と次章ではマインドフルネスに科学のメスを入れ，ニューロサイエンス（神経生理学）と行動科学の観点からマインドフルネスの本質に迫ってみたいと思います。ニューロサイエンスは脳波研究や画像診断の進歩によって短期間のうちにめざましい発展を遂げました。大脳機能や組織変化の研究はもちろんのこと，最近ではマインドフルネスの主観的体験をリアルタイムの客観データに統合させた神経現象学（neurophenomenology）（Lutz, Slagter, Dunne & Davidson, 2008a）と呼ばれる方法論なども開発され，大脳生理から見たマインドフルネスの解明が急速に進んでいます。2000年から2012年までに英文で発表された「マインドフルネス（mindfulness）」と「脳（brain）」を含む学術論文の数は1,600を超え［▶1］，日本でも熊野宏昭が2006年までの画像診断による瞑想研究の結果を報告しています（熊野，2007）。ニューロサイエンス研究は大いに歓迎される反面，さまざまな説が並存する状況を呼び起こし，マインドフルネスの理解を必要以上に複雑にしてしまいました。しかもマインドフルネスはそのタイプや方法論，実践者の経験レベルといった諸条件によって神経反応が異なります（Amihai & Kozhevnikov, 2014）。このため，現時点におけるニューロサイエンスの研究結果は極めて複雑な様相を呈しており，それらを詳述することは困難となるばかりでなく，かえって読者の混乱を招くことが懸念されます。そこで本章では，神経生理学によってこれまでに確認された事実を要約することにしました。具体的には，マインドフルネスに伴う（1）大脳機能，（2）神経可塑性，そして（3）デフォルトモード・ネットワークの3点についての研究結果を中心に論じることにします。

●──マインドフルネスと大脳機能 [▶2]

　マインドフルネスの実践によって，生き生きとした「今ここ」の体験や，オープンでとらわれのない態度が生じますが，そのとき大脳にはどのような活動が起こっているのでしょうか。ニューロサイエンスはこれについて数々の興味深い事実を提供しています。これらを俯瞰すると，大まかに４つの特徴が浮上します。

　まず第１に，マインドフルネスの実践は**注意をつかさどる大脳部位**と深く関わっています（図❶参照）。なかでも前部帯状回皮質（the anterior cingulate cortex：ACC）[▶3] の関与が特に強く，ヘルツェルたち（Hölzel, Lazar, Gard et al., 2011, p.540）は，「マインドフルネス実践中，その妨げとなるようなことがらや記憶が想起されると，ACC が起動してトップダウン機制が働き，それによって葛藤がコントロールされ注意が維持される」と結論づけました [▶4]。引用中のトップダウン機制とは前頭前野による実行機能作用，すなわち認知機能による神経系統への影響のことです（Baluch & Itti, 2011）。つまり ACC は大脳のマスターコントロール機能を果たし，これによってマインドフルネス実

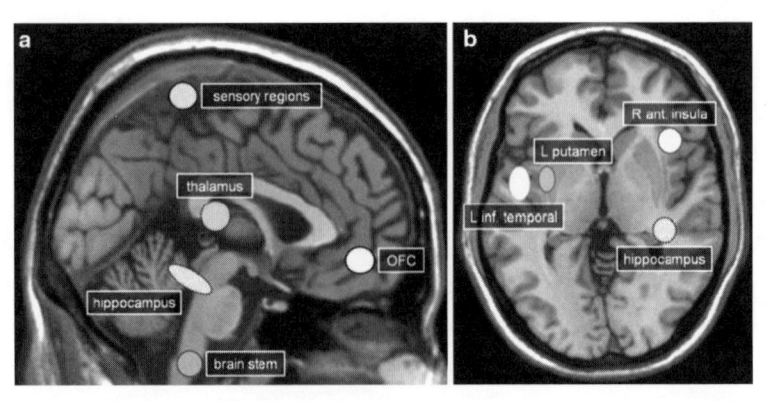

図❶──マインドフルネスと関係する大脳部位の例（Ott, Hölzel & Vaitl, 2009, p.121）
（**写真左**）Sensory regions：感覚領域／thalamus：視床／hippocampus：海馬／brain stem：脳幹／OFC眼窩前頭皮質
（**写真右**）L. putamen：右線条体／R ant. insula：右前部島皮質／L inf. temporal cortex：左頭回

践中の注意集中が維持されるのです［▶5］。その後の研究によって，マインドフルネスによる注意選択・維持・移行といった機能はACCだけでなく，島（the insula）や線条体（the striatum），背外側前頭前野（dorsolateral prefrontal cortex：DLPFC）（Short, Kose, Mu et al., 2007）といった脳部位とも連携していることが判明しました（Tang, Rothbart & Posner, 2012）。

興味深いのは，ACCの活発化はマインドフルネスを習いたてのときには観察されるのですが，訓練を積むにつれて低下することです（Brefczynski-Lewis, Lutz, Schaefer et al., 2007）。これは**経験によってマインドフルネスが容易になる**ことを示します。第1章でマインドフルネスはスキルであると述べましたが，スキルとして訓練を積み上達することによってACCへの負荷は軽くなり，このためACC機能が初心者と熟練者で異なるのです（Dumont, Martin & Broer, 2012；Taylor, Grant, Deneault et al., 2011）。マインドフルネスの訓練や日常生活の体験によって生じるこうした脳の機能と組織の変化は，神経可塑性（neuroplasticity）と呼ばれますが，この概念については次のセクションで改めて解説します。マインドフルネス実践に伴うACCの機能変化は比較的短時間で起こることが知られており，8週間の訓練でもその効果が確認されました（Tang, Ma, Fan et al., 2009）。

神経生理観点から見たマインドフルネスの第2の特徴は，**情動調整をつかさどる大脳機制とのつながり**です。情動とは感情とそれに伴う生理反応の総称で，不快な情動に対処する機制は情動調整と呼ばれます［▶6］。マインドフルネスによる情動調整で注目されるのは，注意と関わりの深い前頭前野（外側・背内側前頭前野，腹側前頭前野）とACCの両方が関連していることです（Modinos, Ormel & Aleman, 2010；佐藤, 2002）。ファーブたちの研究（Farb, Segal, Mayberg et al., 2007）では，8週間のMBSR訓練で前頭前野に変化が見られ，不快感の抑制が観察されました。不快な感情や思考などを選り好みせず，一定の心的距離を置いて客観的に眺めるというマインドフルネスの実践［▶7］は，情動の自然解消につながることを示します。これは感情に溺れたり流されたりしないということで，夏目漱石風に言うと「情に棹ささない」となるでしょう［▶8］。マインドフルネスによって感情の修正と安定化が促進されることは古くから仏教徒が経験知として把握していましたが，ニューロサイエンスによってその有効性がようやく認められたのです。情動調整は，不安，うつ，

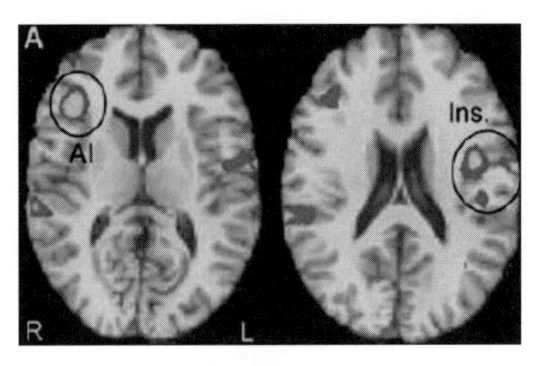

図❷──画像診断が示す左前部島皮質（AI：左）と右島皮質（Ins.：右）の反応
（Lutz, Brefczynski-Lewis, Johnstone & Davidson, 2008b）[▶9]

疼痛などの心身疾患にも奏功することから，DBTやACTといった第三世代の行動療法にはマインドフルネスが利用されています。

　第3に，マインドフルネスは**身体感覚をつかさどる脳部位とも関連します**。これはマインドフルネスの実践が感情や思考だけでなく，五感によって知覚される身体体験にも鋭敏に注意を払うことから十分納得できるでしょう。先ほど触れた島皮質がこれにも関与しています（Farb, Segal & Anderson, 2012）（**図❷**参照）。加えて脳の側頭葉と頭頂葉の接する側頭頭頂接合部（the tempro-parietal junction）とのつながりも指摘されており，自己認知（Arzy, Thut, Mohr et al., 2006）はじめ，体外離脱体験（out-of-body experience：OBE）といった瞑想中に生じる現象（いわゆる魔境）とも関わると考えられます（Blanke & Arzy, 2005）。

　心理学では身体感覚の感知を**内受容性気づき（interoceptive awareness）**と呼びますが，マインドフルネスはこれを亢進させます（Brown, Forte & Zysart, 1984）。マインドフルネスを始めた人たちがよく，「散歩のとき鳥の鳴き声がはっきりと聞こえた」「芝生の緑が鮮明に見える」「自分の呼吸が感じられるようになった」などと口にしますが，これらはすべて内受容性気づきの高まりを示します。通常ではつい見逃されがちな刺激（物音，風景，体感など）に対する知覚がマインドフルネスによって高まるのです。第1章で紹介したジャック・コーンフィールドの修道院食堂での生々しい体験はこれによって説

明できます。筆者もマインドフルネスの最中に鼻先や皮膚が痒くなったりするといった経験をよくしますが，これらも内受容性気づきの亢進や変化を表わしています。マインドフルネスによる身体感覚に対する感受性の高まりは，単に自己にまつわることだけでなく，他人の示す微かな表情にも拡張することが知られています（Nielsen & Kaszniak, 2006）[▶10]。これゆえ内受容性気づきの亢進は他人に対する共感能力も高めると言ってよいでしょう。

　これら注意集中，情動調整，身体感覚の鋭敏化と並んで，マインドフルネスの実践に伴って**自己の体験の捉え方に関与する神経回路にも変化が現われます**。これが第4の特徴です。これについては先ほど身体感覚と緊密に関わる脳部位として挙げた側頭頭頂接合部が再び示唆されました（Arzy, Thut, Mohr et al., 2006 ; Farb, Segal, Mayberg et al, 2007）。マインドフルネスによって感情や思考，身体感覚などへの気づきが即時的になることから，自己と体験との同一化が薄らぎ，身の回りの出来事を一定の距離から覚めた目で観察する態度が育成されるのです。この結果，一種の乖離（デタッチメント）的な自己観察が促進されます。たとえば，楽しい（不快な）体験をしたとしましょう。このとき，「自分は楽しい（不快だ）」と即座に体験を規定するのではなく，「今，自分には楽しい（不快な）考え（感情）が起きている」という，単なる一時的な事実として思考や情動を捉える態度がマインドフルネスによって育まれるのです。これは日常の出来事に対して感情的にならず，客観的で覚めた態度で接することであり，脱中心化（decentering）と呼ばれます。仏教瞑想で力説される，ありのままの観察（bare attention）はこれに相当する概念です（Hölzel et al, 2012 ; Lynn, Malaktaris, Maxwell et al., 2012）。

　ここで**脱中心化（decentering）**について詳しく説明しておきましょう。脱中心化とは自己と体験とを同一化させない，いわば「一歩引いた」関わり方のことで，自己を恒常的な存在として捉えず，状況に即して常時変化する存在として体験していく態度です。これは臨床マインドフルネスの核心とされ，情動調整や疼痛緩和などに幅広く応用されます。心理学者のフレッチャーほか（Fletcher, Schoendorff & Hayes, 2010）は，恒常的な自己を「内容としての自己（self-as-content）」，脱中心化された自己を「文脈としての自己（self-as-context）」と呼んで区別していますが，これはとりもなおさず仏教の「我」と「無我」に他なりません[▶11]。この区別は次のセクションで解説する脳のデ

フォルトモード・ネットワークと深いつながりがあるのですが，仏教の概念が現代科学の知見と見事に符合することは注目に値します。

　自己の体験との関わり方においては，側頭頭頂接合部以外にも，後部帯状回，内側前頭前野（the medial prefrontal cortex），海馬（hippocampus），楔前部（the precuneus）といった脳部位との結びつきも指摘されています（Cavanna & Trimble, 2006 ; Hölzel, Lazar, Gard et al., 2011）。これらの神経回路は注意や情動調整，身体感覚と密接に関連するだけでなく，過去の追憶や将来の観測，さらには他人の立場の理解，第三者の見地からものごとを推量するといった働きもします（Buckner & Carroll, 2007a ; Vincent, Snyder, Fox et al., 2006）。とりわけ，他人の立場を推し量る能力は「心の理論（the theory of mind）」と呼ばれ，側頭頭頂接合部の影響がここでも示唆されています（Saxe & Kanwisher, 2003 ; Saxe & Wexler, 2005）。マインドフルネスは自己の体験についてだけではなく，他人の見解や立場もありのままに，平穏かつ即時的に理解・尊重する態度を養うと言ってよいでしょう。

　以上，ニューロサイエンスの視座から，(1) 注意集中，(2) 情動調整，(3) 身体感覚の感知，(4) 自己の体験との関わり方，という4項目をマインドフルネスの特性として要約しました。仏教視点から論じると，これらは名の働きです。名は認知反応プロセスに関する仏教教義であると述べましたが（本書第2章参照），厳密にはマインドフルネスによる現象の気づきは受，情動調整および身体感覚の表象・感知はそれぞれ想と行，そして自他の認識と関連性は識に該当します［▶12］。仏教の修業法として開発され発展したマインドフルネスは，このように最新ニューロサイエンスの情報と呼応するのです。

● ── **マインドフルネスと神経可塑性**

　神経可塑性（**neuroplasticity**）は聞きなれない言葉かもしれませんが，体験による脳機能と脳構造の変化のことで（Braboszcz, Hahusseau & Delorme, 2010），「新しいニューロンやグリア細胞（神経新生），または既存のニューロンの新しい接合や改変」と定義されます（Kays, Hurley & Taber, 2012, p.119）。筋肉は使わないとおとろえてしまうとよく言われますが，これは廃用萎縮（disuse atrophy）と呼ばれる現象で，その反対が可塑性（plasticity）です［▶13］。つまり，神経組織は活発な活用と経験によって，いっそう発達するのです。

　心理学の歴史において神経可塑性を初めて唱えたのはカナダ人心理学者ドナルド・ヘブでした。彼は長年にわたる脳のシナプス研究から，隣接する神経が連携活動を起こすことに気づき，"Neurons that fire together, wire together"（並んで連発するニューロンは連合する）という名句を残しました（Hebb, 1949）。これが有名なヘブの法則です。神経可塑性はその後，ニューロサイエンス学者や神経外科医のあいだで研究が進められ（Boakye, 2009），再び注目を浴びたのは，The Brain That Changes Itself : Stories of Personal Triumph from the Frontiers of Brain Science（『脳は奇跡を起こす』（ドイジ，2008））という一冊の啓蒙書でした。このなかで著者の精神科医ノーマン・ドイジは，加齢による集中力や記憶力の低下をはじめ，脳卒中の後遺症，強迫障害の症状などがメンタル訓練やリハビリテーション，セラピーによって回復し，脳機能が修復する数々の症例を詳しく紹介しました。彼はマインドフルネスによる可塑性には直接言及していませんが，イメージを活用したトレーニング（いわゆる「イメトレ」）によるピアノ奏法の習得効果に関する研究を報告しています［▶14］。

　マインドフルネスが脳機能に影響を及ぼすことはACCに起こる変化などから認められていましたが，その後，単に脳の機能だけではなく，組織構造も変化させることが報告され，ニューロサイエンスの世界に衝撃を与えました。オープンで意図的な注意のコントロールによって脳の働きは変わっても，組織の変性はまずありえないだろう，というそれまでの「常識」を覆したからです。さりとて脳も臓器の一種である以上，トレーニングや生活様式によってその組織や形態は変わります。現在では，複雑なロンドン市内の地図を丸暗記するタクシー運転手の後部海馬灰白質（the posterior hippocampal gray matter）の容積が大きいことや（Maguire, Woollett & Spiers, 2006），PTSDでは海馬や内側前頭前野皮質が縮小する事実（Bremner, 2005 ; Shin, Rauch & Pitman, 2006）が明らかとなり，体験による神経組織の可塑性（experience-dependent neural plasticity）とその臨床価値が広く認められるようになりました。

　マインドフルネスによる神経可塑性に関しては，他にも次のような事実が判明しています。

　まず，マインドフルネスの訓練によって右大脳皮質厚（皮質の幅）が増加し

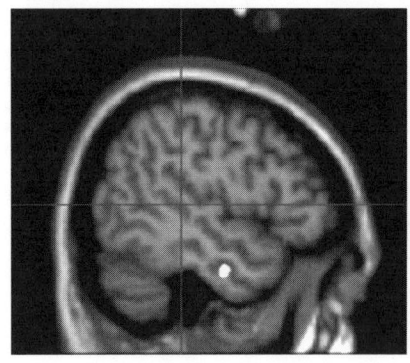

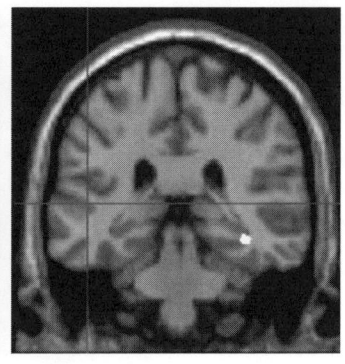

図❸──voxel-based morphometry 最適化法（VBM）が示すマインドフルネス実践による灰白質密度の増加位置（Hölzel, Ott, Gard et al., 2008, p.57）

ます（Lazar, Kerr, Wasserman et al., 2005）。なかでも前部島，上部および中部側頭溝，前頭前野の変化が顕著で，これらは注意，内受容性気づき，および外部刺激の処理といった，マインドフルネスの実践と直接関わる部位です。

　次に，脳の灰白質（the gray matter）の変化が報告されています。前述したヘルツェルのチーム（Hölzel, Ott, Gard et al., 2008）は，脳画像全体の灰白質濃度をボクセル単位で測定する voxel-based morphometry（VBM）最適化法と呼ばれる手法を用いた分析を行ない［▶15］，マインドフルネス実践者の右前部島皮質（the right anterior insula）密度が高いことを実証しました（**図❸**）。右前部島皮質はマインドフルネスの特徴のひとつである内受容性気づきに関与するニューロンです。これと並んで，マインドフルネス実践による左下部側頭回（the left inferior temporal gyrus）と右海馬（the right hippocampus）の灰白質の高密度化も特定されました。左下部側頭回の密度はマインドフルネス訓練の年数と相関を示すことから，これは神経可塑性の成果によるものと考えられます。また，脳の灰白質は加齢とともに密度が薄くなるので，マインドフルネスは脳の老化予防にもなるのではないかとヘルツェルのチームは期待を寄せています（Hölzel, Ott, Gard et al., 2008）。

　灰白質の神経可塑性はマインドフルネスを応用した MBSR でも実証されました。これもヘルツェルのチームによる画像診断研究で最近明らかにされたことですが（Hölzel, Carmody, Vangela et al., 2011），ここでもやはり海馬の密度

増加が確認されています。海馬は記憶や情動調整に関わる部位ですが，興味深いことに，ピュア・マインドフルネス実践のように右側ではなく，MBSRでは左側の海馬に変化が見られました。ライフスタイル（生活様式）としてのマインドフルネス（ピュア・マインドフルネス）と，臨床手段としてのマインドフルネス（MBSR）の実践によって，なぜこうした相違が脳神経レベルで生じるのかは現在のところ解明されていません。MBSRでは，海馬以外にも後部帯状回，側頭頭頂接合部，そして小脳の灰白質への影響が報告されています。ヨーガ瞑想でもこうした広範囲にわたる大脳灰白質の密度増加が生じることを考えると（Froeliger, Garland & McClernon, 2012），マインドフルネスやMBSRを含めた瞑想全般が，灰白質の可塑性と大いに関係するとみなすべきでしょう。

　これら以外にも，マインドフルネスによる神経可塑性は白質（Tang, Lu, Fan et al., 2012），大脳の両半球（右脳，左脳）とを結ぶ脳梁（the corpus callosum）（Luders, Phillips, Clark et al., 2012）などでも観察されています。前者は白質線維（the white matter fiber）の変化によるものと推測され，わずか4週間のマインドフルネス訓練で前部帯状回皮質の機能が向上しました。後者の脳梁変化については今のところ，どういった影響が出るのか定かではありませんが，両半球の連結性の強化はマインドフルネスの効果を促進すると考えられます。例えば気づき（awareness）の鮮明化，「今ここ」における体験の鋭敏化，さらには衝動の抑制や意識の安定化などです。いずれもマインドフルネスに内在する強力な神経可塑性のポテンシャルを示しています。

　半世紀前，ヘブによって神経可塑性の法則が提唱されて以来，脳の機能や組織が体験によって変化するという可能性は多くの科学者を魅了してきました。いったん発達を終え，成熟すると固定してしまい，以後は衰退するのみと信じられていた脳機能と組織がマインドフルネスという心的体験によって変化する。これは従来の神経生理学で定説とされてパラダイムの転換であり，哲学者ルネ・デカルトに始まった心身二元論に終止符を打つ大発見でした（Beauregard, 2012）［▶16］。少々大袈裟かもしれませんが，マインドフルネスによる神経可塑性はノーベル医学生理賞に輝いた山中伸弥のiPS細胞の発見に喩えることができる，と筆者は考えています。共に「常識」を覆す発見であり，心身活性化の可能性を秘めた分野として今後の研究が大いに期待されます。

● ── マインドフルネスとデフォルトモード・ネットワーク

　マインドフルネス**実践時**における大脳機能および組織の変化についての変化は明確ですが、こうしたマインドフルネスの生理効果は実践と実践とのあいだの時間にも見られるのでしょうか。言い方を変えると、マインドフルネスの効果は非実践時、すなわち通常時にも現われるのでしょうか。もしそうだとすれば、現時点でどのようなことが判明しているのでしょうか。これはニューロサイエンスでデフォルトモードと呼ばれるカテゴリーに属する問題です。デフォルトモードの詳細については、これを提唱したライクリーたちの原著論文にゆずりますが（Raichle, MacLeod, Snyder et al., 2001 ; Raichle & Snyder, 2007）、ここではマインドフルネスとデフォルトモードの関連について簡単に要約しておきましょう。

　我々の認知機能は大きく2つのタイプに分類できます。1つは外界の出来事に対処したり、問題解決や意思決定など積極的にものを考える、意図的でアクティブな実行機能（the executive function）です。これに対してもう1つの認知機能は、自然発生する非意図的でパッシブな心理作用です。たとえば雑念、空想、解離といった反応はデフォルトモードによる現象で、デフォルトモード・ネットワーク（the default mode network : DMN）と呼ばれる神経生理システムによって統括されています（Callard, Smallwood & Margulies, 2012 ; Smallwood, Obonsawin & Heim, 2003）[▶17]。こうした認知機能の分類は新しい概念ではなく、フロイトは前者を第二次過程思考（the secondary process thinking）、後者を第一次過程思考（the primary process thinking）と呼んで区別しました[▶18]。米国では近代心理学の父とされるウィリアム・ジェイムズが自然に湧き起こっては消えてゆく意識活動を「意識の流れ（a stream of consciousness）」（James, 1890）と呼びましたが、これはデフォルトモード機能に他なりません。

　デフォルトモードはこれまで、脳機能の停滞した不活発な状態にすぎないとみなされていました。しかしライクリーたち（Raichle, MacLeod, Snyder et al., 2001）の研究によってこれが誤りであり、実は「停滞時」にも活動していることが判明したのです[▶19]。現在では非意図的でパッシブな脳機能はベース

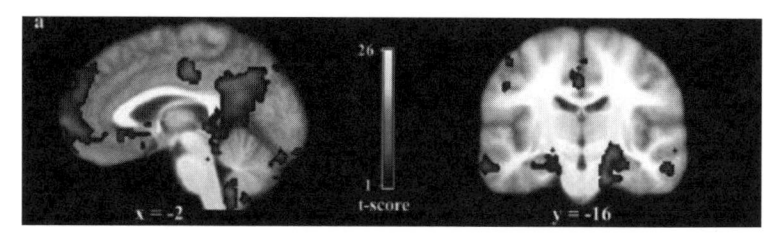

図❹ ──デフォルトモード状態にある脳画像。特に課題がなくても前頭前野皮質, 側頭葉皮質, 楔前部などの機能的結合が濃い色で示されています。
(Greicius, Supekar, Menon & Dougherty, 2009, p.73)

ライン, すなわち「デフォルトモード＝通常設定 (the default mode)」であり, DMN によって統括されている, という知見が通説になりました。DMN の厳密な役割についてはまだ不明で曖昧な点が多く, さまざまな見解が発表されています。そのなかでも, 自己概念の統合や注意集中の水準と関係する, というのがコンセンサスです (Berkovich-Ohana, Glicksohn & Goldstein, 2012)。

DMN は内側前頭前野皮質, 内側側頭皮質, 前部および後部帯状回 (ACC, PCC), 下頭頂小葉, そして楔前部といった脳部位と関わります (Raichle, MacLeod, Snyder et al., 2001)。**これらはマインドフルネスの神経生理システムと重なる領域であり, マインドフルネスの実践によって機能的に結合する (functional connectivity) と考えられています** (Brewer, Worhunsky, Gray et al., 2011 ; Jang, Jung, Kang et al., 2011) (図❹)。帯状回はマインドフルネスの注意集中, 前頭前野皮質は情動調整, 側頭皮質と頭頂皮質の接合部は身体感覚と関連します。また内側前頭前野, 頭頂皮質, 楔前部は, 自伝的記憶の呼び起こしや自己の体験の捉え方などをつかさどる脳部位です。デフォルトモードとマインドフルネス実践中の神経生理状態が共通しているという事実は, これまでよくわからないとされてきたマインドフルネスの理解を可能にしました。

たとえば, マインドフルネスの核心である, こころの流れのありのままの観察について考えてみましょう。これは自然発生する (非意図的な) 思考や感情の気づき (awareness) ですが, これを画像診断法を用いて分析したヘイセンキャンプたち (Hasenkamp, Wilson-Mendenhall, Duncan & Barsalou, 2012) は, マインドフルネスはデフォルトモードの働きによる知覚に他ならないと断言し

ています。脱中心化の説明のところで触れた「無我」、つまり最新のニューロサイエンスが「文脈としての自己」と名づけたことも、自己のデフォルトモードに意識を集中させることと考えられます。さらには道元が悟りの本質とみなした「(思考によって規定された)内容の自己を捨て、(心的機能として自然発動する)文脈としての自己を見つめる」ということは、「デフォルトモードをありのままに見よ」と解釈するとずっと納得しやすくなるでしょう[▶20]。このようにDMNは、長いあいだ闇に包まれていたマインドフルネスの隠れた側面に光を当て、これまでになかった洞察を与えてくれます。

　DMNは、マインドフルネスに伴う情動調整についても有益な知見を提供してくれます。ソヌガ＝バークたちの研究によると、不安定なDMN活動[▶21]は注意集中に支障(注意散漫)を来たすだけではなく、統合失調症をはじめ、不安障害、うつ障害、トラウマ障害、発作性疾患、自閉症、アルツハイマー病、ADHDといったさまざまな精神障害とも関連しています(Broyd, Demanuele, Debener et al., 2009; Daniels, Frewen, McKinnon & Lanius, 2011; Sonuga-Barke & Castellanos, 2007)。これはDMNの「過去の統合、脳全体の安定、および先行きに対する準備を整える」(Buckner & Vincent, 2007, p.1091)働きによるものだと思われます。これらを総括すると、DMNの安定化は注意散漫の防止だけでなく、メンタルヘルス全般に好影響を及ぼし、マインドフルネスによる情動調整にも一役買っていると言えるでしょう。

　こうした研究結果から、マインドフルネスの実践はDMNに関わる脳部位との連携を図り(Brewer, Worhunsky, Gray et al., 2011; Jang, Jang, Kang et al., 2011)、**その効果は単に実践時だけでなく、非実践時においても維持される**ことがわかります(Taylor, Grant, Deneault et al., 2011)。しかもこの傾向が特にマインドフルネスの熟練者に顕著だという事実はマインドフルネスの神経可塑性によるものと推察できます。禅仏教では平常心[▶22]や「腹がすわった態度」が強調されますが、これは禅瞑想によって体得された心境が日常生活に反映されることの重要性を説いたものです。マインドフルネスの実践効果がDMN機能によって非実践時にも波及する事実を考慮すると、実に奥の深い、的を射た教えです(Pagnoni, Cekic & Guo, 2008)。

　最後に、マインドフルネスがDMNに与えるインパクトを示す脳波解析研究を紹介しておきましょう[▶23]。これはイスラエルのバーコビッチ＝オハナほ

脳前方

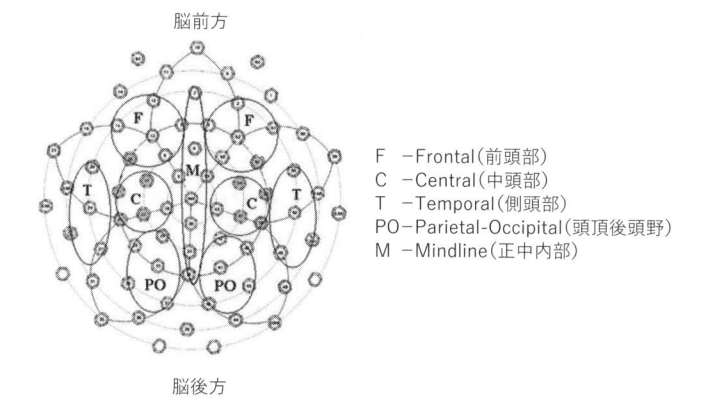

F －Frontal（前頭部）
C －Central（中頭部）
T －Temporal（側頭部）
PO－Parietal-Occipital（頭頂後頭野）
M －Mindline（正中内部）

脳後方

図❺──脳波測定に用いられた部位（Berkovich-Ohana, Glicksohn, Goldstein et al., 2012, p.712）

か（Berkovich-Ohana, Glicksohn, Goldstein et al., 2012）が発表したものです。この研究では合計48名が対象となり、うち36名がマインドフルネス実践者（実験グループ）、残り12名はマインドフルネス未体験者（比較グループ）として実験に参加しました。36名の実践者はマインドフルネス体験時間によって12名ずつの3グループに分けられ、各々の実践平均時間は短期グループ（894時間）、中期グループ（2,570時間）、長期グループ（7,556時間）となっています。実験の妥当性を確保するため、比較グループの12名は実験グループ参加者と同年齢の人たちが選ばれました。実験グループは15分間のマインドフルネス実践を行ない、比較グループはリラックスするようにとの指示を受けました。脳波は65チャンネルのセンサーによってそれぞれの参加者から合計1,024のサンプルが抽出され、それらは回収された位置から、F（前頭部）、C（中頭部）、T（側頭部）、PO（頭頂後頭野）、M（正中内部）の5つに分類されました（**図❺**）。バーコビッチ＝オハナたちはこのデータを分析し、マインドフルネスとDMNとの関連を明らかにしたのです。

図❻は、マインドフルネスグループ（左［MM］合計36名）と比較（リラクセーション）グループ（右［C］合計12名）の実験開始前（安静時＝レスティング・ピリオド：RS）と開始後（メディテーション＝タスク・ピリオド：TP）の脳波パターンを周波数帯域のパワー（frequency band power）によって表わ

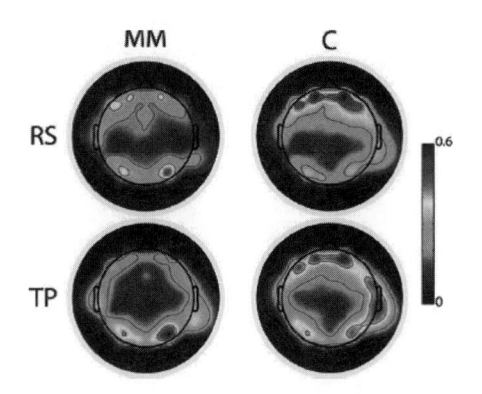

図❻——マインドフルネスグループ（左［MM］合計36名）と比較（リラクセーション）グループ（右［C］合計12名）の脳に現われた実験前（RS）と開始後（TP）の平均脳波（γ）図（Berkovich-Ohana, Glicksohn, Goldstein et al., 2012, p.714）

したものです。カラーの原版と違ってモノクロのため少々判別しにくいかも知れませんが、低周波の脳波は濃厚色、中周波は薄墨色、そして高周波は中間色によって表わされています。

　マインドフルネスグループの安静時（MM-RS）、すなわちデフォルトモード状態に見られる脳波パターンは低周波（濃厚色）であることから、被験者がゆったりと落ち着いた状態にあることがわかります。このパターンは実験開始後（MM-TP）も維持され、活性化（中間色）が見られたのはわずかに右頭頂後頭部（PO）だけでした。この部位は「文脈としての自己」と関わる領域であり、マインドフルネス実践により自己概念が薄れ、「こだわりのない、即時的に体験される自己への移行」が生じた結果であると考えられます（Berkovich-Ohana, Glicksohn, Goldstein et al., p.717）。安静時（RS）と実験中（TP）の脳反応がほぼ同一となったのは、被検者の長年のマインドフルネス経験がもたらしたDMNへの影響であろうとバーコビッチ＝オハナたちは推察しています［▶24］。

　これとは対照的に、比較グループの脳波パターンは安静時のデフォルトモード状態（C-RS）時点ですでに活性化を示し、特に右前頭前野皮質に活性化が目立ちます。実験開始後、比較グループはリラックスするよう指示され、リラクセーション実践中（C-TP）には右前頭前野皮質の脳活動は沈静化しました

が，代わって右頭皮質に活発なパターンが現われました。アフタナスとゴロチェイキン（Aftanas & Golocheikine, 2002, p.143）は，マインドフルネスの効果は「余計な脳部位のスイッチを切る」ことによって起こると述べていますが，これは図❻のMMとCを比較すると一目瞭然です。比較グループの脳活動は安静時もリラクセーション中も活発で，マインドフルネスグループとは大きく異なります。

本書第1章の「マインドフルネスにまつわる誤解」のセクションで，**マインドフルネスとリラクセーションは明らかに異なる**と明記しましたが，バーコビッチ＝オハナたちによる実験はこれを見事に実証しています。マインドフルネスでもリラクセーションでも心身はリラックスしますが，両者の神経生理メカニズムはまったく異なります。画像診断が示すように，マインドフルネスではDMNの安定化による「とらわれ」（rumination）の抑制が顕著になりますが，リラクセーションでは起こらず，そのため単なる身体の弛緩によるものではありません［▶25］。このことからも，マインドフルネスとリラクセーションを同一視することは大きな誤りであることがわかります［▶26］。

以上，DMNの概念とその見地から見たマインドフルネスの特性について簡単な説明を試みました。マインドフルネスと並んで，DMNのニューロサイエンス研究はこの10年ほどのあいだに全盛となり，その神経生理メカニズムの全貌が少しずつですが明らかにされつつあります。DMNはマインドフルネスの解明にも新しい息吹きをもたらすこととなり，今後の成果が大いに期待される分野です。

●───まとめ

マインドフルネスのニューロサイエンス研究数は2000年あたりから急上昇しはじめ，現在では毎月100編以上の研究論文が発表されています。こうした論文のなかから，本章ではマインドフルネスの神経生理特性として確認された点を3点に集約してみました。第1はマインドフルネスの大脳機能です。これは極めて複雑なテーマであり，さまざまな脳部位が関わっていますが，注意，情動調整，身体感覚，自己体験，という4項目をつかさどる領域がマインドフ

ルネスと関連しています。第2のマインドフルネスと神経可塑性に関しては，マインドフルネスによって脳の機能のみならず，その構造までも変化することが明らかになりました。特に脳皮質の厚みと灰白質の密度に顕著な変化が見られます。第3に，マインドフルネスとデフォルトモード・ネットワーク（DMN）の関与についての研究を紹介しました。DMNとは脳の通常設定レベルで，自然発生する思考や感情を統括するシステムです。これは注意と情動調整とも深く結びついており，マインドフルネスの臨床にとって見落とすことのできない概念であり機能です。次章ではこのマインドフルネスの臨床効果について，エビデンスの観点から考察を進めてみます。

註

1──学術サーチエンジン（Sciencedirect.com）を用いた2012年12月26日における検索では，論文数は1,621となっています。

2──本節の構成にあたってはヘルツェルたち（Hölzel, Lazar, Gard et al., 2011）の提案した理論モデルを機軸にしました。

3──殊に中脳に近い吻側前部帯状回（the rostral anterior cingulate cortex）が関わっています（Tang, Ma, Fan et al., 2009）。

4──マインドフルネスがトップダウン機制によるものか，逆に感覚皮質が認知機能に影響を及ぼすボトムアップ機制によるものかについては，現在のところ神経生理学者のあいだで見解が分かれています。トップダウン機制の立場を主張するヘルツェルたちに対し，オランダのバンデンフルクたち（van den Hurk, Janssen, Giommi et al., 2010）は，マインドフルネスはボトムアップ機制に変化が起こった結果であると論じています（本書第6章参照）。こうした学術論争のなか，チーサたち（Chiesa, Serretti & Jakobsen, 2013）は，マインドフルネスに伴う方法論や神経可塑性などの多様性に注目し，短期間の実践ではトップダウン機制が，長期間の実践にはボトムアップ機制が関わるとする折衷説を唱えました。マインドフルネスのメカニズムの複雑さがここに見られます。

5──マインドフルネスとは直接関係ありませんが，ACCは瞑想と比較されることの多い催眠でも注目を集めています。催眠暗示に伴う心的葛藤の抑制がACC機能と前頭前野の脱結合（decoupling）によることが示唆されるのに対し（高石・大谷，2012），マインドフルネスでは両部位のつながりが強化されます（Brewer, Worhunsky, Gray et al., 2011）。こうした研究結果を見る限り，マインドフルネスと催眠とは異なる神経生理機制が関与していると考えるべきでしょう。さらに上記註4に記したように，マインドフルネスがボトムアップ機制の変化によるものだというデータが公表されていることから（van den Hurk, Janssen, Giommi et al., 2010），マインドフルネスのメカニズムはトップダウン機能による催眠（Raz,

2011）とは全く異なると考えられます。

6──情動調整の一般理論と臨床応用に関しては、ジェイムス・グロスによる論文と著書（Gross, 1998, 2009）が優れています。情動調整とアタッチメント（愛着）との関連、特に育児期における神経生理への影響についてはアラン・ショア（Schore, 1994, 2001）の著書が参考になります。

7──これは脱中心化（decentering）と呼ばれ、本書第1章の註22に定義を記しました。脱中心化の臨床技法については本書第9章で詳しく説明します。

8──「山路を登りながら、こう考えた。智に働けば角が立つ。情に棹させば流される。意地を通せば窮屈だ。とかくに人の世は住みにくい」（『草枕』冒頭より）

9──この画像診断は慈悲瞑想（loving-kindness meditation）によるものでマインドフルネスとは若干異なりますが、島皮質の場所を示す目的で引用しました。

10──こうした結果の出なかった研究も散見できますが（Khalsa, Rudrauf, Damasio et al., 2008）、全般的には内受容性気づきの亢進がマインドフルネスによって生じると結論づけられています。

11──道元禅師の「仏道をならふといふは、自己をならふなり。自己をならふといふは自己をわするるなり。自己をわするるといふは、万法に證せらるるなり。万法に證せらるるといふは、自己の身心および他己の身心をして落せしむるなり。（中略）人、舟にのりてゆくに、めをめぐらして岸をみれば、岸のうつるとあやまる。目をしたしく舟につくれば、舟のすすむをしる（後略）」（『正法眼蔵』「現成公案」）の巻に謳われた名句は、まさにこの「自己の観察」を標榜しています。この場合「わするる」自己は「内容としての自己」であり、「ならふ」自己は「文脈としての自己」です。舟の比喩では「めをめぐらして岸をみ」るのが前者、「目をしたしく舟につく」るのが後者に当たります。

12──熊野宏昭もマインドフルネスと名の関係を指摘し、「自分とは、色：身体機能、受：センシング機能、想：データベース機能、行：モチベーション機能、識：インタープリター機能」と述べています（熊野, 2007, p.48）。

13──厳密には廃用萎縮も経験の欠如によって起こることから可塑性の一種ですが、ここでは可塑性を発達的でポジティブな意味に捉え、あえて両者を対概念としました。

14──メンタル・プラクティスによるピアノ技術習得と可塑性に関する研究の詳細は、Pascual-Leone, Nguyet, Cohen et al.（1995）でも論じられています。

15──東京大学医学部の山末英典は、voxel-based morphometry（VBM）最適化法とは、MRI画像において「脳全体を細かなボクセル単位（1〜8mm立方程度）で統計解析」する手法であり、「脳体積の減少や増加、あるいは健常ヒトにおける様々な精神機能や行動パターンなどと関連した脳形態特徴などを同定する」のに有効な手段と解説しています（山末, 2013）。VBMでは脳の微かな構造変化の査定が可能になることから、アルツハイマー病をはじめヘルペス性脳炎や多発性硬化症（multiple sclerosis : MS）といった広範囲の脳障害の診断に応用されています（Mechelli, Price, Friston & Ashburner, 2005）。

16──心身二元論の歴史的背景、およびそれが精神医学に及ぼした影響については、シュワーツとベグリー（Schwartz & Begley, 2004）の第1章 "The matter of mind"

に詳述されています。著者の一人ジェフリー・シュワーツは曝露反応妨害法（exposure and response prevention）による強迫障害の治療が神経可塑性を引き起こすことを初めて実証した研究者の一人です（Baxter, Schwartz, Bergman et al., 1992）。

17——自然発生する認知作用の維持機能から、デフォルトモードは、なまけモード（idle mode）、注意散漫（mind wandering）、課題独立思考（task-unrelated thought）、休息モード（resting mode）などとも呼ばれ、それをつかさどるシステム（DMN）は課題無関与ネットワーク（task negative network）や逆相関ネットワーク（anti-correlated network）などとも称されます。

18——精神分析学の諸概念とDMNとの関わりについては、Carhart-Harris & Friston (2010)が最新の神経生理情報をもとに鋭い分析を行なっています。

19——DMNは自然発生する認知機能に関与するシステムですが、意図的なタスクでもそれが簡単な場合や、自伝的記憶（autobiographical memory）に基づいた将来の憶測や計画の場合などにDMNの関与が報告されています（Callard, Smallwood, Margulies et al., 2012）。なお8週間のマインドフルネス訓練を取り入れたMBCTによって生じる扁桃体への影響が、非実践中にも般化することが実証されました（Desbordes, Negi, Pace et al., 2012）。扁桃体は情動に関する部位であり、マインドフルネスによる情動調整と大きく関わりますが、これについては次章で検証します。

20——本書第2章で言及した、禅瞑想の非思量や應無所住而生其心などの概念も、デフォルトモードに注意を喚起させる心理的活動と理解できます。

21——DMN活動の測定は、それに伴う脳部位の賦活化、機能的結合パターン、γ（ガンマ）波などによって判断されます（Brewer, Worhunsky, Gray et al., 2011, p.20255）。これらによる結果は必ずしも一致しておらず、マインドフルネスがDMNに及ぼす影響も現在のところ明確ではありません。

22——無門関の第19則に現われる言葉です。弟子の趙州從諗の「如何なるか是れ道」という問いかけに対し、師の南泉普願禅師が「平常心是れ道」と応答したことから有名になりました。

23——瞑想の脳波研究は古い歴史をもち、東京大学の笠松章・平井富雄博士（Kasamatsu & Hirai, 1966）によって行われた曹洞禅における瞑想中の脳波測定が有名です。この論文はhttp://is.muni.cz/www/178816/EEG_and_Zazen.pdfから閲覧できます。

24——3実験グループのマインドフルネス実践平均時間、894時間、2,570時間、7,556時間をこなすには、毎日休まずに1時間ずつ実行したとしても、それぞれ2.4年、7.0年、20.7年を要します。そのため実験参加者たちはマインドフルネスの熟達者とみなすことができます。

25——マインドフルネスは単にリラクセーションとは別の神経生理メカニズムによって生じるだけではなく、リラクセーションよりも強い自律神経反応が伴うと考えられます（Rubia, 2009）。

26——マインドフルネスとリラクセーションのDMN状態を直接比較検討した論文は、筆者の調べた限り見当たりませんでした。唯一、サマタ瞑想の一種である超越瞑想（TM）（本書第1章参照）とリラクセーションを比べた論文（Tarvis et al., 2010）が見つかりましたが、この研究でもリラクセーションと瞑想のDMNは異なっています。DMN以外を対象とする研究では、マインドフルネスとリラク

セーションの両方にストレス緩和作用が確認されるものの，マイナス思考とそれに対する「とらわれ（rumination）」の抑制はマインドフルネスのみに起こり，リラクセーションには見られないことが報告されています（Jain, Shapiro, Swanick et al., 2007）。これはマインドフルネスの特徴と一致するもので，マインドフルネスによるストレス低減のメカニズムのひとつであろうと考えられます。この仮説は他の研究者たち（Heeren & Philippot, 2011）によっても支持されています。

6 マインドフルネスの科学(2)
行動科学の観点から

　前章ではニューロサイエンスの観点からマインドフルネスを展望したので，本章では行動科学の観点から考察してみることにします。具体的には，まずマインドフルネスの測定ツールとして開発された主要尺度を検証し，次いで臨床マインドフルネスの有効性と効果（エビデンス）を探ります。とはいえ，これはあくまでもマインドフルネス全般についてのエビデンスであり，マインドフルネスを取り入れた第三世代の行動療法の各アプローチについてのエビデンスは次章で詳述します。

　マインドフルネスが臨床手段として，ストレスマネジメント，気分障害，不安障害，疼痛などの治療目的で応用されはじめると，その効果を測定するための尺度の作成が必要となりました。これは臨床心理学のお家芸で，マインドフルネスの諸相をできる限り正確な言葉で記述し，それを尺度や質問表としてまとめ，その統計分析によって信頼性と妥当性を検証するものです。果たしてマインドフルネスの概念がこうした方法によって測定できるのか？　もし可能だとすればどのようなデータが示されるのか？　これらはマインドフルネスの臨床に避けて通ることのできない課題であり，また興味深いテーマでもあります。

●── マインドフルネスとエビデンス検定（有効性および効果）

　マインドフルネスの有効性と効果を区分することについては多少奇妙に感じられるかもしれませんが，両者には大きな違いがあります。有効性は英語で"benefits"といい，これはラテン語のbene facere（「善い行ない」）から派生した言葉で，「利益」という意味があります。これに対し，効果にあたる"effect""efficacy"の語源はefficere（「目的を達する」）というラテン語で，実証すなわち「エビデンス」に関わります。エビデンス検定は臨床研究において重視されるようになった概念で，臨床心理学ではチャンブレスとオレンディック（Chambless & Ollendick, 2001）の提唱した「経験的に支持された臨床トライアル（治療）(empirically supported trial（or treatment）: EST)」の定義がスタンダードとなりました。紙幅の制限からESTの詳細は原論文に譲らざるをえませんが，その骨子は，（1）研究対象とされるアプローチ（例マインドフルネス）を受けるグループと，それを受けない無介入グループや異なったアプローチ（例リラクセーション）を受けるグループを比較対照すること，（2）それぞれのグループへの参加者の配置はランダム（無作為）になされること，そして（3）プラセボ（偽効果）を判別するためのグループが準備されること，という3点に絞り込むことができます。これらの3条件をすべて満たし，比較対照アプローチと比べた臨床効果において2回統計的有意差が確認されたアプローチが最もレベルの高い「カテゴリー1」です。またプラセボグループを必要とせず，統計的な臨床効果が1回実証された場合は「カテゴリー2」，そして統計手段によらないケーススタディなどから有効性が推定されるものが「カテゴリー3」の3種に分類されます［▶1］。カテゴリー1と2を分かつハードルが高いことから，ESTは技術面を偏重しすぎて治療関係を無視している，マニュアル化された「ワンパターン」の治療を偏重している，リサーチ中心で臨床場面の現実性を欠いたものである，反精神分析療法の方法論である，といったさまざまな批判が浴びせられました（Arkowitz & Lilienfeld, 2006 ; Smith, 2009）。しかしながら，これまで事例研究を中心としてきた臨床心理学にとって，ESTによるエビデンスの追求が心理療法に対する評価を根底からくつがえすパラダイムシフトを起こしたことは確かです。

ESTと並ぶエビデンス検定のもう1つの有力な方法論にメタ分析があります（Smith & Glass, 1977；山田・井上，2012）。メタ分析はすでに論文として発表された臨床数値を累計的に集約し，その分析によって効果（エビデンス）を総合判断するものです。ESTが臨床実験によって治療効果の測定を行なうのに対し，メタ分析はすでに公表された情報の「統合」（メタ）分析によって全体像を浮き彫りにしようとするアプローチです［▶2］。ESTをミクロ的方法論とすれば，メタ分析はマクロ的方法論と言ってよいでしょう。方法論としてはどちらにも一長一短があり，現在では両方の手段を用いて臨床効果のエビデンスが検定されています。

　少々前置きが長くなりましたが，要するに，有効性は何に効くかを示す指標であり，それを他のグループとの比較によって実証するのが効果（エビデンス）となります。

●───マインドフルネス測定の尺度

　欧米でのマインドフルネス研究で現在頻繁に利用される尺度には次の8種類があります（**表❶**参照）。これらの特徴を以下に要約します。

(1) フライバーグ・マインドフルネス目録（The Freiburg Mindfulness Inventory：FMI）（Walach, Buchheld, Buttenmüller et al., 2006）

　FMIはヴィパッサナー瞑想の測定を目的としてドイツ人チームによって開発されたテストで，30項目からなるオリジナルバージョンと14項目からなる短縮バージョンの2つがあります。共に4肢の選択式で，「ほとんど体験しない」「ときどき体験する」「よく体験する」「ほとんどいつも体験する」のなかから1つを選びます。主成分分析による分析結果では，4種類の因子（マインドフル体験（mindful presence），無批判の受容（non-judgmental acceptance），体験への開かれ（openness to experiences），洞察（insight）が確認されました。ただし，これらの内部相関が高いことから（オリジナル版：r=.48〜.60），総合的な「マインドフル体験」そのものを測定する尺度と考えられます。

1. フライバーグ・マインドフルネス目録
2. ケンタッキー・マインドフルネス・スキル目録
3. 5因子マインドフルネス質問表
4. マインドフル・アウェアネス注意尺度
5. トロント・マインドフルネス尺度
6. 認知情動マインドフルネス尺度 – R
7. フィラデルフィア・マインドフルネス尺度
8. サウスハンプトン・マインドフルネス質問表

表❶ —— 欧米で開発されたマインドフルネス尺度

(2) ケンタッキー・マインドフルネス・スキル目録（The Kentucky Inventory of Mindfulness Skills : KIMS）(Baer, Smith & Allen, 2004)

　KIMSはケンタッキー大学の心理学者ルース・ベアーのチームが開発した39項目のテストです。マインドフルネスに関係するさまざまな体験を5段階——1（まったく的確でない）～5（ほぼ，もしくはまったく的確である）——のリッカート尺度で評価します。KIMSはDBTで用いられる4種類のマインドフルネスのスキル評定を狙いとしており，(1) 観察（Observe）（例「私は呼吸はゆっくりか荒いかといった体調の変化に注意する」），(2) 描写（Describe）（例「自分の気持ちを表現するのが得意だ」），(3) 気づきに基づいた行動（Act with Awareness）（例「何かをするときには，ただそのことだけに注意を払い，他のことは考えない」），(4) 批判しない受容（Accept without Judgment）（例「私は馬鹿なことや余計なことを考えると自分を責める」（逆スコア），という4カテゴリーから構成されます（Baer, Smith, Lykin et al., 2008）。カテゴリー間の相関値は比較的低く（r=-.14-.34），4種のスキルを個別に測定することが可能です。

(3) 5因子マインドフルネス質問表（The Five Facet Mindfulness Questionnaire : FFMQ）(Baer, Smith, Lykin et al., 2008)

　KIMSの発表後，ベアたちはマインドフルネスの構成概念を再検討し，それまでの4因子から5因子に改訂したFFMQを公表しました。5因子のうち，最初の3因子（観察，描写，気づきに基づいた行動）はKIMSと同じですが，最

後の「批判しない受容」因子がFFMQでは「内的体験のありのままの受容」（Nonjudging of Inner Experience）（例「悪い感情が起こると，こんな風に感じるのはよくないと思う」（逆スコア）），および「内的体験に対する落ち着き」（Nonreactivity to Inner Experience」）（例「動揺せずに自分の感情を見つめることができる」）の2因子に置き換えられました［▶3］。フォーマットはKIMSと同じ39項目で，5段階のリッカート尺度が用いられています。FFMQ因子内相関値はKIMSに比べてやや高め（r=.32〜.56）となっていますが，階層的および検証的因子分析の統計値を見る限り，FFMQの定量的妥当性は心理テストとしての基準を満たしています。FFMQは現在日本語版が開発された唯一の尺度で，近々論文として公表される予定です（Sugiura, Sato, Ito & Murakami, in press）。

（4）マインドフル・アウェアネス注意尺度［▶4］（The Mindful Awareness Attention Scale : MAAS）（Brown & Ryan, 2003）

MAASは15項目，6段階のリッカート式（1＝「ほとんどいつも体験する」〜6＝「ほとんど経験しない」）の尺度で，マインドフルネスと生活充足感（well-being）［▶5］との関係を評価する目的で作成されました。因子分析から「マインドフルネスにおける気づき」を示す因子が確認されましたが，その後ヴァンダムたち（van Dam, Earleywine & Borders, 2010）の項目応答理論（Item Response Theory : IRT）を用いたより精密な統計分析から，MAASは主に「惰性的不注意」（automatic inattentiveness）と「自動操縦」（automatic pilot）と対極する**状態**すなわち「作為的な」注意状態や態度を測定することが判明しました。ただ，これをマインドフルネスの特性とみなすべきかは疑問の残るところです。マインドフルネス概念の厳密な測定が難しくなりやすい理由として，ヴァンダムたちはマインドフルネスの定義そのものの曖昧さおよび逆スコアの使用を挙げていますが，これはMAASだけでなく他のマインドフルネス尺度にも共通する弱点です［▶6］。このような問題点があるにせよ，MAASはFFMQと次のTMSと並び，マインドフルネス研究で最もよく利用される尺度のひとつです。

(5) トロント・マインドフルネス尺度（The Tronto Mindfulness Scale : TMS）（Lau, Bishop, Segal et al., 2006）

カナダ人チームによって構築されたTMSは，マインドフルネスに伴う13項目の体験測定尺度です。それぞれの項目は0＝「あてはまらない」〜4＝「よくあてはまる」の5段階で評価されます。検証的因子分析の結果，「自己の体験をよりよく理解したいと望む態度」(好奇心)，および「自己の考えや感情への固執から離れ，より幅広い気づきの観点からそれらを見つめる態度への移行」(脱中心化)の2因子が確認されました（Lau, Bishop, Segal et al., pp.1460-1461）。好奇心因子は自覚と内受容性気づきと関わり，脱中心化因子は体験にオープンであること，および注意の鋭敏さと関わっていることが判明しました。両者は，没頭感や内省的気づき，周囲への注意などを伴いますが，解離やとらわれ（rumination）とは無関係です（Lau, Bishop, Segal et al., p.1455）。

(6) 認知情動マインドフルネス尺度－R（The Cognitive and Affective Mindfulness Scale-Revised : CAMS-R）（Feldman, Hayes, Kumar et al., 2007）

12項目から成るCAMS-Rは，現在利用されているマインドフルネス尺度のなかで最も質問項目が少ない尺度です。実践中の反応を1＝「まったくない」〜4＝「ほとんどいつも起こる」という4段階のリッカート尺度で測定します。検証的因子分析によってCAMS-Rの12項目からは3項目ずつの4因子（注意（attention），現在への焦点化（present focus），気づき（awareness），受け容れ（acceptance））が抽出でき，これらが「マインドフルネス」と呼ばれるさらに包括的な因子を構成する要因であることが実証されました[▶7]（Feldman, Hayes, Kumar at al., p.181）。12項目という制限を考えると，4因子よりもこれらに内在するマインドフルネス全般因子を唯一の構成要素とみなすのが妥当でしょう。その後12項目のオリジナル版CAMS-Rから「過去と将来に関するとらわれ」の2項目を除いた10項目版も作成され，信頼性と妥当性が共に実証されています。

（7）フィラデルフィア・マインドフルネス尺度（The Philadelphia Mindfulness Scale：PHLMS）（Cardaciotto, Herbert, Forman et al., 2008）

　　PHLMSは，39項目からなるKIMS，FFMQと，12項目からなるCAMS-Rのほぼ中間にあたる20項目から構成され，気づき（awareness）因子と受け容れ（acceptance）因子の2つを反映します。2因子のあいだにはわずかな負の相関関係（r=-.10）が見られますが，統計的な有意差はないことから，共に独立した因子とみなしてよいでしょう。気づき因子は「感情が変化すると，いつもすぐにそれがわかる」「人と話すときには自分の感情も察知している」「外を歩くといろいろな香りや肌に触れる空気に注意が向かう」「びっくりしたときは体内の反応を感じる」といった記述項目からなりたち，感情と内受容性気づきの抽出を主眼とします。もう一方の受け容れ因子は「不快な感情からは気をそらすようにする」「場合によっては考えないようにすることがある」「悲しみは感じないようにと自分に言い聞かせる」「考えたくないことがあれば，何とかして取り除くようにする」というものです。これらは**すべて逆スコア評価の項目**です（Cardaciotto, Herbert, Forman et al., p.210）。MAASのセクションで紹介したヴァンダムたち（van Dam, Earlywine, Borders et al., 2010, p.805）が，「意図的な注意や気づきに逆スコアを用いるのは適切ではないことがある」と批判していることを考慮すると，PHLMSの妥当性の確認には，より慎重なデータ検証が必要とみなすべきでしょう。

（8）サウスハンプトン・マインドフルネス質問表（The Southampton Mindfulness Questionnaire：SMQ）（Chadwick, Hember, Symes et al., 2008）

　　SMQはかつてマインドフルネス質問表（The Mindfulness Questionnaire：MQ）（Baer, Smith, Hopkins et al., 2006）と呼ばれて活用されていたのですが，その後SMQと改称されて公表されました（Chadwick, Hember, Symes et al., 2008）。SMQの特徴は，「苦痛を伴う考えやイメージ」に関するマインドフルネス測定を目的に作成されたことで，合計16項目，1＝「まったくあてはまらない」〜7＝「よくあてはまる」の7段階リッカート尺度が用いられます。これらのうち8項目は逆スコア評価です。探索的因子分析からマインドフルネス因子の存在が推定されていますが，これは今のところ検証的因子分析によって確認されていません。SMQは精神科病院で開発され，これまでに妄想や幻覚

に悩まされるクライアントのマインドフルネス評価に利用されてきました（Taylor, Harper & Chadwick, 2009）。他のマインドフルネス尺度が不安，うつ，疼痛，ストレス反応といった疾患領域で活用されていることを考えると，精神病障害へのSMQ応用は極めてユニークです。ただし，逆スコア評価が利用されていることに注意すべきことはMAASやPHLMSと同様です。

　これらの尺度はすべて自己報告形式で，実施時間は短いものでは数分（CAMS-R, TMS），長いものでも十数分（KIMS, FFMQ）と手頃です。心理測定理論の発展とそれに伴うコンピュータープログラムの普及により，マインドフルネス尺度の信頼性と妥当性の検証には極めて高度な統計テクニック（検証的因子分析，項目応答理論（IRT）など）が活用されています。こうしたデータ分析によって得られたマインドフルネスの構成因子数やその名称はそれぞれ異なりますが，体験に対する「オープンな気づき」とその「受容」という2因子はすべての尺度に共通しています［▶8］。これらは仏教の「ありのままの観察（bare attention）」に呼応するもので，マインドフルネスに伴う認知作用に関わると同時に，ニューロサイエンスの概念とも一致します。「受容」は，気づいたことに過敏反応しない，慌てない，という情動調整のニュアンスを含み，FFMQの「内的体験に対する落ち着き」はこれを顕著に表わしています。**体験に開かれ，冷静でありのままにそれを受容する。**これが行動科学視点から得られるマインドフルネスの中核要素です。

　マインドフルネスによる身体感覚の鋭敏化，すなわち内受容性気づきについては，TMSとPHLMSの2尺度がその抽出を試みています。マインドフルネス実践中に生じたり変化したりする微かな生理反応は重要な要素であり，ストレス反応や疼痛といった臨床領域にとっても大きな意味をもちます。さらにマインドフルネスによって培われる自己との関わり方については，唯一TMSの「脱中心化」に反映されており，現在の尺度では度外視される傾向にあります。マインドフルネスが自己の捉え方と関わることはニューロサイエンスによって確認されており，この特性がパーソナリティや自尊心の変化とも絡みあう可能性を考えると，これを多面的に測定する新しいマインドフルネス尺度の開発が期待されます。それまでは数種のマインドフルネス尺度を利用し，自己との関わり方の測定には必ずTMSを用いることが必要と言えるでしょう。

このように欧米では数種の尺度が開発されているのですが，残念なことに現在のところ標準化された日本版マインドフルネス尺度は唯一FFMQだけで，他の尺度の翻訳と日本人を対象とした統計的評価，さらには日本独自のマインドフルネス尺度の作成が求められます。これなくしてマインドフルネスの研究と臨床効果の判定は望めません。

●── 日本で開発されたマインドフルネス尺度

　幸いなことに「DBT版マインドフルネス尺度」と名づけられた27項目の尺度がようやく公表されました（守谷・斎藤，2013）。その名称から明らかなように，この尺度はDBTのマニュアルに示されたマインドフルネスの概念を枠組みにしたもので，先に紹介したベアたちのKIMSに似ています。評価には1〜5の5段階リッカート尺度が採用され，探索的因子分析の結果，(1)情動コントロール（例「怒りにとらわれると自分をコントロールできない」），(2)苦痛耐性（例「嫌なことがあっても目をそむけないで見つめるようにしている」），(3)効果的な対人コミュニケーション（「自分の意見を主張するよりも，影響力のある人の意見に合わせてしまう」），(4)中核的マインドフルネス（「自分が今どのような感情なのかを冷静に観察できる」），という4因子が抽出されました。DBT版マインドフルネス尺度の項目は，必ずしもマインドフルネスの「今ここ」の体験をありのままに見つめる態度とは呼応するものではありませんが，これはDBTが理論的基盤になっていることを考えると納得できます。4因子のあいだには低度から中程度の相関関係（r=.16〜.37）が見られました。ただ，日本初のDBT版マインドフルネス尺度には検証的因子分析をはじめ，臨床場面における妥当性の検討などさまざまな課題が残されており，今後の研究が切望されます。

● ピュア・マインドフルネスの有効性

　心身医学や心理学の文献を渉猟すると、これらの尺度によってマインドフルネスの有効性を測定した研究が数多く見受けられます。最近の傾向としては、マインドフルネスのみを研究対象とするのではなく、それを導入した臨床アプローチ（MBSR, ACT, DBT, MBCT など）を対象とした研究が増えつつあります。これら第三世代の行動療法におけるマインドフルネスの役割と効果については、本書第7章で論じるので、以下、**ピュア・マインドフルネスの有効性**を検証することにします。

　ライキンズとベア（Lykins & Baer, 2009）は、182名のマインドフルネス実践者（平均経験年数＝7.6年）と78名の非実践者を対象にFFMQ（5因子マインドフルネス質問表）を実施し、その結果を報告しました。これによると、2つのグループには5つの際立った違いが見られます。(1) 自己観察（.95）、(2) 出来事に対する落ち着き [▶9]（.63）、(3) 内省（.77）、(4) 思考抑圧（.73）、そして (5) 情動調整困難（.69）です。括弧内の数値は効果量（effect size）を表わし、いずれも中程度（>.5）から高度（>.8）の数値を示します（Cohen, 1992）。最後の2項目、(4) 思考抑圧と (5) 情動調整困難は逆項目で、マインドフルネスの経験が豊かなほどこれらの数値は減少します。マインドフルネスの実践により、ものごとや思考をオープンかつありのままに見つめ、すぐに動揺したりせず感情処理が上手にできるようになる、と結論づけてよいでしょう。2つのグループには性別や年齢、教育レベルには統計的な有意差が見られないことから、これはマインドフルネスの有効性と考えられます。唯一FFMQの総合スコアが、マインドフルネス実践者＝154.2、非実践者＝138.9となっており、この差は $p<.001$ で有意でした。

　上記の研究は長期間の実践者を対象としたものですが、ピュア・マインドフルネスの有効性は集中訓練によっても生じます。チェンバーズたち（Chambers, Gullone & Allen, 2009）は20名のマインドフルネス未経験者に対して10日間の研修を行ない、それをウェイティングリストの20名と比較しました。研修中は「時間厳守、不必要な私語や余興を慎み、規律を守ることが強調された」（p.307）という厳格な条件下で、参加者は合計110時間のマインドフルネ

ス訓練を受けました。10日間，連日11時間のマインドフルネス訓練はなかなかハードです。マインドフルネスの測定にはMAAS（マインドフル・アテンション注意尺度）が利用され，これ以外にも不安，うつ，プラス・マイナス思考，反芻思考などの臨床尺度，さらには注意と集中力を検査する目的でウェクスラー式知能検査（The Wechsler Adult Intelligence Scale, 3rd Edition : WAIS-III）の逆唱テストが利用されました。データ収集は研修の開始直前，および研修が終了した1週間から10日後の計2回で，研修前と終了後のデータを比較すると，実験グループ（マインドフルネス）は対照グループ（ウェイティングリスト）に比べて，うつスコアの著しい降下とマイナス感情の低下が見られました［▶10］。また不安感の緩和も見られ，WAIS-III逆唱テストのスコアは上昇しました。このデータから，マイナス感情の抑制による情動調整および注意集中力の亢進が，ピュア・マインドフルネスの特徴であると解釈できます。面白いのは，それぞれのグループに見られたMAASスコアの変化です。研修前の測定ではマインドフルネス・グループが54.3，ウェイティングリスト・グループが63.2と，対照グループの数値が実験グループを上回っていたのですが，終了後にはそれぞれ63.2と61.5と逆転しました。マインドフルネス・グループのFFMQスコア増加（9.1ポイント）は研修によるスキル向上によるものと考えられます。他方，ウェイティングリスト・グループの安定したFFMQスコアは，少なくともこの研究に関する限り，マインドフルネスの安定性（dispositional mindfulness）を示すものと考えられそうですが，これはあくまでも臆測にすぎません。

　ピュア・マインドフルネスによる注意力の増加は集中研修だけでなく，極めて短期間の訓練でも向上するという実験結果も発表されています（Zeidan, Johnson, Diamond et al., 2010）。この研究では36名の大学生が無作為に実験グループ（マインドフルネス訓練）と対照グループ（オーディオブック試聴）とに振り分けられ，毎日20分のマインドフルネス訓練が4日間行なわれました。たったこれだけの訓練でしたが，実験グループの「注意の持続と情報処理の効率」（p.602）が対照グループに比べて有意に向上しました［▶11］。しかしながら先のチェンバーズたちの研究とは違い，WAIS-IIIの順唱スコアと逆唱スコアや，うつを示すスコアにはマインドフルネス独特の変化が見られませんでした。マインドフルネス測定にはFMIが選ばれ，実験グループの数値は対照グ

ループよりも大幅に上昇しています（6.6 vs. 1.3, p.<.02）。残念ながら，研究の参加者数が18名と少ないので，これから一般論を導くことには慎重を期さねばなりませんが，マインドフルネス実践ではまず注意集中力に影響が生じ，情動調整にはより長い時間を要するようです。こうした比較的短時間のマインドフルネス訓練がもたらす注意力や情動調整の変化は，神経可塑性の影響によるものと考えられ，これはニューロサイエンス研究（Farb, Segal, Mayberg et al., 2007 ; Tang, Ma, Fan et al., 2009）でも8週間のマインドフルネス訓練で脳部位（主に前頭前野皮質，ACC）に違いが現われることから確認されています（本書第5章参照）。こうしたピュア・マインドフルネスによる情動調整の変化に必要な時間の特定は，今後の研究が期待されるテーマのひとつです。

　注意力の次に，ピュア・マインドフルネスによる情動調整の有効性について見てみましょう。これにはブラウンとライアン（Brown & Ryan, 2003）によるMAASを用いた5つの実験結果が参考になります。これによると，ピュア・マインドフルネスによる情動調整は，(1) 情緒の動揺低下（reduction in emotional disturbance），(2) 情緒／主観的自己充足感（emotional-subjective well-being），(3) 幸福自己充足感（eudaimonic well-being），(4) 身体的自己充足感（physical well-being），そして (5) 神経症的傾向［▶12］の低下（reduction in neuroticism）に深く関与します。(1) 情緒問題の低減と (2) 情緒／主観的自己充足感とは，不安，うつ，不快感，否定的感情などに悩まされない状態，(3) 幸福感と (4) 身体的自己充足感とはバイタリティと健康感を意味しますから，要するに心身のベストコンディションです。つまり心身ともに好調な状態です。こうした心身の健全感はマインドフルネス実践者の性格特性にも反映され，不安，敵意，自意識過剰，脆弱性といったマイナス要素が低下し，逆にプラス要素の自尊心と楽観性が高まると，ブラウンとライアンは述べます。「（ピュア・マインドフルネスによる情動調整は）自己制御（self-regulation）による結果と考えられ，実践者の感情および認知レベルの精神的健康状態を表わすだけでなく，それを予測する」（Brown & Ryan, p.843）。言い換えると，ピュア・マインドフルネスによる情動調整ではまずマイナス感情の減少とプラス感情の増加が起こり，これに身体の健康，さらに性格の向上が続くのです。性格特性の変化については，実践者が冷静さや落ち着きといった性格特性がマインドフルネスの経験年数とともに重要となることが判明しています（Koopmann-

Holm, Sze, Ochs & Tsai, 2013）。こうしたマインドフルネスのもたらす情動調整と性格特性の安定化は，第三世代の行動療法の重要な目標です。

　ピュア・マインドフルネスによる情動調整のメカニズムについては，ヒルとアップデグラフ（Hill & Updegraff, 2011）が感情操作を基盤とする仮説を提唱しました。彼らはFFMQによる研究から，マインドフルネスの要因である「内的体験に対する落ち着き」に注目しています。感情や思考，身体感覚について過敏になってうろたえたり，「一喜一憂しない」態度（本章註3参照）がマインドフルネスによって養われると，幅広い感情の識別（emotion differentiation）が可能となり，マイナス感情を避けず直視できるようになる。その結果，感情の明敏な分析と洞察が生じて情動調整が起こる，という見解です（p.87）。ヒルとアップデグラフはこのモデルを，パス解析を用いて統計的に実証しました。この仮説が果たして神経生理学の知見とどう整合するのかは今のところ不明ですが，行動科学の観点からはマインドフルネスがボトムアップ機制と関わることを示しており，前章で紹介したヘルツェルたち（Hölzel, Lazar, Gard et al., 2011）のニューロサイエンス見解と対立します［▶13］。

　ピュア・マインドフルネスの有効性に関する議論の締めくくりとして，対人関係への影響について一言述べておきましょう。マインドフルネスによって情動調整が進み，冷静で落ち着いた性格が形成されるにつれ，他人に対する態度や接し方が変化します。これまでの研究によると，ピュア・マインドフルネスの実践は向社会性反応（prosocial response）の増加につながります（Dekeyser, Raes, Leijssen et al., 2008 ; Goleman, 2003）。ケミニーたち（Kemeny, Foltz, Cavanagh et al., 2012）は，マインドフルネスの集中訓練を8週間受けた82名の学校教員の調査から，ピュア・マインドフルネスは他人の感情を察知する能力を高めるだけでなく，対人ストレス耐性を高めることを確認しました。さらに，悩みを抱える人物に遭遇すると，嫌悪感よりも思いやり（compassion）が生じ，「マインドフルネスを用いた介入によって向社会性の活発化と，破壊的な情動反応の抑止が可能となる」（p.347）と結論づけています。こうした特徴は夫婦関係の質（Kemeny, Foltz, Cavanagh et al., 2012）や，セラピストや医師の共感能力亢進（Beitel, Ferrer & Cecero, 2005 ; Morgan & Morgan, 2005 ; Shapiro, Schwartz & Bonner, 1998）にもつながることを示唆します。他人への思いやりの増進は訓練終了後5カ月の時点でも維持されていました。

以上，行動科学の見地から，統計的に信用のおける尺度を用いて測定したピュア・マインドフルネスの有効性について考察しました。これらを要約すると，ピュア・マインドフルネスの実践は自己が知覚した周囲の出来事や心身反応に対する気づきと集中力を高め，それらを客観的かつ冷静に眺めることを可能にする。その結果，巧みな情動，特にマイナス感情の調整ができるようになり，楽観性や自尊心，および他人に対する思いやりが培われる，と言えます。

●───メタ分析から見たマインドフルネスの効果

　有効性は単なる「効き目」の記述であり，それが実証されると「効果（エビデンス）」になると述べたので，次にピュア・マインドフルネスの効果に関するエビデンスを見ることにしましょう。クリステラー（Kristeller, 2007）がまとめた2006年度までに発表された26編の研究論文の成果を見ると［▶14］，これによると，ランダム化されたものは11編（42%）で，プラセボグループについての記述は見あたりません。彼女は結論として，「マインドフルネスの系統的な検証は始まったばかりである。（中略）ランダム配置を用いた研究のサンプルは小さく，（中略）他のアプローチとの比較は見つからない」（p.399）と評する一方，過去のMBSRのメタ分析結果（Grossman, Niemann, Schmidt & Walach, 2004）からマインドフルネスの効果量は「約0.5」（筆者註：効果量のタイプは不明）（p.399），エビデンスレベルについては「おそらく効果あり（probably efficacious）」（カテゴリー1），または「効果の可能性あり（possibly efficacious）」（カテゴリー2）と述べています（pp.400-401）［▶15］。

　それから10年余り，現在の状況は大きく変わりました。年間100編以上のマインドフルネスに関する学術論文が発表され，しかもマインドフルネスはMBSR，DBT，ACTなどでも適用されます。そこで本章では，最新のメタ分析の結果から，ピュア・マインドフルネスの効果を吟味することにします。

　幸運なことに本書の執筆中，「瞑想の心理的効果に関するメタ分析」と題された研究論文がセドルマイアーたちによって発表されました（Sedlmeier, Eberth, Schwarz et al., 2012）。33ページにわたる詳細な論文で，分析された総計163編の瞑想論文のうちマインドフルネスを扱ったもの［▶16］は52編あり，加重平

均効果量値（r）は.26でした。中程度の効果量がr=.3とされる基準に照らし合わせると（Cohen, 1992）、これはやや低めの効果です。加重効果量にはばらつきがあり、最も低いものは神経症傾向欠如のr=.13、高いものはマイナス性格要素変化のr=.40でした。先のブラウンとライアン（Brown & Ryan, 2003）による情動調整の結果と比較すると、ピュア・マインドフルネスによる性格変化については合致しますが、神経症傾向の欠如とはやや食い違います。興味深いのは、「その他の瞑想」と超越瞑想（TM）カテゴリーの神経症傾向に対する効果量がそれぞれr=.27, r=.41となっていることで、マインドフルネスよりも強い効果が見られました。

　神経症傾向とピュア・マインドフルネスとの関係は臨床家の興味を引くテーマなので、少し詳しく論究しておきましょう。このテーマについては、ギラック（Giluk, 2009）がマインドフルネスと性格特性5因子モデル（the Five Factor Model : FFM）（McCrae & Costa, 1987）との関連を検証した29編の論文のメタ分析を行ない、その結果を報告しています。性格特性5因子モデルの詳細は、創始者マクレィとコスタ（McCrae & Costa, 1987）の論文をはじめ、他のテキスト（村上・村上, 2008 ; Nettle, 2009）に譲りますが、「神経症傾向（neuroticism）」「外向性（extroversion）」「開放性（openness to experience）」「調和性（agreeableness）」「勤勉性（conscientiousness）」の5因子から構成される性格測定尺度で、パーソナリティ研究や測定の手段として世界中で広く用いられています。ギラックのメタ分析結果では、マインドフルネス実践と最も相関値が高かったのは低神経症傾向（ρ=-.58）と勤勉性（ρ=.44）となっており、ブラウンとライアンの結論を支持するものでした。

　そもそも神経症傾向とはどのような傾向でしょうか。マクレィとコスタ（Costa & McCrae, 1987, p.301）は「不安、敵意、うつ、自意識過剰、衝動性、および脆弱性からなり、この傾向の高い人物は恐怖心、怒り、悲しみ、羞恥心に駆られやすく、衝動や欲求の抑制を欠き、ストレスに対する適切な対応ができない」と、神経症傾向についての具体的な性格特性と行動志向を記しています。この記述から神経症傾向と性格要素とは密接につながる概念であり、両者を切り離して測定することは困難なことが窺えます。ピュア・マインドフルネスが神経症傾向に奏功するというのは、言い換えると、マイナスの性格傾向と行動パターンが共に変化し、これによって心理的葛藤が少なく、精神的に安定した

人物になることを意味します。ブラウンとライアン，ギラックのデータは，マインドフルネスがこうした変化を促進させるのに役立つことを示しますが，セドルマイアーたちの分析結果はマインドフルネスの効果が最小限にとどまると結論づけるものです。果たしてどちらの見解が正しいのかは，これを精査するESTとメタ分析によっていずれ明らかにされるでしょう。

　さてセドルマイアーたちのメタ分析結果に再び目を向けると，マイナス性格要素以外に中程度の効果量が見られたのは，(1) ストレス低減 (r=.35)，(2) 受容性気づき (r=.34)，(3) 不安状態緩和 (r=.32)，(4) 集中力向上 (r=.32)，(5) 自己概念変化 (r=.30)，そして (6) 知覚亢進 (r=.30)，という6項目でした。これらはおおむねマインドフルネスの有効性に一致しますが，うつへの効果の記載がなく，情動調整の平均効果量は r=.17 と期待外れに低い数値となっています。先の神経症傾向の場合と同じで，ここでもブラウンとライアンの結果との齟齬が見られます。マインドフルネスが情動調整の手段として第三世代の行動療法に導入されている現状を考慮すると，これは看過できない結果であり，今後の臨床研究が必要です [▶17]。

　メタ分析が浮き彫りにしたもう1つの事実は，マインドフルネスの実践年数と効果の関係です。マインドフルネスを含めた瞑想の**スキルは訓練によって上達しますが**，それに伴う**効果は一直線には増加しません**。セドルマイアーたち (Sedlmeier, Eberth, Schwarz, 2012, p.1160) によると，「熟練者の場合，最初の10年間は漸進的に効果が累積し，特に4年目に著しいが，それ以降は再び低下する」傾向が見られます。これは初心者の場合も同様で，「最初の1カ月間は効果が上がり，それ以降は下がる」ことが確認されました。マインドフルネスの効果はいわば逆放物線を示し，初期に上昇し，その後は下降するのです。これが果たしてマインドフルネスをはじめとする瞑想効果が時間とともにいずれ消失することを示唆するものかどうかは，将来の研究を待たねばなりません。さらに瞑想効果は実践の総合時間数よりも直近の時間数と相関することが知られており (Chan & Woollacott, 2007)，訓練による神経可塑性を考えると，これは複雑な問題です。今後のマインドフルネス理解に欠かすことのできない研究課題です。

　以上，最新のメタ分析からピュア・マインドフルネスに関連する知見を紹介しました。セドルマイアーたち (Sedlmeier, Eberth, Schwarz, 2012, p.1157) の

結論は,「マインドフルネス瞑想は,マイナスの性格要因とストレスを低下させ,集中力とマインドフルネスを向上させる比較的強い効果をもつことが判明した」となっています。「マイナスの性格要因とストレスを低下させる」という表現は,神経症傾向の「緩和」とみなすことができますが,彼らは情動調整の効果については言及していません。これは,メタ分析結果に基づいた極めて妥当な主張です。

● ── まとめ

　行動科学の観点から見たマインドフルネス研究は数種類の測定尺度の作成と開発につながり,それらによってマインドフルネスの特徴が測定されることになりました。2000年以降に公表された学術論文の結果を概括すると,「マインドフルネスは集中力を高め,自己の周囲に生じる出来事を落ち着いて観察することを可能にする。同時に自己の体験する感情や思考,身体感覚をうろたえずに見つめる能力も養成し,性格の向上にもつながると思われる」と要約できます。しかしながらこうした効果が長期にわたって維持されるのか,また情動調整の手段として臨床効果をもつのか,さらにピュア・マインドフルネスの実践と臨床マインドフルネスの影響は同じ効果をもつのか,といったことについては,研究結果の齟齬やデータの欠如から,現在のところ完全には明らかになっていません。本章ではマインドフルネスの有効性と効果について全体像を考察したので,次章では第三世代の行動療法などのアプローチに組み込まれた臨床マインドフルネスについて論じることにします。

註
1 ── 医学分野におけるエビデンス検定については,英国オックスフォード大学のエビデンスベース・センターが5段階評定から構成される詳細な指標を公表しています (http://www.cebm.net/index.aspx?o=1025)。チャンブレスとオレンディック (Chambless & Ollendick, 2001) のモデルの応用としては,筆者が行なった催眠療法の検証などが参考になります (高石・大谷, 2012)。
2 ── 精神分析には臨床的効果がないと酷評したことで有名な英国の心理学者アイゼン

クはメタ分析を嫌い，ここでも「ゴミを入れればゴミが出る（garbage in, garbage out）」（無益な素材からは無益なデータしか得られない）と毒舌を振るいました（Eysenck, 1978）。

3── 英語のフレーズにある"Nonreactivity"には「無反応」という訳語が一般に充てられますが，マインドフルネスの文脈では「身の周りに起こる出来事に対して過敏になったり一喜一憂したりしない」ひいては「胆の据わった」「腹の太い」といったニュアンスを含む表現が適当です。そのため，ここでは「落ち着き」と訳しました。禅の「平常心」に相当すると考えてよいでしょう（本書第5章参照）。

4── MAASの英語版は http://www.ppc.sas.upenn.edu/mindfulnessscale.pdf から閲覧することができます（2013年1月12日現在）。

5──"well-being"の日本訳は定着しておらず，英語のままローマ字で引用されたり，片仮名で「ウェルビーイング」と記述されることが多いようです。本来の意味は"a contented state of being happy and healthy and prosperous"（WordNet 3.0, Farlex clipart collection. Princeton University）で，「幸福・健康・好調による満足した状態」ということです。そのため「生活充足感」と訳しました。

6── 逆スコアが用いられる5項目（3，7，10，11，14）を肯定的に表現し，それらを逆スコア項目と組み合わせ10項目にしてマインドフルネス体験を測定すると，オリジナルのMAASよりも統計的に精度の高い測定結果が出ることが報告されました（Höfling, Moosbrugger, Schermelleh-Engell et al., 2011）。統計観点からは興味深いことですが，5項目の逆表現を加えた1項目の尺度では表面的妥当性（face validity）の低下が懸念され，実用化はされていません。

7── 検証的因子分析の用語でいうと，3項目からなる4因子は一次因子（the first-order factors），これらからさらに抽出された「マインドフルネス因子」は二次因子（the second-order factor）です。

8── 自己報告によるマインドフルネス測定では「気づき」と「受容」が主軸となることについては，ブラウンとライアン（Brown & Ryan, 2004）も同じ結論を述べています。

9── 原著では"Nonreact"という用語が用いられています。Nonreactivityについては本章註3を参照してください。

10── うつとマイナス感情の測定には，ベック抑うつ尺度（The Beck Depression Inventory：BDI）とプラス・マイナス情動尺度（Positive and Negative Affect Scale：PANAS）が用いられました。

11── マインドフルネス訓練は集中能力だけでなく，知覚判別に関わる認知能力にも影響を及ぼすことが知られています。マクリーンたち（MacLean, Ferrer, Aichele et al., 2010）は60名の被験者を無作為にマインドフルネス訓練グループとウェイティングリスト対照グループとに分け，それぞれ5日間の集中研修を2度施し，これによりマインドフルネスによって識別能力と知覚の繊細性が向上することを実証しました。

12── 神経症的傾向は性格特性5因子モデル（McCrae & Costa, 1987）で測定されました。

13── ボトムアップ機制とは感覚皮質による内的経験が認知機能に変化を与えるメカニズ

ムで，前章で紹介したヘルツェルたちのトップダウン機制と逆のメカニズムです。マインドフルネスが果たしてトップダウン機制によるものか，もしくはボトムアップ機制によるものか，についての論議は本章第5章註4を参照してください。

14——クリステラーのリストは，マインドフルネスのみを用いたケースとMBSRやDBTなどの認知療法を区別していません。MBSRとDBT各々のエビデンスについては次章で改めて検証します。

15——クリステラーは本章で紹介したチャンブレスとオレンディックのシステムではなく，バイオフィードバック分野で用いられる5段階のエビデンス検定法を用いています。この方法論はラ・ヴァックたち（La Vaque, Hammond, Trudeau et al., 2002）の論文に記述されています。これに示された基準をもとに，クリステラーの結論をそれぞれカテゴリー1とカテゴリー2としました。

16——マインドフルネス以外の瞑想でメタ分析の対象とされたものは超越瞑想（63編）とその他の瞑想（48編）です。

17——セドルマイアーは別論文で「ピュア・マインドフルネス」と，MBSRなどの第三世代の行動療法で応用されるマインドフルネスの効果は同一ではないと述べ，「MBSR（のマインドフルネス）は心理的健康の促進に最も顕著な効果を及ぼすのに対し，ピュア・マインドフルネスは気づきの概念と関わる要因に最も明瞭な効果が現われる」（Eberth & Sedlmeier, 2012, p.174）と論じています。その根拠として，（1）MBSR（およびそれに準じるDBT，MBCTなど）ではマインドフルネスと同時にその他の介入（たとえば，心理教育など）やクライアントの期待といった要素が加わる，さらに（2）MBSRとピュア・マインドフルネスでは実践者の体験レベルが異なり，臨床手段としてのマインドフルネスは未熟者に適用されるので効果が目立ちやすい，という2点を指摘しています。これに対し，Dobkin & Zhao（2011）の研究では，MBSRの構成要素のなかでマインドフルネス要素の効果が最も顕著でした。同様の研究結果は，Nyklíček & Kuijpers（2008）によっても報じられています。

7 マインドフルネスと認知行動療法
第三世代の行動療法の諸相

　前章までで、マインドフルネスの神経生理、その測定と効果に関する行動科学的考察を終えたので、本章では臨床マインドフルネス（マインドフルネスセラピー）について検証することにしましょう。すでに本書第1章で述べたように、マインドフルネスは単に気づきを高める瞑想の手段としてだけでなく、近年になって「第三世代」もしくは「新世代」と呼ばれる認知行動療法に取り入れられました。ピュア・マインドフルネスがストレス低減、情動調整、不安緩和、集中力向上に効果のあることはすでにエビデンスとして認められていますが、最近人気を博している第三世代の行動療法のアプローチのなかで、マインドフルネスは一体どのように位置づけられているのでしょうか。このテーマを論じるにあたり、まずマインドフルネスと心理療法との関わりの歴史を振り返ることから始めます。

● ── 臨床手段としての瞑想とマインドフルネス

　マインドフルネスの源流である瞑想は古くから臨床に応用されてきました。京都大学名誉教授の佐藤幸治は『禅的療法・内観法』（佐藤，1972）のなかで内観法（吉本，2007）をはじめ、白隠禅師の「夜舟閑話」（本書第3章註1参照）、静座療法、息心調和法などは、瞑想から発生した日本発祥の心理療法であると位置づけています。近年では精神科医の安藤治がトランスパーソナル心理学の立場から『瞑想の精神医学』（安藤，1993）を執筆し、次いで、『心理療

法としての仏教』（安藤，2003）と題された著書を上梓しました。安藤はこのなかでマインドフルネスを「最近のアメリカで（中略）心理療法として導入され〔た〕もののうちで最も代表的なもの」（p.123）と述べています。

●───マインドフルネスと認知療法

　一方，米国では，瞑想の臨床応用は禅と精神分析との出会いから始まりました。精神分析家のユングが東洋思想や仏教に興味をもっていたことは周知の通りですが［▶1］，東洋の瞑想と西洋の精神分析との対話が初めて実を結んだのは，禅仏教学者の鈴木大拙師，エーリッヒ・フロム，リチャード・デマルティーノによる共著『禅と精神分析』（フロム，鈴木，デマルティーノ，1960）の出版でした。これを皮切りに，アンソニー・モリーノ（Molino, 1999）の *The Couch and the Tree : Dialogues in Psychoanalysis and Buddhism*，ロバート・ローゼンバウム（Rosenbaum, 1998）の *Zen and the Heart of Psychotherapy*，ヤング＝アイゼンドラスとムラモト（Young-Eisendrath & Muramoto, 2002）の *Awakening and Insight : Zen Buddhism and Psychotherapy*，ジェレミー・サフラン（Safran, 1995）による *Psychoanalysis and Buddhism : An Unfolding Dialogue* といった学術書が順々と刊行され，精神分析学の枠組みから見た仏教瞑想，および仏教瞑想から捉えた精神分析学の無意識についての活発な論議が交わされました。こうした精神分析学者と仏教家の精力的な交流によって両者に歩みよりが見られ，ついには日本の禅寺で自ら座禅を組み，禅瞑想が脳に及ぼす影響や見性体験をニューロサイエンスの観点から追求した神経生理学者ジェームス・オースティンによる一連の労作も現われました（Austin, 1999, 2006, 2011）。現代における瞑想の臨床価値と応用はこのような経緯を経て次第に欧米に拡がり，認められていったのです。

　時を同じくして，米国ではヴィパッサナー瞑想の普及，サトルボディへの関心，そしてマインド・アンド・ライフ・インスティテュート創設といった時代の波が次々と押し寄せ，禅思想との合流を果たします（本書第2章参照）。この結果，仏教瞑想への関心は精神分析に限らず，マインドフルネスとして社会全般に普及しはじめました。この動向はもちろん臨床領域にも波及し，医学や

臨床心理学分野にマインドフルネスを取り入れようとする試みがなされます。しかしテーラワーダ仏教の四念処瞑想や長時間にわたる非思量や公案による本格的な禅瞑想は一部の例外を除いて受け入れられず，気づき（awareness），「今ここ」の体験（即時性），あるがままの受け容れ（受容）の三原則を主軸とする斬新な瞑想モデルが考案されました。これが本書第4章で紹介した臨床マインドフルネスとなったのです。この体系化を試み，その臨床的エビデンスをMBSRとして初めて立証したのがカバットジンでした（Kabat-Zinn, 1982）。この時点で第三世代の行動療法が確立されました。

MBSRの成功を第一歩に，臨床マインドフルネスを主要コンポーネントとするMBCT，DBT，ACT，メタ認知療法といったアプローチが次々と現われはじめました（Hayes, Villatte, Levin & Hildebrandt, 2011）。紙幅の制限から，第三世代のアプローチの理論と技法については数々の専門書や，熊野（2012）などの概説書に譲りますが，こうしたアプローチのなかでマインドフルネスがどのように位置づけられ，応用されているのかについて，以下検討を試みます。

●──第三世代の行動療法におけるマインドフルネス

❖MBSR（マインドフルネスストレス低減法）[▶2]

臨床マインドフルネスを確立させたMBSR[▶3]は，行動医学（日本の心療内科に相当します）領域で扱われる慢性疼痛やストレス反応障害などへの対処法として始まりました（Kabat-Zinn, 1982）。MBSRの創始者カバットジンのルーツは分子生物学ですが，彼は仏教瞑想に造詣が深く，韓国禅の崇山（Seung Sahn）老師の下で瞑想修業を積んでいます。彼はこの経験を活かして，1979年，マサチューセッツ大学医学部に「ストレス低減・リラクセーションプログラム（the Stress Reduction & Relaxation Program : SR & RP）」と呼ばれるプログラムを始め，これが後に改名されてMBSRになりました[▶4]。MBSRはもともと「慢性の痛みと共存する**方法**（the *how* of living with chronic pain）」（Kabat-Zinn, 1982, p.34［強調原文］）を目的としており，注意のコントロールとそれによるセルフマネジメントを強調したものである，とカバットジンは述べています。また，マインドフルネスを疼痛のマネジメント手段に選ん

だ理由としては,「自分自身の瞑想体験,および瞑想中に起こる痛みを扱う方法を記した仏教瞑想の文献」(p.34)から影響を受けたと述懐し,ジャック・コーンフィールドの著作を参考文献に挙げています(本書第3章参照)。カバットジン個人の瞑想体験と仏教の英知からMBSRは生まれたのです［▶5］。

　MBSRでは,マインドフルネスによる「今ここ」の気づきの促進,自分自身を取り巻く現実と感情の受け容れ(受容),マインドフルネスを活用したコミュニケーション,そして心身のストレス反応や疼痛やその他の障害への対処が強調されます(Milton & Ma, 2011)。MBSRは原則としてグループ形式で実施され,参加者は毎週1回,計8週間,各2時間から2時間半のセッションに参加し,6週間目の週末には6時間のミーティングも行なわれ,合計26時間を要します。プログラムはストレスとそのコーピングについてのディスカッションから始まり,マインドフルネスの技法(ボディスキャン,仰臥姿勢での閉眼マインドフルネス,座位で呼吸に注意を向けるマインドフルネス,簡単なヨーガポーズなど)による気づきの原理を学習した後,グループスーパーバイザーの下でこれを毎週実践します［▶6］(Baer, 2003 ; Irving, Dobkin & Park, 2009)。こうした練習以外にも,参加者は自宅で週6日,毎日最低45分間のマインドフルネスのホームワークが課されます。指導者の吹き込んだテープやMP3を利用した練習から始め,慣れるにしたがって日常場面でのマインドフルネス実践へと進んでゆきます。MBSRは時間集約型(time intensive),つまりマインドフルネスの練習の継続とプログラムへの強いコミットメントが要求されるアプローチであり(Kabat-Zinn, 2003),時間に制約のあるクライアント(例重病患者,人工透析利用者など)や,クライアントの家族(例慢性疾患の子どもをもつ親)には不向きであることが問題点として指摘されました(Carmody & Baer, 2009)。こうした人たちにこそストレス・マネジメントが必要とされることを考えると,プログラム時間の短縮とそれによる成果の実証は今後のMBSRの発展にとって大きな課題です［▶7］。

　カバットジン自身が行なったMBSRの研究成果は本章註3に記しましたが,本書第1章でも記したように,ここ数年おびただしい数のESTおよびメタ分析によるエビデンス研究が発表され,この傾向はこれからも続くものと思われます［▶8］。MBSRのメタ分析結果を見る前に,MBSRが適用された臨床領域をいくつか選別して紹介しておきましょう。

●ストレス
癌患者のストレス（Mackenzie, Carlson, Munoz & Speca, 2007），医学生のストレス（Rosenzweig, Reibel, Greeson et al., 2003），臨床心理学大学院生のストレス（Shapiro, Brown & Biegel, 2007）

●不安障害
社会不安障害（Goldin & Gross, 2010），全般性不安障害（Koszycki, Benger, Shlik & Bradwejn, 2007），パニック障害・社会不安障害・全般性不安障害（Vøllestad, Sivertsen & Nielsen, 2011）

●ASD/PTSD
幼児期性虐待（Kimbrough, Magyari, Langenberg et al., 2010），消防士トラウマ（Smith, Ortiz, Steffen et al., 2011）

●癌
乳癌（Lengacher, Johnson-Mallard, Post-White et al., 2009 ; Witek-Janusek, Albuquerque, Chroniak et al., 2008），前立腺・乳癌（Carlson, Speca, Faris & Patel, 2007）

●繊維筋痛症／リウマチ
繊維筋痛症（Grossman, Tiefenthaler-Gilmer, Raysz & Kesper, 2007 ; Schmidt, Grossman, Schwarzer et al., 2011），リウマチ（Pradhan, Baumgarten, Langenberg et al., 2007）

●心身症
敏感性腸症候群（Zernicke, Campbell, Blustein et al., 2012），睡眠障害（Cincotta, Gehrman, Gooneratne & Baime, 2010 ; Gross, Kreitzer, Reilly-Spong et al., 2010）

●免疫機能／HIV/AIDS
免疫機能（Fang, Reibel, Longacre et al., 2010），HIV/AIDS（Creswell, Myers, Cole & Irwin, 2009 ; Gayner, Esplen, DeRoche et al., 2012 ; Zeichner, Kibler & Zeichner, 2013）

●疼痛
慢性疼痛一般（Rosenzweig, Greeson, Reibel et al., 2010），慢性腰痛（Morone, Greco & Weiner, 2008）

●抑うつ／うつ予防

外来癌患者（Carlson & Garland, 2005 ; Hoffman, Ersser, Hopkinson et al., 2012），妊婦（Vieten & Astin, 2008），うつ予防（Labelle, Campbell & Carlson, 2010 ; Ramel, Goldin, Carmona & McQuaid, 2004 ; Young, 2011）

●気分障害

双極性障害（Perich, Manicavasagar, Mitchell & Ball, 2012）

●小児心理障害

Biegel, Brown, Shapiro, Shaun & Schubert（2009）

●医療疾患

2型糖尿病（Rosenzweig, Reibel, Greeson et al.（2007）

●緩和ケア

Ando, Morita, Akechi et al.（2009）

●臓器移植

Gross, Kreitzer, Russas et al.（2004）

　このリストからMBSRは，(1) さまざまな状況や障害に伴うストレスの低減とコーピング，(2) 心理障害や疼痛を含む心身症分野，そして (3) 特に治療困難とされる疾病やコンディション，という3分野においておおむね適用されていることがわかります。(1) はMBSRの主要目標であり，(2) と (3) は共にボディ・アプローチとして行動医学や心身医学分野へのマインドフルネスの応用です。MBSRは癌患者の免疫機能向上やHIV/AIDS患者といった精神神経免疫学（psychoneuroimmunology : PNI）領域にも適用されていることがわかります。

　心理障害領域における研究動向では，癌（特に乳癌）治療に伴う抑うつ予防の適用例が多いのに対し，気分障害への**治療**応用の報告はほとんど見当たりません。もちろん皆無ではありませんが（Morgan, 2005），うつ治療には第三世代の行動療法のMBCTやメタ認知療法の適用が目立ちます（Segal, Williams & Teasdale, 2012 ; Wells, 2009）。なかでもメタ認知療法のアプローチでは，マインドフルネスだけではなく，「従来の認知行動療法テクニックを活用し，うつの再発原因となりやすい気分に関わる反応のコントロール」が積極的に行なわれます（Corcoran, Farb, Anderson & Segal, 2010, p.342）。一方，ピュア・マイ

ンドフルネスに近いMBSRではこうした積極的な介入は行なわれず、あくまでも感情や身体反応に対する「ありのままの観察」を主とします。こうしたことから、うつへのアプローチにはマインドフルネスに認知的な技法を加えたメタ認知療法のようなアプローチが必要になると考えられます。

MBSRのメタ分析結果はどのようなものでしょうか。2000年以降、これまでに4編のメタ分析（Bohlmeijer, Prenger, Taal & Cuijpers, 2010 ; Chiesa & Serretti, 2009 ; Grossman, Niemann, Schmidt & Walach, 2004 ; Hofmann, Sawyer, Witt & Oh, 2010）が公表されました。これらの結果は次のようにまとめられます（表❶）。

研究対象	分析論文数	効果量 [▶9]
ストレス低減	9	$d=0.74$ [1]
うつ	6	$g=0.26$ [2]
	19	$g=0.49$ [3]
不安	4	$g=0.47$ [2]
	20	$g=0.55$ [3]
心的苦痛	3	$g=0.32$ [2]
精神的健康	10	$d=0.54$ [4]
身体的健康	5	$d=0.53$ [4]

註——（1）Chiesa & Serretti, 2009 ;（2）Bohlmeijer et al., 2010 ;（3）Hofmann et al., 2010 ;（4）Grossman et al., 2009

表❶——メタ分析効果量から見たMBSRのエビデンス

効果量の値から、MBSRはストレス低減に最も大きな効果（$d=0.74$）を示します。名は体を表わすといいますが、MBSRについてはまさに的を射た言葉です。不安と身体健康については中程度の効果量（不安 $g=0.47$〜0.55、身体健康 $d=0.53$）が見られ、同様の効果はメンタルヘルス、すなわち「心理的自己充足感（psychological well-being）、うつや不安、睡眠、生活の質（quality of life : QOL）に関わる心理要素、痛みの感知といった要因によって構成される概念」（Grossman, Niemann, Schmidt & Walach, 2009, p.37）にも当てはまります。しかしながら、前述したうつに関しては効果量に開きがあり（$g=0.26$（低度），$g=0.49$（中程度））、うつがもたらす心的苦痛に対するMBSRの効果も $g=0.32$ とやや小さめです。効果量の低い数値が果たしてうつのタイプと違いによるものなのか、メタ分析にありがちな研究対象に選ばれた論文数が少ないことによるサンプルバイアスによるものなのかは不明です。いずれにせよ、うつに対するMBSR効果は、今後のエビデンス検証が焦点を当てるべき重要なテーマのひとつです。

❖MBCT（マインドフルネス認知療法）

　臨床マインドフルネスにおいてMBSRの双璧とされるMBCTは，情報処理理論を土台にしています。この理論によると，我々の感情や認知は認知相互サブシステム（Interactive Cognitive Subsystem : ICS）と呼ばれる機能によって運営維持され，サブシステム間の情報交換の停滞が心理障害を起こすと考えます（Barnard & Teasdale, 1991）。情報交換の手段には，特定のゴールに向かって意図的に行なわれる「することモード（the doing mode）」と，そうしたゴールのない自動的で「今ここ」の体験に開かれた「あることモード（the being mode）」の2種類があり，これらをまとめて「こころのモード」と呼びます（越川, 2010）。

　「することモード」が感情や認知に対して逆効果を生みやすいことは，日常生活でもよく体験されるところです。「不安になってはならない」と努力すればするほどかえって不安が高まる，というのはこの典型です。社会心理学で皮肉過程（ironic processes）（Beevers, Wenzlaff, Hayes & Scott, 1999 ; Wegner, Erber & Zanakos, 1993）と呼ばれたり，森田療法で思想の矛盾（森田, 2004）と呼ばれ，神経質（不安障害）の理解と治療における重要概念のひとつになっています。

　もうひとつの「あることモード」は，マインドフルネスで実践される「ありのままの観察」です。越川房子は前掲論文（越川, 2010, p.32）のなかで「「あることモード」は考えや感情との関わり方を変えるということ」と述べ，「それを変えようとして習慣的反応が自動的に引き起こされるということはありません。このことは，その状態を受け入れる力が増すことを意味します。気づきの対象となった考えや感情は，変えるべきものではなく，ただ心の中に生じ，そして去っていく，心のなかでのできごとになるのです」と説明します。これをマインドフルネスでは脱中心化（decentering）と呼ぶことは第5章で述べました［▶10］（Sauer & Baer, 2010）。こころのモードから見た場合，認知再構成法などの技法を用いた従来の認知行動療法は「することモード」に基づいたアプローチであり［▶11］，マインドフルネスを主要コンポーネントとするMBCTは「あることモード」に立脚したアプローチです。2つの「こころのモード」の使い分け，越川（2010）の言葉を借りると，両者の「柔軟なギアチェンジ」および脱中心化がMBCTの治療メカニズムです。

MBCTでは基本的に（ヨーガを除いた）MBSRのマインドフルネス訓練が活用され，これら以外にうつの認知行動療法で用いられるテクニック（例うつ症状についての心理教育，ホームワークとしての日記など）や「3分間呼吸空間法」(the "3-minute breathing space") といったテクニックも併用されます（Segal, Teasdale & Williams, 2007）。3分間呼吸空間法とは，マインドフルネスによる（1）内面反応の観察（例「自分のこころのなかには今，何が起こっているのだろう？　感情は？　考えは？　生理感覚は？」），（2）呼吸の意識化（例「呼気と吸気に意識を向ける」），そして（3）外面反応への気づき（例「呼吸しながら姿勢，表情などの気づきを高める」）を図ることにより（Germer, 2005b, p.121），クライアントが未だ認識できずにいることがらを明確にするテクニックです（Leahy, Tirch & Napolitano, 2011）。

　MBCTの効果については先のMBSRのセクションで引用したホフマンたち（Hofmann, Sawyer, Witt & Oh, 2010）がこれまでに発表された9編の論文のメタ分析を報告しました。これによると，うつと不安障害についてのMBCTの効果量はそれぞれ $g=0.85$，$g=0.79$ と高い数値を示し，MBSRよりも有効となっています。これはMBSRに付加された認知行動療法のテクニックによる影響と考えるのが妥当でしょう。しかしMBCTのうつに対する治療効果には興味深い側面があります。MBCTを他のアプローチと比べた場合，**再発回数が3回以上のケースには極めて有効**であるのに対し（再発率MBCT＝36％，非MBCT＝78％，有意差水準 $p<.002$）[▶12]，**1回もしくは2回の再発ケースでは有意差が見られないことです**（再発率MBCT＝20％，非MBCT＝25％，$p=.837$）（Ma & Teasdale, 2004, p.36）。この結論は最近発表された2編のメタ分析（Chiesa & Serretti, 2011 ; Piet & Hougaard, 2011）でも確認されているので，信憑性は高いと考えられます。なぜ再発回数の多いうつ，すなわち**慢性的なうつにMBCTは奏効する**のでしょうか。これにはクライアントの生活体験，うつの発病時期の相違，性格要因といった多数の要素が絡みあうことが推察されますが，エビデンスの観点のみならず，臨床見地からも慎重に追求されるべき重要な課題です（Teasdale, Segal & Williams, 2003）。

❖DBT（弁証法的行動療法）

　DBTは境界性パーソナリティ障害に対する認知行動療法としてマーシャ・リネハンによって体験的に編み出されました［▶13］。DBTの治療理論と技法を詳述したテキストは翻訳され（Linehan, 1993a, 1993b），またエビデンスも実証されています（Hayes, Villatte, Levin & Hildebrandt, 2011）。マインドフルネスを境界性パーソナリティ障害の治療手段として導入した理由としては次のようにまとめられます――境界性パーソナリティ障害を患うクライアントは，行動変容のみを「テーゼ（正）」とする従来の認知行動療法では「自分の苦しみを無視している，自分を責めるものだ」と曲解する傾向が強くなる。そのためこれに「アンチテーゼ（反）」としてマインドフルネスの自己受容（アクセプタンス）を追加することによって，初めて変化と受容のバランスの取れた状態の「ジンテーゼ（合）」が生まれ，治療につながる。この「正－反－合」のプロセスを弁証法（dialectics）の論理とみなし，そこから弁証法的行動療法（Dialectical Behavior Therapy）と命名された（Robbins, 2002, p.51）。

　マインドフルネスの果たすアンチテーゼの役割について，リネハンは次のように記しています。

> アクセプタンスの手段としてのマインドフルネスは，クライアントが内的体験（感情，思考，身体感覚）をコントロールしようとする傾向の抑制を目標のひとつとしている。これによって注意されたことがらではなく，注意集中のコントロールを学ぶのである（つまり，思考は思考，感情は感情として観察し，それを変えようとはしない）。
> 　　　　　　　　　　　　（Lynch, Chapman, Rosenthal et al., 2006, pp.463-464［引用者訳］）

　これはマインドフルネスの「ありのままの観察」で，これによる情動調整を目的としています。またキリスト教の黙想および東洋思想，特に禅瞑想からマインドフルネスについて大きな教えを受けたと彼女は述懐しています（Linehan, 1993a, 1993b）。

　DBTのマインドフルネスは「気づき（what）スキル」と「実践（how）スキル」と呼ばれる2種のコア・スキルに大別されます［▶14］。気づきスキルは観察力を高め，気づきによる生活を充実させるための技術で「観察すること（observing）」，「言葉で表現すること（describing）」，および「なりきること（participating）」

の3種類のスキルから構成されます。他方の実践スキルは気づきスキルを日常生活に活かす方法で,「判断を控える態度（a nonjudgmental stance）」,「目前の出来事に集中すること（focusing on one thing in the moment）」,「能率的であること（being effective）」を狙います（Linehan, 1993a, pp.144-147）。実践スキルの「能率的であること」とは,自分の行動が正しいかどうかといった価値基準にとらわれず,現実的に問題解決を図るスキルで,森田療法の目的本位の生き方に共通します（内村・竹田, 2012）。DBTで活用される6種類のコア・スキルのうち,観察スキル（観察,描写,気づきに基づいた行動）と実践スキルの「判断を控える態度（率直な受け容れ）」が,マインドフルネスの構成要因としてケンタッキー・マインドフルネス・スキル目録（KIMS）に取り入れられたことは,本章第6章で述べました。

　DBTのユニークな点は,マインドフルネスがエクスポージャーと併用されることです（Becker, 2001 ; Lynch, Chapman, Rosenthal et al., 2006）。これは一見,気づき,「今ここ」の体験,あるがままの受け容れ,などを主眼とする臨床マインドフルネスの原則と一致しないように思えるかもしれません。しかし,マインドフルネスの源流であるヴィパッサナー瞑想では同様の「エクスポージャー的」修練が行なわれます。紀元5世紀頃,ブッダゴーサによって著されたテーラワーダ仏教瞑想テキストの古典『清浄道論』（Visuddhimagga）の第11章「不浄を対象とした瞑想」（Ñāṇamoli, 1999, pp.173-190）には,恐怖を呼び起こす現実をありのままに見つめる修行が詳しく記載されています。それには,さまざまな状態の屍体（膨張したもの,死斑の出たもの,膿の出たもの,蛆のわいたもの,骸骨など10種類）を直視し,それを主題とする納骨瞑想法などが含まれています。テーラワーダ仏教僧はこうした屍体と実際に直面し,それによって呼び起こされる嫌悪感や恐怖心をありのままに観察することによって,現象の無常,苦,無我の理解を試みます（Tiyavanich, 1997）。これゆえ,マインドフルネスを心理療法のエクスポージャーとして活用することは理に適っています（Shipherd & Fordiani, in press）。ちなみに『清浄論道』はマインドフルネス文献にはほとんど登場しませんが,心理療法としても価値の高いことが最近タイの研究者によって指摘されています（Priyadarshana, 2012）。

　DBTのメタ分析結果についても一言述べておきましょう。ドイツ人チームにより最近発表された研究（Kliem, Kröger & Kosfelder, 2010）によると,16

編のDBT研究論文（うち6編はRCT）から得られた効果量は$g=.39$となっており，中程度のレベルを示します。境界性パーソナリティ障害に見られがちな希死念慮，自殺関連行動，自傷行為に対する効果も顕著でした。この障害の治療がとりわけ困難であることを考えると，DBTは治療効果が期待できるアプローチであり，これはマインドフルネスの要素が一役買っています。

❖ACT（アクセプタンス・アンド・コミットメント・セラピー）

　DBTと並ぶ第三世代の行動療法にACTがあります。ACTは行動分析学（behavior analysis）から派生した機能的文脈主義（functional contextualism）と呼ばれる原理に基づく関係フレーム理論（the relational frame theory：RFT）を土台にしています。関係フレーム理論の大要は，武藤とヘイズの著作（武藤・ヘイズ，2008）や，『新世代の認知行動療法』の第12章（熊野，2012, pp.157-175），『こころのりんしょうà・la・carte』誌（2009）「特集ACT＝ことばの力をスルリとかわす新次元の認知行動療法」などに委ねますが，要するに，我々にはさまざまな出来事の関係性を思惑通りの文脈に当てはめて操作する能力が備わっており，これによって本来関連のない出来事にもその関係性を構築することができる，という学説です（Hayes, 2004；佐藤，2008）。たとえば，筆者が診たあるクライアントは飛行機内で強い不安に襲われ，その後，飛行機のみならずエレベーターにも乗れなくなってしまいました。関係フレーム理論の立場から考えると，これは「動く物体に閉じ込められた状況」と「不安」という恣意的な関係性が「飛行機」という文脈から「エレベーター」という文脈に移された結果である，と解釈できます［▶15］。こうした関係性は「我々が考え，筋道を立て，話すことによって意味を伝え，聞いて理解するというのは，言葉と出来事，言葉と言葉，出来事と出来事とのあいだの関係性を導き出すことによって行なわれ」ていることを示すものであり，この意味で「関係フレーム理論は認知の文脈性に基づいた理論である（RFT is a contextualistic theory of cognition）」とヘイズは述べています（Hayes, 2004, p.649）。極めて駆け足の説明ですが，ここではACTが関係フレーム理論に立脚するアプローチであることを理解してください。

　では，この関係フレーム理論に基づくACTにおいてマインドフルネスはどのように応用されるのでしょうか。上述した「エレベーターに乗れない」と訴

えたケースの場合，関係フレーム理論の立場では，クライアントはエレベーターに乗った自分の姿をイメージし，それに飛行機内で把握した関係性を当てはめることから不安反応を起こすとみなします。これは「エレベーターに乗った」と仮定した文脈に沿った反応です。従来の認知行動療法では，こうした不安に伴う認知（例「もしエレベーターが途中でストップ（墜落）したら大変だ」）の修正や不安反応の消去を治療目標と考え，認知再構成法やエクスポージャーといったテクニックが応用されました。これに対し，関係フレーム理論に基づく ACT では認知ではなく**文脈の転換**を図ります。すなわち「もしエレベーターが途中でストップ（墜落）したら大変だ」という思考の内容ではなく，「もしエレベーターが途中でストップ（墜落）したら大変だ，という**考えに気づいている**」という**思考の体験**として捉えるように変換させるのです。こうした文脈の相違を明確化することにより，体験は体験，思考は思考という事実が確認され，この結果不安の解消につながると ACT は教えます。「考えに気づいている」ということは，もちろん「今ここ」の現実に関わる即時性の体験です[▶16]。ACT ではこれを脱フュージョン（defusion）[▶17]と呼び，不安を起こす「思考」がもはや単なる「言葉」になるまで何度も意図的に繰り返す[▶18]独特のテクニックが活用されます（Leahy, Tirch & Napolitano, 2011, pp.122-124）。狙いは MBCT の脱中心化と同じです（Herbert & Forman, 2010）。こうした「今ここ」の現実をありのままに受け入れる（アクセプタンス）手段として ACT ではマインドフルネスが重要な役割を果たしています。

DBT でマインドフルネスがエクスポージャーの手段として積極的に応用されることはすでに述べましたが，ACT では感情や思考の直接的な観察自体がすでにエクスポージャーの役割を果たすとみなします（Walser & Hayes, 2006, p.152）。特定の嫌悪感情を選び，意図的に情動調整を企てる DBT とは異なり，ACT ではマインドフルネスによる「自然エクスポージャー」を図るのです。こうした感情のアクセプタンスは MBCT の「あることモード」にも通じるもので，これが感情の激化を抑制することは前述しました。ACT ではマインドフルネスによる積極的な現状肯定とあるがままの態度が尊重されることから，最近では森田療法との比較研究も進められています（Hofmann, 2008；黒木，2012；原井，2012）[▶19]。森田正馬が「事実唯心」と命名し，神経質治療の核心とみなした現実の絶対肯定が，マインドフルネスの適用方法にかかわら

ず［▶20］，第三世代の行動療法のアクセプタンスと共通する概念であることは興味深いことです。かつては「東洋的」とみなされた価値観が急速なテンポで世界観に変貌しつつあるのです。

ACT の効果についてはメタ分析が現在までに 2 編発表されています（Powers, Zum Vörde Sive, Vörding & Emmelkamp, 2008 ; Ruiz, 2012）。2008 年の分析では，ACT と一般的な認知行動療法とのあいだには何ら統計的な有意差が見られず，効果量も $g=.20$ と低いという結論が出されちょっとした物議をかもしました（Powers, Zum Vörde Sive, Vörding & Emmelkamp, 2008, p.78）。その後 2012 年には 16 編の研究結果（うち 15 編は RCT）が発表され，主に不安障害とうつを主とした総数 954 名のクライアントから総合効果量 $g=.40$ という中程度の結果が算出されました（Ruiz, 2012, p.346）。これによって ACT は何とか面目を保つにいたったのですが，不安障害とうつの個々の効果量についてはそれぞれ $g=.27$, $g=.14$ と中程度もしくはそれ以下となっており，やはり従来の認知行動療法とのあいだに有意差は見られませんでした。こうした傾向は ACT の EST 研究でも報告され，殊にうつのフォローアップ調査ではベックの認知療法が ACT よりも効果的であることが判明しています（Forman, Shaw, Goetter et al., 2012）。こうした臨床効果を見る限り，ACT の臨床効果は未だ確立されていないと見るのが妥当でしょう。

❖メタ認知療法

第三世代の行動療法の 5 番目は，メタ認知療法（metacognitive therapy）です。創始者ウェルズ（Wells, 1999, 2009）によると，うつや不安といった障害は単に思考の誤りや歪み（認知）によって生じるのではなく，そうした認知の偏りや逸脱を引き起こし，維持させる機能（メタ認知）に関わります（Wells, 2009, pp.2-3）。オーケストラに喩えると，認知は個々の演奏者，メタ認知はそれを統括する指揮者に当たります。従来の認知行動療法ではオーケストラの問題はすべて演奏者に原因があるとみなし，その修正を狙いとしたのですが，メタ認知療法では演奏者ではなく，指揮者の混乱からトラブルが生じると捉えるのです。このため，指揮者の調整と修復に焦点を合わせることによって問題解決を試みるのです［▶21］。メタ認知レベルで生じる問題は認知注意症候群（Cognitive Attentional Syndrome : CAS）と呼ばれ，その修正手段としてマイン

ドフルネスが活用されます（Wells, 2005）。

　メタ認知療法ではマインドフルネスに代わって，ディタッチト・マインドフルネス［▶22］(detached mindfulness：DM）という名称が用いられます。"detached"には「うろたえない，超然とした」および「分離した」という2つの意味がありますが，メタ認知療法では前者の意味合いで用いられ，内的反応を単に「思考や信条として観察し」，同時に「うろたえず，超然とした」態度を保つことを意味します。これは現実をありのままに観察する「認知的に脱中心化された」（Wells, 2004, p.72）状態ですが，ディタッチト・マインドフルネスでは特に「メタ認知に関わる思考と信条の気づき」（Wells, 2005, p.340）が重視され，これによってCASの中和を図るとウェルズは論じています。ディタッチト・マインドフルネスはメタ認知独自の観察と受容であり，現実全般の気づきではないのが特徴です。

　ウェルズ（Wells, 2009）はディタッチト・マインドフルネスとマインドフルネスとの相違について，ディタッチト・マインドフルネスは，長年にわたる訓練を必要としない，特定のゴールを目標としたコーピングを中断する，概念的な思考を中断する，などといった特色を列挙しています（p.79）。しかしこれらはおおむね臨床マインドフルネス全般にも共通する特徴であり，必ずしもディタッチト・マインドフルネスのみに限った特徴ではありません。他方，ディタッチト・マインドフルネスは瞑想（meditation）ではない，呼吸などの身体要素を活用した注意集中は行なわない，「今ここ」の気づき（present-moment awareness）ではなく思考にまつわるメタ思考の気づき（meta-awareness of thoughts）を重視する，といった主張についてはディタッチト・マインドフルネスのユニークな点と言ってよいでしょう。これは次の強迫性障害のクライアントとセラピストとのやりとりに表れています。

セラピスト◆床にしみがありますね。目を閉じて,「これが自分の体についている」と考えてください。

クライアント◆はい。

セラピスト◆考えに集中してください。何があっても考えを変えてはいけません。こころのなかにちょっと距離を置いてその考えを見つめてください。そうしながら,それを頭のなかで観察している自分に注意を払ってください。汚れているという考えから離れるとどのように感じるかということに集中するのです。自分と考えとが分離しているのが観察できますか。

クライアント◆はい,できます。

(Wells, 2009, p.73［引用者訳］)

　この例では通常のマインドフルネスで用いられる,呼吸に合わせた「今ここ」の気づきや,ありのままの観察,現実の受け入れなどはまったく行なわれず,強迫思考に焦点を絞った観察プロセスが記されています。恐怖対象を観察する自分を見つめるという点で通常のエクスポージャーとは微妙に異なります。ありのままに想起される考えをそのまま観察する臨床マインドフルネスでもありません。これがメタ認知療法のディタッチト・マインドフルネスの特徴で,MBSRやMBCT,DBT,ACTのマインドフルネスと一線を画するところです［▶23］。仏教瞑想をルーツとする臨床マインドフルネスでは徹頭徹尾ありのまま(as-it-is-ness)の観察が基盤となり,その観察によって情動調整が生じます。このとき,**心的葛藤の自然解消(spontaneously dissolution)** が起こるのですが,ディタッチト・マインドフルネスでは思考プロセスの方略的な観察により,心的葛藤の積極的解決(active solution)が目標になります。この点においてディタッチト・マインドフルネスとマインドフルネスの概念と技法は異なります。

　メタ認知療法の効果については現在のところ十分な情報が集まっておらず,メタ分析の結果も発表されていません。しかしながらこれまでに発表された,全般性不安障害(van der Heiden, Muris & van der Molen, 2012 ; Wells & King, 2006)や強迫性障害(Rees & van Koesveld, 2008),うつ(Wells, Fisher, Myers et al., 2009)の成果を見るかぎり,期待できそうです。

● ──── **まとめ**

　本章ではマインドフルネスの臨床応用についての歴史を概略し，次いで第三世代の行動療法の代表アプローチであるMBSR，MBCT，DBT，ACT，そしてメタ認知療法におけるマインドフルネスの位置づけと役割について解説しました。これらのアプローチに共通するのはマインドフルネスに伴う脱中心化や脱フュージョンと呼ばれる機能です。思考の**内容**に注目するのではなく，単に思考を**体験**として捉えることにより，とらわれからの解放と心的調和を目指すのです。マインドフルネスの位置づけはそれぞれのアプローチで微妙に異なり，MBSRとMBCTではマインドフルネス自体が治療における中核要素とされる一方，DBTやACTでは治療体系における重要な一要素として適用されます。メタ認知療法では伝統的なマインドフルネスではなく，ディタッチト・マインドフルネスと呼ばれる，認知要素に焦点を当てたテクニックが活用されます。第三世代の行動療法のアプローチといえども，マインドフルネスの位置づけはそれぞれ異なるのです。

註

1 ──── ユングと東洋思想の関わりについては，河合（1989）が『ユング心理学と東洋思想』の対談のなかで述べています。

2 ──── MBSRはピュア・マインドフルネスに準じるもので，これを果たして第三世代の行動療法とみなすべきかどうかは，カバットジンが懸念を表わしていますが（Kabat-Zinn, 2002, 2003），本書では熊野（2012）のテキストに従い，第三世代の行動療法のひとつとして論じることにしました。

3 ──── 欧米の臨床家のあいだにMBSRが知れわたるようになったのは，何と言っても米国公共放送（PBS）が1993年に放映した，ジャーナリストのビル・モイヤーズ（Bill Moyers）による"Healing and the Mind"の影響によるところが大きいようです。このシリーズのなかで西洋医学に対峙するアプローチとして，針や気功，精神神経免疫学などのマインド・ボディ・アプローチが各分野の第一線で活躍する専門家によって解説され，そのひとつとしてマサチューセッツ大学医学部でMBSRを指導するカバットジンが紹介されました。筆者もこれを見てカバットジンの功績を初めて知りました。米国における補完代替療法（complementary and alternative medicine）への関心はこのシリーズの放送後に高まり，米国立衛生研究所（The National Institutes of Health : NIH）の一環として1992年に設立された国立補完代替医学センター

(The National Center for Complementary and Alternative Medicine：NCCAM) の予算は，当初の200万ドル（1億7,000万円）から2012年度には64倍の1億2,800万ドル（108億8,000万円）にまで増えました（$1＝¥85）。

4──MBSRのStressは「ストレス」と訳されていますが，これは通常のストレス反応を意味するのではなく，仏教の「苦」（*dukkha*）を「非仏教的に」訳したものだ，とカバットジンは最近の著書で述べています（Kabat-Zinn, 2013, pp.99-100）。そのためMBSRとは「マインドフルネスによる苦しみからの解放」と理解するのが正しく，仏教の四聖諦（苦・集・滅・道）の四番目，すなわち苦を滅する方法論である道諦（*magga sacca*）に相当します。

5──カバットジンと仏教との出会い，崇山老師の下での瞑想体験，分子生物学の道を選ばすにMBSRプログラムをマサチューセッツ大学医学部に開設するまでに至った経過などについては，彼の自伝的論文（Kabat-Zinn, 2011）に詳述されています。彼自身が行なったMBSRの研究としては，慢性疼痛（Kabat-Zinn, 1982；Kabat-Zinn, Lipworth & Burney, 1985）。不安障害（Miller, Fletcher & Kabat-Zinn, 1995），免疫機能（Davidson, Kabat-Zinn, Schumacher, Rosenkranz et al., 2003），尋常性乾癬（Kabat-Zinn, Wheeler, Light et al., 1998）などが挙げられます。

6──MBSRの各週の内容についてはカバットジン（2007）によるプログラムが『新世代の認知行動療法』（熊野，2012, p.63）にまとめられています。

7──MBSRの時間的制約に配慮した，低量（low-dose：ld）バージョンのMBSR-ldが最近発表されました。MBSR-ldは健常者を対象とした6週間のプログラムで，参加者は週1回各60分間のグループ形式，および自宅での連日20分間のマインドフルネス訓練を行ないます。MAASとその他の心理検査による検証では，MBSR-ldでもストレス低減に十分奏効することが確認されました（Klatt, Buckworth & Malarkey, 2008）。

8──メリーランド大学ライブラリーのAcademic Search Primer, CINAHL Plus with Full Text, Health Source：Nursing/Academic Edition, MEDLINE, Psyc ARTICLES, Psyc INFOおよびPsychology and Behavioral Sciences Collectionの7つの学術サーチエンジンを用いて"Mindfulness Based Stress Reduction"もしくは"MBSR", "randomized"の3用語で検索したところ，2004年から2013年までの9年間で334編の論文が見つかりました。身体障害に関する2012年度までのMBSRを含む臨床マインドフルネスのEST検定のレビューとしては，Carlson（2012）が参考になります。

9──表中の*d*はコーエンの効果量値，*g*はヘッジズの効果量値を表します。

10──脱中心化の定義は本書第1章註22に記しました。

11──「することモード」に立脚した認知行動療法に対する「思考の変化が果たして必要か，それが心理障害の回復に有効か」という問題提起はLongmore & Worrell（2007）の「認知行動療法では認知のチャレンジが必要か」（"Do we need to challenge thoughts in cognitive behavior therapy?"）という論文で提起され，最終的に「あることモード」への転換が好ましいという結論が導き出されました。

12──うつの再発回数を4回以上に絞ると，MBCTと非MBCTの再発率は38%および100%となり，MBCTの優位性がより顕著になります（Ma & Teasdale, 2004, p.38）。

13――リネハンは2011年6月23日付けの『ニューヨークタイムズ』紙で自らが境界例パーソナリティ障害を患っていると告白し、その体験と克服記録を新聞記事とビデオの両方で語っています（http://www.nytimes.com/2011/06/23/health/23lives.html?pagewanted=all）。

14――岸竜馬は、what skill と how skill とをそれぞれ「することスキル」「気をつけることスキル」と訳しています（岸，2011, p.19）。

15――同じように「救急援助が即座に得られない状況」と「不安」という関係性が想起され、それが「飛行機」「人ごみ」「トンネル内」「橋の上」といった文脈に投影された場合、関係フレーム理論では、これらの場所において不安が生じると予測します。パニック障害などに伴う外出恐怖（agoraphobia）はこの状態とみなしてよいでしょう。心理療法においてこうした関係性をクライアントに指摘する技術は一般に解釈（interpretation）と呼ばれますが（大谷，2004b），関係フレーム理論はこの解釈をより正確にすることが予想されます。

16――仏教学者の蓑輪顕量は、思考内容と思考体験の相違を五蘊（本書第2章参照）の立場から、前者を受（vedanā）、後者をこれに続く、想（saññā）、行（sankhāra）、識（viññāṇa）の作用であると解説しています。受の段階では単に思考が起きている事実を現在進行形で捉える（「考えに気づいている」）のみですが、想・行・識の段階ではこれに認識や判断といった心的機能が作用し、現在形で「考えに反応する」ことになるのです。こうした「観（引用者注――マインドフルネス）の練習をしていると、次第にその反応列の流れを切断することができるようになります。つまり、外界の刺激に対して、すぐに感情を生じさせることが無くなっていくのです。そのあとは何もしない、ではなくて、その事実をそのまま受け止め、感情に左右されることなく、積極的に対処してゆくということが可能になります。これは、恐れや悩み、憂いや苦しみを克服したことになります」と明瞭に書き綴られています（蓑輪，2008, p.38）。そのためACTをはじめとするマインドフルネス全般の情動調整は、「受」を強調した治療技法と言えるでしょう。

17――cognitive defusion の直訳は認知的脱融合ですが、熊野（2012）の訳語に統一しました。脱フュージョンの臨床例については本書第10章で解説します。

18――これは認知心理学で意味的飽和（semantic satiation）と呼ばれる現象です（Smith & Klein, 1990）。

19――マインドフルネスとACTおよびDBTとの比較については原井宏明の論文以外にも、『精神医学』（2012, 54-4）誌上で「オピニオン・マインドフルネス／アクセプタンス認知行動療法と森田療法」として特集が組まれています。

20――森田療法の治療体系にマインドフルネスは含まれていませんが、絶対臥褥期の体験や不安症状を見つめる態度には瞑想と通じる側面があることが指摘されています（杉浦・杉浦・丹野，2006）。

21――ウェルズは認知療法とメタ認知療法の違いを、「自分には取り柄がない」とこぼすクライアントを例に挙げて説明しています。この場合、認知療法では「それを裏付ける証拠は何ですか？」といったクライアントの思考内容を対象とした質問をし、その反応が期待されるのに対し、メタ認知療法では「自分の取り柄を判断することにどういう意味があるのですか？」といった、クライアントの認知スタイ

ル（信条，価値観，経験，知識など）に焦点を絞った応答が適切である，と述べています（Wells, 2009, p.3）。これが認知とメタ認知の違いです。
22――ここでは熊野宏昭（熊野，2012）の訳語に統一しました。
23――ディタッチト・マインドフルネスに類似するテクニックとしては，強迫性障害や身体醜形障害などに関与する思考を意図的に黙過することにより症状の緩和を図るアプローチがあり，これは認知オーバーライド（cognitive override）と呼ばれます（Siegel, 2012, pp.276-278）。

マインドフルネスの臨床を学ぶ

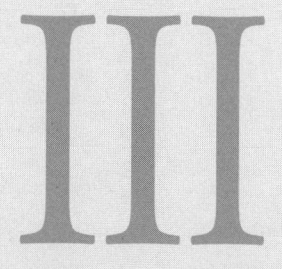

III

8 マインドフルネスの実践技法

　本章と続く章ではマインドフルネスの実践について論じますが，まずはその基本となるマインドフルネスの行ない方を詳しく解説しましょう。マインドフルネスの究極目的は日常生活全般における気づきであり，これを実現させる第一歩は言うまでもなく実践です。もし信頼できるマインドフルネスの研修会などがあれば，参加されるとよいでしょう。これが一番手っ取り早い方法です。とはいえ，独りで試してみることももちろん可能です。本章ではマインドフルネスの実践にとって大切な心構え，実践方法，テクニックについて述べます。

● ── **マインドフルネス実践の心構え**

　マインドフルネスの実践にあたって，筆者は以下の7カ条を心構えにしています。これはテキストからの引用ではなく，**筆者自身の体験から生まれた覚え書き**です。これを参考に読者も自らの経験則を編み出してください。

❖**心構え（1）── マインドフルネスはリラクセーションではない**
　マインドフルネスは気づき（awareness）であってリラクセーションではないという基本事項を，まず第一にはっきりと認識することです。ぬかるんだ道を歩くとき，熱いお茶を飲むときに注意を払うように，マインドフルネスでは自己の周囲と内面の出来事に対し，入念できめ細かい注意を払います。英語でいう"vigilance"（傾注，専念）の状態で，油の注がれた器を頭の上に置き，そ

れを一滴もこぼさないように注意しながら歩いてゆく,という仏典の比喩を思い出してください。マインドフルネスがリラクセーションとは神経生理的にも異なるというニューロサイエンスの研究結果もすでに述べました（本書第5章参照）。マインドフルネスの実践中に身体弛緩の生じることもありますが,これはあくまでも副産物であって,本来の狙いではないことをはっきりと自覚してください。こうした誤解は臨床家にも見られるので警戒が必要です。

✤ 心構え（2）──マインドフルネスは精神統一ではない

　マインドフルネスはリラクセーションではありませんが,といってその逆の精神統一でもありません。精神統一はいわゆる没我（トランス）状態と重なるところが多く,こうした状態を目標とする瞑想法（サマタ瞑想）もありますが,気づきによるこころの安定（脱中心化）を狙いとするマインドフルネスとは異なる現象です［▶1］。前者を無念無想の境地とすれば,後者は平常心［▶2］の心境と言ってよいでしょう。筆者がマインドフルネスと催眠トランスとの比較体験から,気づき（アウェアネス）と没我（トランス）状態を相補的な表裏一体関係にあるとみなしていることは,第1章の「マインドフルネスとは何か」で記しました［▶3］が,もう少し詳しく説明しておきましょう。マインドフルネス実践中に,自己の内外に生じる現象を見つめていると,ふとした拍子に浮かんだイメージに注意を奪われてしまうことがあります。いわば「今ここ」の気づきから離れてしまうのです。このときの意識がイメージに没頭したトランス状態で,それはもはやマインドフルネスではありません。繰り返し述べるように,マインドフルネスはあくまでも「今ここ」の体験をありのままに観察することであり,心理的に安定した気づきのプロセスです。

✤ 心構え（3）──マインドフルネスは気づきの操作であり,注意のとらわれがネックとなる

　マインドフルネスでは,視覚・聴覚・嗅覚・味覚・触覚の五感による知覚,および意識に浮かぶことがら［▶4］について絶えず注意を払いつづけます。これは簡単なようですが,決して易しくはありません。周囲のことがら,身体感覚,こころの反応をつぶさに観察することは周到な訓練を要します。特に初心者が陥りやすい落とし穴は,特定の感覚,思考,感情へのとらわれです。先述

した没頭によるトランス状態もその一種ですが，多くの場合，考えが次々と押し寄せ，それにとらわれる状態になりがちです。こうなると，とらわれがとらわれを呼び，ついには身動きが取れなくなります。禅瞑想ではこれを猿がひとつの枝から別の枝へと次々にジャンプしていく姿に喩えてモンキーマインド（the monkey mind）と呼んだり，杭につながれたロバが逃げようと焦り，杭の周りを走り回ってついには動けなくなることに見立てた繋驢橛（けろけつ）などと呼びます。マインドフルネスは徹底した気づきの操作で，注意のとらわれに対していかに対処するかが決め手となります。そのための訓練として，次に説明する呼吸法が役に立ちます。

❖ 心構え（4）── 注意が気づきの対象から離れたら繰り返し呼吸に戻す

　マインドフルネスという言葉に何か受動的な（passive）響きが感じられるかもしれませんが，実際は刻々と変化する状況と心的反応に対する能動的な（active）気づきです。筆者がマインドフルネスを習いはじめたころ，この能動的な気づきを「こころのシアター」と名づけたのはまさにこれを実感したからでした（本書第2章参照）。自分は今，何に気づき，こころはどのように反応しているかと問いかけ，気づいたことには固執せず，考えは考え，気持ちは気持ちとして受けとめ，さらりと流して再び呼吸に戻るのです。この実践を「タッチ・アンド・リターン（touch and return）」と呼びますが，マインドフルネスの実践は最初から最後までこの繰り返しです。磁石の針がどの場所でも必ず北を指すように，注意を繰り返し呼吸に戻すのです。こうした「求心力」がマインドフルネスの基盤です（Shankman, 2008）（本章註22参照）。

❖ 心構え（5）── マインドフルネスは力まない

　マインドフルネスの実践で難しいのは，「力まない」ことです。「力む」とは「気負う」，「気張る」ことで，「ありのままに観察しよう」という意気込みからの緊張感に満ちた精神状態です。これではMBCTでいう「することモード」になってしまい，マインドフルネス本来の「あることモード」ではありません。もっとも，マインドフルネスに慣れ親しみ，力んだ状態を「力んでいる」とありのままに観察できれば問題にはならないのですが，これができるようになるまでには少々時間がかかります。アメリカ人がよく"Easy does it!"（気楽

にやれよ！）と言いますが，マインドフルネスの実践はまさにイージーな心構えで，気長に訓練を続けることです。禅の巨匠である沢庵禅師の「おもわじと思ふもものを 思ふ也 おもわじとだに 思はじやきみ」（考えないでおこうと考えることすら，すでに考えている証拠であって，こうした考えすら浮かばないのが本物だ）（沢庵，1636/2001, p.121）という一句は力まないことの難しさを見事に言い当てています。

❖ 心構え（6）──マインドフルネスはスキルであり，練習によって上達する

すでに本書第5章で述べたように，マインドフルネスは複雑なスキルであり（Lutz, Dunne & Davidson, 2007），意図的な練習（deliberate practice）の反復によって上達します（Ericsson, Karmpe & Tesch-Romer, 1993）。複雑で難しかったスキルが常態になるように訓練を続けることがマインドフルネス実践の秘訣です。

❖ 心構え（7）──マインドフルネスの練習には根気と優しさをフルに活用する

マインドフルネスが上達し，身に付くまでには時間を要し，思うように練習の進まないことは誰もが体験するところです。注意の操作がうまくできず，モンキーマインドや繋驢橛と格闘するうちに自信を失うことも考えられます。こうした場合，これらは「一時的な心理状態」「単なる考え」と素直に受け容れることです。一種の開き直りです。もし自分を批判したり責めたりすることがあれば，そのまま「批判するこころ」「責めるこころ」と気づくだけにします。そしてあきらめずに，再び根気よく練習を続けます。これはマインドフルネスから学ぶべき最も大切な教訓です。

● ── 単独実践マインドフルネス（Self directed mindfulness）の実践

マインドフルネスの実践には，自分独りで行なう単独実践マインドフルネスと，セラピストの補助によって行なう誘導マインドフルネスという2通りの方法があります（本書第4章参照）。前者の場合は次のことがらに留意するようにします。後者については第9章で改めて論じます。

❖ 場所

マインドフルネスの実践はまず，静かで落ち着いた快適な場所を選ぶことから始めます。騒々しい場所や人の出入りの多いところは避け，携帯電話もマナーモードにして，しばらくのあいだ自分だけのプライベートな空間を確保するようにします。照明は明るすぎると気が散り，逆に暗すぎると眠たくなることもあるので適度に調整します。訓練が習慣化され，普段の生活で実践できるようになるまでは，一定の場所を定めて練習するのが理想です。

❖ 時間

マインドフルネスの実行に特に適した時間はありませんが，慣れるまでは一定の時間を決めて練習するようにします。極度に疲労したときや体調のすぐれないとき，飲酒後，睡眠剤など眠気を催す薬剤を利用しているときは避けます。食前・食後［▶5］，就寝直前の実践についてはさまざまな意見がありますが，学術データに基づいたコンセンサスは今のところ見当たらないので，そのときの体調に従うのが賢明です。

実践時間の長さについては，個人の好みと慣れによって決めます。最初はモンキーマインドや繋驢橛（けるけつ）といったことが起こりやすいので，数分を目安とし，上達するにつれて徐々に時間を延ばしていくとよいでしょう。最近ではスマートホンやタブレットPC用のマインドフルネス・タイマーのアプリ（例 Meditation Timer, Insight Timer など）が無料で入手できるので，これらを利用するのも便利です。

❖ 服装

特に注意点はありませんが，ゆったりとした気楽な着装で行なうのが原則です。ベルトやネクタイや襟元はゆるめ，できれば靴も脱ぎ，眼鏡も外します。ただしこれはあくまでも可能であればの話であって，その時と場合に合わせて判断します。重要なのはあくまで柔軟なこころと態度であり，これがマインドフルネス実践の核心です。

✣ 姿勢

　マインドフルネスでは姿勢を重んじます。チョドロン尼師（Chödrön, 2012）はこれを"uplifting"（高揚させる）と表現し、正しい姿勢によって身体を引き続き締めると、こころも自然に引き締まると明言します［▶6］。

　マインドフルネスの源流である瞑想が静座と呼ばれるように、マインドフルネスも座位が基本です。グナラタナ師（2011/2012）は座法をその難易度から4通りに分類しています——（1）右足を曲げ、くるぶしを左足の下に置く方法（いわゆる胡坐）、（2）両ひざを曲げ平行にして前後に並べる方法（ビルマ式）、（3）片足を反対側の太ももの上に置く方法（半結跏趺坐）、および（4）両足を反対側の太ももの上に置く方法（結跏趺坐）。これらのうち最も難しいのが（4）の結跏趺坐です。もちろん日本の伝統的な正座もありますし、タイでは正座をくずして両足を片側に並べる座位が好まれ（Shaw, 2006）、ヨーガではくるぶしを交差させて坐るシッダサナ（達人座）なども用いられます。

　これらはいずれもオーソドックスな座法であって、もちろん椅子に腰かけてマインドフルネスを実践しても何の問題もありません。筆者の住む米国では床に座るという習慣がなく、膝が固いことから胡坐などを組むのできない人が大半ですから、ソファーや椅子が通常利用されます。オーソドックスな座法を用いる場合、座布団や座布などを尻の下に引き、ひざを股関節（ヒップ）より下にすることが重要です。こうしないと腰に余計な負担がかかり、腰痛の原因になります［▶7］。また日本では女性の胡坐は行儀が悪いとみなされる場合もあるので個人の判断が重要です。マインドフルネスの柔軟なアプローチはこころだけでなく、姿勢にも適用するのです。

　胡坐にせよ、椅子に腰かけるにせよ、背中はまっすぐに伸ばしバランスを保ちます。左右に傾いたり、前かがみや反身になることは禁物です。チョドロン尼師は「胸を開いて、背中をしっかり（Open front, strong back）」（Chödrön, 2012, p.43）という、恩師チョギャム・トゥルンパ師の言葉を引用していますが、身体のバランスは「自力」すなわち「他人に依存しないこと」の象徴であり、「自己のこころのあり方に責任をもつという積極的な自覚の表れ」とみなされます（Ferguson, 2009, p.49）。筆者の体験でも、マインドフルネスを実践しながらウトウトすると必ず前かがみになっています。よく電車で居眠りをしている乗客を見かけますが、あの姿態では絶対にマインドフルネスにはなりま

せん！ 訓練中にバランスが崩れたら，ゆっくりと姿勢を元に戻し，再び背を伸ばします。

　背中を伸ばして上半身が安定したら，次は手を脚の上に置きます。仏教瞑想では手や指の組み方を結印と呼びますが，マインドフルネスでは手のひらを上に向け，下腹部の前に軽く重ねます。あるいは手のひらを下に向けて，両ひざに置いてもかまいません。要は手の長さに合わせて快適な位置に置きます。

　マインドフルネスは仰向けに寝た姿勢（仰臥位）で行なうことも可能です。ハタヨーガの最後にシャヴァーサナ（無空のポーズ）を行ないますが，これがまさに仰臥位のマインドフルネスです。この場合，まず横になり，続いて頭と両肩を軽く持ち上げて頚椎と胸椎を伸ばします。次に腰を浮かし，腰椎と仙椎をリラックスさせながら，ゆっくりと床に下ろします。両手は上向けにし，胴体から10～15センチほど離れたところに位置させます。

❖ 目

　マインドフルネスは開眼，閉眼，それとも半眼で行なうのか，という質問がよく出ますが，これは流派によって異なります。チベット仏教（カギュー派）のチョドロン尼師は開眼を奨励し，テーラワーダ仏教（森林派）のチャー師は閉眼を勧めています［▶8］。禅仏教では半眼が基本です。なぜこのような違いがあるのかは興味深いテーマですが，チョドロン尼師とチャー師は各々の見解を次のように説明しています。

> マインドフルネスを開眼で実行するのは，実践中に生じる考えや感情にすべてオープンであるように，そして自分の周囲で起こることがらにもすべてオープンであるように，という開かれた態度を育む手段だからです。こうすることによって絶えず「今ここ」に目を向け，すべてを受け容れる態度を養うことができます。
> 　　　　　　　　　　　　　　　　　　（Chödrön, 2012, p.44［引用者訳］）

> 座位のマインドフルネスで閉眼を指導するのは，周囲をきょろきょろ見回したりしないようにするためである。（中略）眼を閉じることによって注意は自然と内側に向き，そこにはあらゆるタイプの知識が蓄積されている。これがこころを深い集中（Samādhi）に導く方法である。　　（Chah, 2011a, p.80［引用者訳］）

両師の見解は対立しているように聞こえるかもしれませんが，マインドフルネスの最終目標が日常生活における気づきの実践であるという点では一致しています。したがって，最初はまず気が散らないようにチャー師の教示する閉眼で練習を始め，上達するにつれチョドロン尼師の勧める開眼，もしくは半眼で実践し，「ありのまま」の観察に親しむようにする，というのが妥当でしょう。もっともグナラタナ師に至っては「開眼でも閉眼でも構わない」と明言し，開眼の場合は「視線を鼻の先か，少し前方（引用者注：1.5〜2メートルぐらい）のあたりに落としなさい。意識して何かを見つめるのではない。特に目立つものがない適当な方向に視線を向け，視界を忘れるのです。目を緊張させてはなりません」（グナラタナ，2011/2012, pp.40-41）と具体的に指南しています。つまるところ，指導者から教えられた方法，または個人の好みによって決めるのが最も合理的だということです。筆者はチャー師のアプローチに親しみを覚え，日頃の練習は閉眼で行ないますが，車の運転中や臨床場面ではしっかりと目を見開いてマインドフルネスを実践しています。

✤口もと

マインドフルネス実践で目と並んで重要なのは口もとです。上下の歯は密着させず，こころもち隙間を空けるようにします。こうすることによって顎がリラックスします。唇は閉じても，わずかに開いていても構いません。顎の緊張は顎関節症という障害にもつながるくらい大きなインパクトを与える要素であり，マインドフルネスにとっても重要なポイントです。

●──マインドフルネスのプロセス

「外装整えば内装自ずから整う」というのは森田正馬の言葉ですが，マインドフルネス実践の時間，場所，姿勢を設定したら，次はいよいよ気づきの実践へと進みます。「心構え（4）」で説明したように，**マインドフルネスは注意の操作により気づきを繰り返し呼吸に戻すことに尽きます** [▶9]。米国にヴィパッサナー瞑想を紹介したコーンフィールドは，迷走するこころ，すなわち注意の散漫（distraction）こそ「自然なこころの流れ」であり，「この右往左往する注意

と向き合うことがマインドフルネスの核心である」と述べています（Kornfield, 2011, p.13）。この迷走するこころ，散漫する注意と上手に向き合うためには次のステップを踏みます。

（1）ウォーミングアップ

深呼吸を1，2回行ない，周囲の物音，様子，床や椅子の感触，香りなどに，気づくままに注意を向けます。このとき，こころのなかに自然と浮かび上がってくる考え，感情，記憶などにも気づくようにします。この状態がコーンフィールドの言う「自然のこころの流れ」です。こころの流れにしたがって気づきの変化に注意を向けていると，気づきが外界の刺激と内面の反応との両方に広がることがわかるでしょう。

（2）呼吸の気づき（タッチ・アンド・リターン）

自然のこころの流れが確認できたら，次に注意を呼吸に戻します。呼吸は原則として鼻で行ないます。呼吸に気づきを戻すときに深呼吸したり，わざと呼吸をゆっくりさせたりしてはいけません。ただありのままの呼吸パターンに意識を向けるだけです。もし呼吸の速度や深さが自然に変わればそれに注意を払います。呼吸観察のテクニックとして，テーラワーダ仏教では鼻の先や上唇に意識を向けたり（Buddhadāsa, 1976），腹式呼吸による腹部の上下運動を観察するマハーシ法といった方法もありますが，単に呼気と吸気に注意を向けるだけで十分です。練習を重ね，マインドフルネスに慣れてきたら，こうした技法を利用するといいでしょう。

呼吸に注意を払っていると，こころの流れは自然と散漫し，すぐに周りのことがらや他の雑念［▶10］に移ります。これがモンキーマインドですが，「タッチ・アンド・リターン」によってゆっくりと呼吸に気づきを戻します。すると今度は違った方向や対象に注意が向きます。この時点で，これではいけないと思い，自分を叱咤したりすると，ますますとらわれてしまい，遂には繋驢橛（けろけつ）に陥ってしまいます。**どのようなことがあっても「タッチ・アンド・リターン」を繰り返し行ない**ます。

注意の散漫が引き起こすもう1つのトラブルは，呼吸の気づき（タッチ・アンド・リターン）を忘れてしまい，脳裏に浮かんだ考えや記憶などに引きこま

れてしまうことです。こうした没頭体験は催眠などによるトランス状態に類似することは「心構え（2）」ですでに述べました。この場合，没頭から抜け出したら，「タッチ・アンド・リターン」の実行によって注意を再び呼吸に戻します。マインドフルネスの原理は「今ここ」のありのままの観察であると言葉で言うと単純ですが，実際に行なってみると難しく，奥の深いことがわかります。練習を重ね，こうした体験に何度も直面しながら上達してゆくのです。

最初はモンキーマインドや繋驢橛（けうけつ）、没頭、時には睡魔との格闘になりがちですが，これらに対し柔軟で（flexible）優しい（compassionate）態度をもつことです。チョドロン尼師は，「マインドフルネスの実践で重要なことは，こころのなかに起きている会話をイライラせず穏やかに受け流し，和やかな気持ちで今に戻ること，今ここでの身体，今ここでのこころに気づくことです。将来のことや過去の出来事を想像するのではなく，ほんの一瞬でもいいから，今ここでの自分に立ち返るのです」（Chödrön, 2012, p.46）と言います。

(3) マルチモードの気づき

マインドフルネスでは注意を繰り返し呼吸に戻しますが，注意をすべて呼吸に注ぐことではありません［▶11］。**呼吸を中心（anchor）にして，周囲のことがらと自己の内面にも気づく**のです。呼吸に意識を向けながら，部屋の温度を感じつつ，外で遊ぶ子どもたちの声を聞き，こころに浮かんだ考えや記憶などにも気づく。そして再び呼吸に戻る。これがマインドフルネスのプロセスで，精神が安定した状態です。自己の内外で刻々と変化する様々な現実をありのままに，選り好みせず，オープンな態度で見つめ，どこにも留まることがない，という気づきの多様性を筆者は**マルチモードの気づき（multimode awareness）**と呼んでいます。一度に多数のことがらを意識下で認識できるかどうかは現代認知心理学の重要な研究テーマのひとつですが［▶12］，マインドフルネスの練習を続け，マルチモードによる気づきに慣れてくると，呼吸に注意を払いながら同時に多くのことがらにも気づけるようになります。呼吸を気づきの原点にして，さまざまなことについてオープンで，ありのままの観察ができるようになるのです。これがマインドが「フル」になった状態，つまり本来のマインドフルネスです。

マルチモードの気づきを無視して，注意を呼吸だけに絞って集中しようとす

ると，かえって不要な緊張感が生じて力んでしまい，挙句の果てにはモンキーマインドや繋驢橛（けろけつ），もしくは没頭状態に陥ってしまいます。筆者はこれを体験から学んだのですが，チョドロン尼師も「呼吸に払う注意はせいぜい4分の1，残りは呼吸をとりまく空間に向けなさい」（Chödrön, 2012, p.45）とアドバイスしています。

同じことをコーンフィールドも言葉を変えて指摘します。

> 幅広い気づきにオープンになる最も手ごろな方法は耳を傾けること，すなわち自己をとりまく世界の音を聞くことだ。（中略）身の周りの音に注意を向けることはマインドフルネスを開始する絶好の手段となる。すがすがしく醒めた意識と大らかでとらわれない感覚を味わいながら，座る時間を見つけなさい。（中略）これが完了したら呼吸から離れて，周囲の物音に耳を傾ける。うるさい音，静かな音，遠くの音，近くの音に耳を澄ますのだ。何の跡形も残さず，生じては消えてゆく音に注意を注ぐ。しばしのあいだ，リラックスして何にもとらわれず聴きなさい。
> （Kornfield, 2011, p.20［引用者訳］）

周囲の物音に気づくことを述べたこの引用からマインドフルネスが単に呼吸だけに注意を向けるものではなく，マルチモードの気づきであることがわかります。呼吸はマインドフルネスの要（かなめ）であり，これが意識の多重化を可能にし，気づきを深めるのです。

(4) 終了

マインドフルネスを適当な時間行なったら，練習を終えます。MBCTでは「3分間呼吸空間法」と呼ばれる3分間のマインドフルネスが用いられますが，この場合は文字通り3分で終了します。タイマーのアプリを使用する場合は，あらかじめ終了時間をセットして終了の合図にします。もちろん設定時間より長くても短くても構いません。その日のスケジュールや体調によって練習時間を調整することです。毎日一定時間を決めて，欠かさず練習することがマインドフルネス上達の秘訣ですが，形式的なパターンを自分に強いても効果は期待できません。融通を利かせ，そのときのこころと身体の状態を見計らい，練習の長さを調整することです。

以上が単独実践マインドフルネスの方法です。これを練習の枠組みとして気づきの練習に取り組んでください。訓練を継続すると，座ってマインドフルネスを実行しているときだけでなく，歩いているとき，食べているとき，他人と接しているときなど，生活全般において「マインドフルな状態」(being mindful) になります。「初心忘るるべからず」と言いますが，こうした気づきの訓練はマインドフルネスの初心であると言っても過言ではありません［▶13］。

　ここで紹介した「ウォーミングアップ，呼吸の気づき（タッチ・アンド・リターン），マルチモードの気づき，終了」という4ステップは，次章で述べる誘導マインドフルネスにも共通するプロセスです。

●───気づきを高めるエクササイズとテクニック

　マインドフルネスの訓練でまず実感するのは，気づきを維持することがいかに難しいか，自分の現在の生活がいかに気づきから遠ざかったものか，といったことではないでしょうか。筆者も当初このことを痛感させられました。現代社会はマインドフルネスの唱える「今ここ」のありのままの観察が等閑視されやすく，ややもすれば自動操縦の生活になりがちです。このため気づきの重要性はますます高まりつつあるのです。そこでマインドフルネスによる気づきを高めるためのエクササイズとテクニックをいくつか紹介します。

(1) 習慣行動の非自動化

　日常生活で気づきを高める簡単で効率的な方法は，習慣的に行なっていることがらを意識化することです。「何の気なしに」無自覚で実行する現象は認知心理学で行動の自動化（automaticity）(Bargh & Williams, 2006) と呼ばれますが［▶14］，自動化された行動の方法，その行動が起こる時間や場所を変えたりすることにより意図的に行なうと自動化されなくなります。これを行動の非自動化（de-automaticity）と呼びます。たとえば，我々はものを食べるとき何回噛むかを通常意識しません。しかし，噛む回数を決めて意図的に実行すると，今どちらの顎で噛んでいるか，食材の歯ざわりがどのように変化してゆくか，といったことに敏感に気づくようになります。次項で解説するマインドフル・

イーティングはこの現象の応用で，咀嚼行動を非自動化した一例です。こうした習慣行動の非自動化は，日常生活あらゆる場面での応用が可能です。利き手とは反対の手を使ってコンピューターのマウスを操作する［▶15］，目を閉じて歯をみがく，シャツのボタンを下から留める，散歩のとき極度にゆっくりと歩く，通勤や通学の電車でいつもとは違った車両に乗る，ゆっくりと数を数えながら呼吸するなど，習慣化されたパターンにほんの少し変化を加えるだけで，それまで「無意識」に行なわれていた行動がありありと自覚されるようになります。これをマインドフルネスによる気づきとして活用するのです。

（2）マインドフル・イーティング

　MBSRプログラムの導入では，参加者に数個の干し葡萄（レーズン）を渡し，それを口に含んで気づきを高めることから始めます。チョコレート好きの筆者はこれをヒントに，アーモンドチョコレートを用いたマインドフルネス研修を行なっています。もちろん干し葡萄やアーモンドチョコレートだけでなく，食物なら何でも構わないのですが，一口サイズに加工されたアーモンドチョコレートは，甘さとカカオの香りに加え，ツルリとした表面，とろりとろけるチョコレート，中心部の固いアーモンドと数分のうちにさまざまな感覚が口内に広がります。これを実感しながら，味覚はもちろん，それと重なる考えや想い出，感情などにも注意を向けます［▶16］。こうしたマインドフル・イーティング（mindful eating）は，スナックや食事だけではなく，コーヒーや紅茶などの飲み物でも実践できます。臨床的にはマインドフル・イーティングは肥満や摂食障害の治療としても活用されています（Framson, Kristal, Schenk et al., 2009；Kristeller, Baer & Quillian-Wolever, 2006）。

（3）ボディスキャン

　MBSRによって有名になったもう1つのエクササイズにボディスキャンがあります。ボディスキャンはテーラワーダ仏教で利用されるスウィーピング（sweeping）瞑想を変形させた技法だ，とカバットジンはインタビューで述べています（Kabat-Zinn, 2002）［▶17］。ボディスキャンはよくリラクセーションと混同されますが，狙いは「頭から離れて，身体と親密になること」であり，「いろいろな感覚に注意を払い，判断なしにそれらのなかに入って向き合うこ

と」(Kabat-Zinn, 2002)です。マインドフルネスはあくまでも気づきの操作であって、「実践中はつねに呼吸とコンタクトを保つ」(Kabat-Zinn, 2002)ことが強調されます。この点を決して忘れてはなりません［▶18］。

　MBSRのボディスキャンでは、マインドフルネスの気づきを左足の指への注意から始め、足の甲、かかと、足首、脛、ひざ、脚へと進めていきます。これが終わると次は、右足について繰り返します。この様式で両脚から腰、胴体、背中、胸、肩、両腕、首、顔、そして頭の先まで徐々に気づきを続けていきます。「足の指を動かさずに注意を払うことができますか？　これは極めて難しいですよ」(Kabat-Zinn, 2002)とカバットジンは言いますが、これは的を射た指摘です。

　ボディスキャンはこのように複雑ですが、簡略化した方法でも効果はあります(Ussher, Spatz, Copland et al., 2012)。筆者はクライアントのニーズと現状に合わせてボディスキャンの時間と方法を選ぶようにしています。たとえば、ストレス低減を目的とする場合には5分から10分ぐらいの全身ボディスキャンを行ない、慢性疼痛のクライアントに対しては痛む部位、または痛まない部分に1、2分の注意を向けるといったアプローチです。繰り返しますが、このような実践方法のアレンジメントについても、マインドフルネスでは柔軟なこころが最も重要です。

(4) マインドフル・ウォーキング

　テーラワーダ仏教では座位による瞑想に加えて、歩きながら気づきを実践する歩行瞑想も行なわれます(Nyanadhammo, 2003)。歩行瞑想は禅では経行、天台仏教では常行三昧(高川、2005)として実践され、最近では歩行禅と呼ばれることもあります(荒木、2012)。伝統的な座位による瞑想が「静」を主眼としたものであるとすれば、歩行による瞑想は「動」を強調するアプローチです。歩行瞑想は長時間座ることから生じる身体疲労や眠気などを解消する役割も果たし、同時に座位では得ることのできない刺激(風景、路面感覚、身体の動きなど)が加わるため、集中力を養うのにも役立つと言われます(Nyanadhammo, 2003)。医学的には血管内皮拡張によるフィットネス効果は言うまでもなく、単なる歩行に比べてマインドフル・ウォーキングにはうつに効果のあることが確認されました(Prakhinkit, Suppapitiporn, Tanaka & Suksom, 2013)。

伝統的なテーラワーダ仏教の歩行瞑想では，25～30歩ほどの距離を一定時間，通常のペースで繰り返し往復しながらマインドフルネスに励みます（写真参照）。修行僧は両手を前に組み，伏し目がちにしながら一歩一歩足を進めながら，歩くという行為，特に足の動きと身体感覚（足の上げ下ろし，歩幅，身体の動きと静止など）に注意を払います（Sucitto, 1988）。これに対し，曹洞禅では極めてゆっくりとしたペースで，深呼吸に合わせて「動いているかどうかわからないくらいの微々たる歩み」で足を進めます（高梨，2005, p.90）［▶19］。もちろんマインドフル・ウォーキングはこれほど厳密に行なう必要はありません。歩くことに注意を向けながら，身体の動き，こころの反応，周囲のことがらをありのままに観察し，動きに沿って呼吸や体温，筋肉の感覚といった生理反応に意識を向ければよいのです。

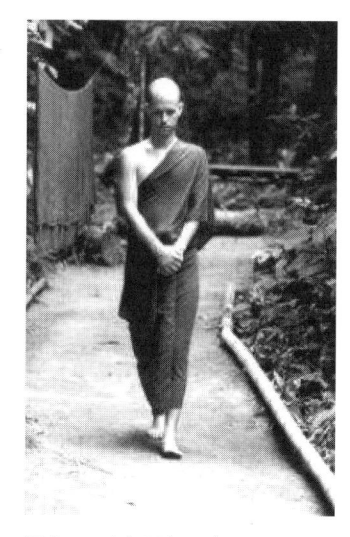

写真――歩行瞑想に励むテーラワーダ僧（Nyaṅadhammo（2003）の表紙から）

　ただしマインドフル・ウォーキングは散歩ではありません。歩行瞑想を行なうテーラワーダ僧が手を後ろに組まず，前で重ねるのはこのためです。マインドフル・ウォーキングはアクティブな注意の操作であり，単なる思索や思惟とは異なります。歩きながら足の動き，足底の感覚，呼吸，手と腕の動き，歩行ペース，肌を横切る風，階段の上り下り，周囲の人々，景色，建物，頭に浮かぶことがら，といったことに刻々と気づきながら，一歩一歩前進していくのです。

（5）動作のマインドフルネス

　マインドフル・ウォーキングやマインドフル・イーティング，さらには習慣行動の非自動化からわかるように，動作を対象にしたマインドフルネスは気づきを高める有効な手段となります。なかでも一定の規範に基づく所作（茶の湯，生け花，書道など）や定型化された動き（舞踊，太極拳，武道の型など）

は反復が基本とされるので,動作に注意を払うマインドフルネスの練習には打ってつけです。禅宗の修行では,起床から洗面,食事,作務,入浴,就寝に至るまで,生活作法が事細かに規定されていますが,これは厳密な規律の遵守によって気づきを高めることを狙いとしたものです。筆者は毎日ヨーガを実践するのですが,このときは呼吸を中心にしながら身体の動きとこころの反応を細かく観察し,マインドフルネスを行うよう心がけています。ヨーガとマインドフルネスは相性がよく,最近ではマインドフル・ヨーガというアプローチまで現われました(Bocchio, 2004)。

　動作を対象にしたマインドフルネスの好例として,炊事のマインドフルネスを実践した女性のケースを紹介しておきましょう(Knaster, 2010, pp.6-7)。この女性は家事と3人の子育てという超多忙なスケジュールから,集中的なマインドフルネスに十分な時間を取ることができないと不満を述べていました。これに対し指導者から「台所で洗いものをするときの動作につぶさに気づくように」というアドバイスを受け,炊事のときは必ず「手の動き,水温,食器を手にした感覚,水洗い,拭き取り乾燥。これ以外には注意を払わず,ただ洗いものだけに集中すること」を実践しました。洗いものをしながら住宅ローンのことが心配になれば,「心配になった」と気づき,注意を再び洗いものに戻す。献立のことを考えれば,「献立を考えた」と認識し,意識を元の洗いものに向ける。このようなインフォーマルな訓練でしたが,「洗いものをするという平凡な動作に注意を払い,それにマインドフルになることによって,多くのことがらがはっきりと感じられ,体験できるようになった。体調の変化,考えと感情の流れ,自分の周囲のことがらなどすべてが活き活きとしている」と述懐しています。この体験を皮切りに,彼女はその後も訓練を続け,現在はハワイのマウイ島でマインドフルネスの指導に携わっています[▶20]。身体の動きに気づくことがマインドフルネス訓練にいかに大きな役割を果たすかが,この例からもわかります。

　以上,気づきを高めるエクササイズとマインドフルネスのテクニックを5つ紹介しました。マインドフルネスがスキルであることはこれまでにも指摘してきましたが,こうしたエクササイズや訓練によってマインドフルネスの実践は着実に進んでいくのです。

●──マインドフルネス実践のトゥイーキング

マインドフルネスを始めると，それまで予期しなかったことやいろいろな疑問が生じます。そこで，これまでに筆者が腑に落ちないと感じたことや，クライアントからよく出される質問のいくつかを，質疑応答の形にまとめてトゥイーキング（tweaking）することにします。トゥイーキングとは聞きなれない言葉かもしれませんが，「微調整する」「ファイナルタッチを加える」ことを意味します。

●マインドフルネスを行なっていると身体が火照るように感じられることがあり，たまには汗をかくこともあります。どうしてでしょうか？

　マインドフルネスとリラクセーションが異なることはすでに述べましたが，副交感神経の活発化は両者に共通する現象です。マインドフルネスとリラクセーションは共に副交感神経の働きを亢進させ，その結果体温が上昇し，場合によっては発汗するのです。本書第3章で紹介した，冷水に浸したシーツを体温によって乾かせることを競うチベット仏教のツンモ瞑想（gTum-mo）はこの原理を応用したものです［▶21］。

●マインドフルネスの最中，雑念が激しくて困ります。これを克服する何か良い方法はないでしょうか？

　マインフルネス実践中の雑念や，それが引き金となって次々と雑念を引き起こすモンキーマインドは，初心者にありがちな現象です。これは集中力というよりはむしろ注意を絶えず呼吸に引き戻す**求心力**［▶22］の不足から生じたものですが，「タッチ・アンド・リターン」を繰り返すことによって次第に克服できます。ですから根気よく訓練を続けてください。

　雑念に対処するための効果的なテクニックとしてはラベリングがあります。マハーシメソッドとも呼ばれるラベリングについては第1章「マインドフルネスとは何か」註10に記しましたが，雑念が生じたら「雑念，雑念」と2回繰り返し，「タッチ・アンド・リターン」を行なって意識を呼吸に戻します。筆者自身の体験では，ラベリングには雑念を脱中心化の効果があり，これによって雑念を乖離（non-identification）させるのだと思われます［▶23］。ラベリングを用いた「タッチ・アンド・リターン」はモンキーマインドの克服には特に有効な手立てです。

- ●職場で仕事の合間を利用してマインドフルネスを行ないたいのですが，何か良い方法はありませんか？

　これには数分間の短い時間で行なうミニ・マインドフルネスがいいでしょう。マインドフルネスの訓練は，可能あれば毎日20～30分間の練習が理想ですが，多くの人によってこれが容易ではないことは想像に難くありません。その点，休憩時間などを利用したミニ・マインドフルネスは合理的で，かつストレスを低減させるという利点もあります。MBCTで行なわれる3分間呼吸空間法はこの典型例です。筆者も連日の心理面接アポイントメントや講義のあいだの2～3分ミニ・マインドフルネスを実行しています。

　ミニ・マインドフルネスの実践には本章（pp.139-142）で述べたマインドフルネスのプロセスの4ステップを利用します。目は開眼でも閉眼でも構いません。適当な場所を見つけ，(1)ウォームアップ（周囲の物音，姿勢や身体感覚，考えや気持ちなどの認識），(2)呼吸の気づき（ありのままの呼吸パターンの気づきと「タッチ・アンド・リターン」の繰り返し），(3)マルチモードの気づき（呼吸をアンカーとした幅広い気づき），(4)終了，というステップを踏みます。たったこれだけですが，ストレス低減や情動調整に奏効します。

- ●マインドフルネスの最中，背中や足が痛くなったり，鼻先がかゆくなったりしたときはどうすればよいでしょう？

　テーラワーダ仏教の文献を紐解くと，瞑想中に生じる身体の不快感についての記述が数多く散見できます［▶24］。静寂で平穏なイメージとは裏腹に，マインドフルネスには痛みなどのつきまとうことが少なくありません。20～30分間足を組み，座位でマインドフルネスを行なっていると，血行が悪くなって足が痺れたり，また受容性気づきの亢進から日頃は意識しない感覚について敏感となり，背中や身体のどこかにかゆみや違和感を感じることは当然です。マインドフルネスの実践に先立ち，このことをあらかじめ知っておいてください。

　身体の不快感に対処する方法には2つのアプローチがあります。1つは不快感そのものを気づきの対象と捉えてマインドフルネスを行なうことです。「痛み」や「かゆみ」というのはすでに言語化された身体感覚であり，実際の体験は刻一刻と変化します。それを「今ここ」の体験としてありのままに観察するのです。このとき，「痛み」と「かゆみ」によって生じる考え（「ああ，嫌だ」）や感情（「辛い」），記憶（前回の思い出），意向（「止めようか」）などについてもしっかりと気づきます。後述するマインドフルネスによるペインコントロールは，この原理を応用したものです。チョドロン尼師は「痛みや喜びに対してすぐさまいつもと同じ方法で反応するのではなく，それらを自然にまかせて変化させてゆくことを忍耐といいます」（Chödrön,

1994, p.179）と言いますが，マインドフルネスは真摯な忍耐を教えるものと言えるでしょう。

　不快感に対するもう1つの対処法は，その原因を直接取り除く（姿勢を変えて痛みや痺れをなくす），もしくは身体感覚をじかに操作する（かゆいところを掻く）ことです。この場合，自分の行動を一つひとつ丁寧に観察し，ラベリングを行ないます。痺れた足に手を添えながら「手を添える，手を添える」，その足を持ち上げるときに「足を持ち上げる，足を持ち上げる」，降ろすときは「足を降ろす，足を降ろす」，と気づきを深めていきます。こうして姿勢を変えたり，かゆい場所を掻くことによって新しい感覚が生じたら，すぐにそれにも注意を払いマインドフルネスを続けます。

　どちらの方法を用いるかはそのときの実践者の判断に任されます。もちろん判断に伴う考えのプロセスにも気づくようにします！

● **マインドフルネスを行なっていると，これまで忘れていたことを思い出したり，大切な案件や良いアイデアが浮かんでくることが頻繁にあります。このとき忘れないようにメモを取りたいのですが，マインドフルネスを中断するのは良くないのでしょうか？**

　マインドフルネスの実践では，身体感覚の領域だけでなく，記憶や自己認知といったことがらをつかさどる脳部位に明確な変化が見られます。これによって古い記憶が呼び起こされたり，新しい考えなどが想起されることはよくあることで，臨床的にも重要な役割を果たします。

　しかしマインドフルネス本来の狙いは，特定のものごとにとらわれずに，流動してゆく「今ここ」の出来事をありのままに観察することです。これがマインドフルネスの実践である，と言っても過言ではありません。マインドフルネスを続けながら，こころに浮かぶことに気づき，気づいたら注意をまた呼吸に戻すだけです。この原則に逆らって，マインドフルネスの最中に気づいたことを忘れないようにとプロセスを中断することは，一種のとらわれです。「あぁ，これは良いアイデアだな」という考えが脳裏を横切れば，それに気づき，注意を再び呼吸に戻すのです。体験から断言できますが，これは「言うは易く，行なうは難し」です。本書の執筆にあたっても，マインドフルネス中に実にさまざまなアイデアが浮かびましたが，それは必ず手放しました。「残念だ」「これを忘れたらどうしよう」「惜しい」といった気持ちや考えが浮かぶのは当然ですが，これらはすべて一時的な現象で，すべてが気づきの対象です。

● **花粉症でマインドフルネス中，くしゃみや鼻水が出ます。解決策はありますか？**

　症状があまりにひどければ，体調が回復するまでしばらく待つのがよいでしょう。

もしそれほどひどくなければ，ティッシュを使いながら行なうことも十分に可能です。この際，くしゃみが出る前のむずむずした鼻の感覚，出終わったあとの爽快感，鼻水の流れ，それを拭きさるときの感触，手と指の動きにも必ず注意を払います。ちなみに，これまでの筆者の体験ではくしゃみの感覚に気づきながらマインドフルネスを続けているとくしゃみは止まることが多いようです。

● **マインドフルネスの最中，ときどきイライラしたり，不安におそわれることがあるのですが，どうしてですか？**

　リラクセーション実行中に不安が生じる現象としてリラクセーション誘発不安（relaxation-induced anxiety）がありますが［▶25］，マインドフルネスの実践中にも同様のことが起こることは十分に考えられます。こうした逆効果は，目標に到達しようと努力すればするほど逆結果が現われるという皮肉過程によって説明できます。マインドフルネスによって気分を落ち着かせようとか，不安を抑えようとすること自体が，反対に焦燥感や緊張を高めるからです。

　マインドフルネスは徹頭徹尾「ありのままの観察」です。不安なら不安，イライラはイライラとして気づくだけです。

　マインドフルネス中に不安や恐怖，焦燥感が発生するもう1つの原因には過去のトラウマが考えられます。自然除反応（spontaneous abreaction）と呼ばれるこの現象はトラウマの再体験であり，注意を要します。マインドフルネス指導者のなかには，トラウマ体験は身体に潜んでおり，それに伴う身体反応はマインドフルネスによるこころの平静（equanimity）を保つことによって消失すると主張する人もいます（Weiser, 2012）［▶26］。これは持続エクスポージャー（prolonged exposure）の変形とみなすと納得できますが，その反面マインドフルネスを困難にすることも確かです。マインドフルネスの訓練とそれを用いたトラウマ治療は別個であり，後者の場合は専門家から適切な指導と治療を仰ぐことが必要です［▶27］。

● **先日マインドフルネスを行なっていたら，外はすでに暗くなっていたのに太陽のイメージが浮かび，目の前が非常に明るく感じる体験をしました。特に恐怖感はありませんでしたが，これは一種の幻覚でしょうか？**

　瞑想中に「非日常的」とか「超常的」と呼ばれる知覚体験の生じることは，仏教者のあいだでよく語られる現象です［▶28］。禅仏教ではこれを魔境と呼ぶことについては本書第1章でも述べました。マインドフルネスの訓練を続け，求心力が増すことによって注意の集中が進むと，雑念が少なくなり，鮮明な色やイメージ，さらには記憶などが湧き起こることも少なくありません。前項で論じたトラウマの自然除反応も同じメカニズムによるものと考えられます。筆者もこれまでに強い白色のイ

メージをはじめ［▶29］，大空を自由に飛び回る鮮烈なイメージ，両腕の感覚消失などといった知覚変化をマインドフルネス実践中に幾度も体験しました。アーチャン・チャー師は，このような現象を単に心的イメージとしてありのままにとらえ，決して恐れたり疑ったりしてはならないと述べています（Chah, 2011, p.84）。しかし，自然除反応などによる強度の不安や恐怖感が生じたり，それが練習後にも持続するようであれば，すぐに専門家に相談することです。

● —— まとめ

　マインドフルネスのエッセンスは気づきの実践です。これには，(1)ウォーミングアップ，(2) 呼吸の気づき（タッチ・アンド・リターン），(3) マルチモードの気づき，(4) 終了，という4ステップを用います。座位でも，仰臥位でも，歩きながらでも，マインドフルネスは慣れるといつでもどこでも実践できます。訓練に際しては呼吸の気づき（タッチ・アンド・リターンの繰り返し），つまり呼吸をベースにしながらマルチモードの気づきを深めることを重んじます。こうした実践を続けていく過程においてさまざまな現象や困難が予想されますが，代表的なものについてトゥーキング形式で解説を試みました。本章は自己を対象とするマインドフルネス（単独実践マインドフルネス）の解説でしたが，次章からはクライアントを対象とした臨床マインドフルネス，および誘導マインドフルネスについて論じます。

註

1——本書第2章註13で紹介した仏教研究家リチャード・シャンクマン（Shankman, 2008, p.4）は，精神統一を「こころが一点に定まった状態」（cittass' ekagattā）と定義し，これに対し精神安定を「こころが落ちついて安定し，幅広い一瞬一瞬の体験に対して気づきを保つ」と定義し，両者を区別しています。この分類によると，マインドフルネスによる気づきは精神安定であって，サマタ瞑想の精神集中ではありません。

2——無門関第19則に記された禅公案の言葉です。趙州従諗の「如何是道」（悟りのこころとはどのようなものですか）という問いに対し，南泉普願が「平常心是道」（平常のこころ，それが悟りのこころである）と答えた禅問答から生まれた言葉です。「ありのままの観察」を主眼とするマインドフルネスの概念は平常心に近いと

筆者は考えています。

3── 仏教瞑想の碩学マハーシ長老（2007, p.36）は，「出息，入息をイメージや形などを想像して瞑想すればサマタ瞑想になり，（中略）息の接触，動きを重視して瞑想するとヴィパッサナー瞑想」になると述べていることから，マインドフルネスにおける気づきと没我（トランス）状態は，微妙な二律背反の関係にあると考えられます。

4── 仏教では視覚・聴覚・嗅覚・味覚・触覚の五感と意識は，それぞれ眼根・耳根・鼻根・舌根・身根・意根による働きであるとみなし，これらを総称して六根と呼びます。

5── グナラタナ師（2011/2012）は，満腹時には睡眠を誘発しやすいのでマインドフルネスには適さないと述べています。

6── 原文は "If the body is uplifted, the mind will be uplifted"（Chödrön, 2012, p.42）です。

7── 結跏趺坐などの座位による長時間の瞑想は，背中や足腰にかなりの負担がかかり痛みを伴います。これゆえ永平寺の典座を務めた高梨尚之師は，「座禅の際に使用する筋力は，通常生活で用いるものとは異なるため，痛みを克服するためには座禅に慣れるしかない。私が仕えたある老師が良くこう言っていた。「まずはじめの数年間は，座禅ができる身体を作ることだ」」と述べています（高梨，2005, p.91）。座位によるマインドフルネスの実践も同様だと考えられます。

8── 同じタイのテーラワーダ仏教でも，ブッダタート比丘は開眼で「鼻先を見つめながら」の実践を奨励し，これによって「顕著な注意集中が生じる」と述べています（Buddhadasa, 1996）。

9── 仏教学者のアンドリュー・オレンヅキー（Andrew Olendzki）は，ネガティブな考えに対するマインドフルネスの用い方としてやはりタッチ・アンド・リターンの実践を勧め，これに Bait and Switch（餌に噛み付かせて内容を変換する）という英語のイディオム表現をあてています（Olendzki, 2013, pp.84-85）。

10── こうした雑念の生じる心理状態は，ニューロサイエンスのセクションで紹介したデフォルトモード・ネットワークによる機能と考えられます（本書第5章「マインドフルネスの科学（1）」）。

11── 呼吸をはじめ，ろうそくの炎などの一点だけを注意集中の対象にして行なう瞑想はサマタ瞑想になります。この瞑想の狙いは意識変容（トランス）状態とされる jhana（禅定）の習得を目指します。

12── 意識状態の単一性をめぐっては，バーナード・バーズがグローバル・ワークスペース理論（the global workspace theory）（Baars, 2005）と呼ばれる説を展開させています。

13── 「初心忘るべからず」は，世阿弥の「是非初心不可忘，時々初心不可忘，老後初心不可忘」（「是非とも初心忘るべからず。時々の初心忘るべからず。老後の初心忘るべからず」）という『花鏡』に記された言葉に由来します。世阿弥はこれを芸の秘義とみなしていました。能の研究家で『世阿弥』を著した白洲正子によると，世阿弥の言葉は「もののはじめの溌剌とした精神を，常時忘れず育めば，永遠の若さが保てるであろう」（白洲，1996, p.59）と解釈できると述べています。初心

がマインドフルネスにおいても必須とされることは，第3章で記した鈴木俊隆老師のベストセラーのタイトル『ゼンマインド，ビギナーズマインド』(*Zen Mind, Beginner's Mind*)（Suzuki, 1970）からも窺えます。

14——マインドフルネスと自動化の関わりについては，Kang, Gruber, & Gray（2013）が認知心理学の立場から詳細な分析を試みています。

15——攻撃性の高い被験者に利き手と反対の手（nondominant hand）を2週間意図的に使わせることにより，攻撃性の低下することが最近の研究によって確認されています（Denson, Capper, Oaten et al., 2011）。この興味深い現象がマインドフルネスと関わっているかどうかは今後の研究課題のひとつです。

16——1993年に米国で放送されたカバットジンによるMBSRのセッションでは，女性参加者の一人がMBSR初日の干し葡萄エクササイズを振り返り，"So stupid!"（何て馬鹿げているの！）と憤りを感じた，と笑いながら回想していました。

17——バキン派のヴィパッサナー瞑想マスターとして著名なS・N・ゴエンカが好んでボディスキャンを用いました。

18——ボディスキャンの行ない方については本書第11章でも詳しく説明します。

19——経行の実践については東隆真師の「『坐禅用心記』に参ずる」（東，2007, pp.250-252）が参考になります。

20——カマーラ・マスターズの例を引きました。彼女は本書第2章で紹介したムニンドラ師からマインドフルネスの指導を受けています。詳細は文中の引用文献に記されたものです。

21——ツンモ瞑想の神経認知および生理メカニズムについてはKozhevnikov, Elliott, Shephard & Gramann（2013）が参考になります。

22——「もし雑念が生じたら，注意を再びマインドフルネスの対象（引用者注——呼吸）に戻し，これを繰り返す」（Shankman, 2008, p.13）。ここで説明されているものが求心力です。

23——脱中心化（decentering）については本書第1章および第6章で言及しました。この概念の臨床意義に関しては類似する乖離（non-identification）とともに第9章であらためて解説します。ラベリングの神経生理機制が内側前頭葉前野，前頭前野腹外側部，右側前頭前野腹外側部，および扁桃体と関わっており，不快感情を抑制することについてはCreswell, Way, Eisenberger & Liberman（2007）に詳述されています。

24——たとえば，Chah（2011, p.364），グナラタナ（2011, pp.82-85），Mahasi（1979, p.28；2007, pp.37-42；undated, pp.169-170）などです。

25——リラクセーション誘発不安はボーコベックが研究を行ない，次の論文に詳細しています（Heide & Borkovec, 1983；Borkovec, Mathews, Chambers et al., 1987）。

26——テーラワーダ仏教瞑想テキストの古典『清浄道論（Visuddhimagga）』に記載された，屍のイメージに精神を集中させる訓練がエクスポージャーと類似することは本書第7章で述べました。

27——精神科医のミラー（Miller, 1993）は，過去のトラウマ体験からマインドフルネス実践中に心理的苦痛を引き起こし，遂にはパニック発作にまで至った症例や，そ

れまで自覚しなかった幼少期の性的虐待にまつわる怒りと嫌悪が発生しフラッシュバックを起こしたケースなど，マインドフルネスとトラウマの関係についての興味深い3例を論じています。このことからマインドフルネスによってトラウマ再体験の起こることが推察できます。

28——ビルマのテーラワーダ仏教瞑想熟練者（パーリ語Sotāpanna／預流果）を対象にした最近の研究によると，瞑想の上達により，（1）知覚の鋭敏化，（2）知覚処理の相互依存性理解，（3）知覚における主観性／客観性の消失，および（4）非概念化の知覚，という4種の変化が見られることが確認されました（Full, Walach & Trautwein, 2013）。

29——脳波測定による最近の研究によると，禅瞑想中に生じる白色の知覚はα脳波がブロックされることにより生じると考えられています（Lo, Huang & Chang, 2003）。

9 臨床マインドフルネス(1)
情動調整

　マインドフルネスの臨床は広範囲にわたりますが，第三世代の行動療法のコンポーネントとしての利用が最もさかんです。応用領域は，情動調整，ストレス，うつ，不安疾患，疼痛，薬物依存（再発予防），パーソナリティ障害の7領域です（Braboszcz, Hahusseau & Delorme, 2010 ; Germer & Siegel, 2012 ; Germer, 2005b ; Herbert & Forman, 2010 ; Leahy, Tirch & Napolitano, 2011）［▶1］。本章以降ではこうした症状や疾患に対して第三世代の行動療法によるマインドフルネスがどのように活用されるかを考察していきます。これには，まず臨床場面で行なう誘導マインドフルネスの方法について述べ，次いで情動調整の概念およびその臨床テクニック（ラベリング，脱中心化，メタファー）について解説することにします。

●──臨床マインドフルネスの適用範囲

　表❶は，第三世代の行動療法の主流アプローチ（MBSR，MBCT，DBT，ACT，メタ認知療法）と，マインドフルネスが適用される7項目の症状と障害（情動調整，ストレス，うつ，不安疾患，疼痛，薬物依存（再発予防）パーソナリティ障害）の適用についてまとめたものです。

　表❶の作成にあたっては，第5章と第6章で検証したマインドフルネスの学術文献に加え，第三世代の行動療法の代表的な臨床テキスト（MBSRおよびMBCT = Herbert & Forman, 2011 ; DBT = Marra, 2007 ; ACT = Eifert & For-

アプローチ 症状・障害	MBSR	MBCT	DBT	ACT	メタ認知療法
情動調整	＋＋	＋＋	＋＋	＋＋	＋＋
ストレス	＋＋				
うつ	＋＋	＋＋	＋＋	＋＋	＋＋
不安疾患	＋＋	＋＋	＋＋	＋＋	＋＋
疼痛	＋＋	＋＋		＋＋	
薬物依存（再発予防）	＋＋		＋＋	＋＋	
パーソナリティ障害			＋＋ （境界性）		

表❶——第三世代の行動療法で用いられるマインドフルネスの適用範囲

syth, 2005；メタ認知療法＝Wells, 2009）を参考にしました。学術文献と臨床テキストとのあいだには多少の食い違いが見られますが［▶2］，臨床マインドフルネスの症状と障害に対する適用の大筋がこの表から把握できます。

　7項目の主要症状・障害を見ると，情動調整，うつ，不安疾患の3つが，すべての臨床マインドフルネス治療対象となっています。次いで疼痛と薬物依存（再発予防）には3種のアプローチが，ストレスとパーソナリティ障害にはそれぞれマインドフルネス応用を主な特徴とするMBSRとDBTが見られます。一方，臨床マインドフルネスの適用範囲から俯瞰すると，MBSRが6項目と最多で，次いでDBTとACTが5項目，MBCTが4項目，メタ認知療法が3項目となっています。

　同じ障害に対して異なる種類のアプローチが用いられることは，臨床マインドフルネスの選択肢が豊富であり，多数のテクニック適用の可能性を示します。以下，マインドフルネスが適用される7つの主要症状と障害を4種類の疾患カテゴリーに分類し，それぞれのカテゴリーごとに臨床マインドフルネスのテクニックを紹介しましょう。本書第4章で，マインドフルネスのパラダイムには「分散型」と「統合型」があると指摘しましたが，こうした疾患別による臨床マインドフルネスの技法は「分散型」に相当します。4種類の疾患カテゴリーは，（1）情動調整，（2）心理疾患（うつ，不安疾患），（3）身体症状（疼痛，ストレス），（4）衝動抑制（薬物依存（再発防止）およびパーソナリティ障害症状）です。しかし各疾患カテゴリーへの適用を見る前に，まず臨床マイ

ンドフルネスの基盤である誘導マインドフルネスの方法を具体的な解説から始めましょう。

●── 誘導マインドフルネス

　誘導マインドフルネスは臨床場面でマインドフルネスを教える最も効果的な方法です。これによってクライアントにマインドフルネスを直接体験させ，徐々に単独実践マインドフルネスへと移行させていきます。これには，本書第8章で紹介した単独実践マインドフルネスの4ステップ（ウォームアップ，呼吸の気づき（タッチ・アンド・リターン），マルチモードの気づき，終了）を踏まえます。

(1) ウォームアップ
　「気楽に1～2回深呼吸してください。目は開けたままでも，閉じても，半眼でも構いません。**意識的に行なうことは何もありません。**ただ気づいたことに注意を払うだけで十分です。自分の周りで起こっていることに気づきますか。壁にかかっている時計のカチカチという音，腰かけているソファーの感覚，本棚に並んでいる書籍（閉眼の場合，まぶたに映るライト）などさまざまです。周囲だけでなく，自分の手足や顔，首筋など身体の感覚にも気づいてください。もちろん頭のなかに浮かぶいろいろな考え，イメージ，感情など，こころの内面のこともあります。すべて注意のおもむくままにまかせて気づいてください」

(2) 呼吸の気づき（タッチ・アンド・リターン）
　「周囲や内面のことに気づいたら，**注意をゆっくりと呼吸に向けてください。**といっても呼吸のペースを変えたり，深呼吸したりする必要はありません。マインドフルネスは単に気づきのエクササイズで，リラクセーションではありません。**こころは好き勝手にどこでも自由に動き回りますから，呼吸に気づいたらまた他のことに移るでしょう。**そうしたら，移ったことに気づいて，再び注意を呼吸に戻してください。呼吸するとき，鼻先に空気の出入りするのを感じ

ますか。そのときの上唇の感じはどうですか。こうしたことにも注意を払いましょう。もちろん注意は動き回ります。どこに注意が向いても再びやんわりと呼吸に戻してください。**気づいたことにタッチして，優しく呼吸にリターンする**。これをタッチ・アンド・リターンと呼びます。このタッチ・アンド・リターンを繰り返します」

(3) マルチモードの気づき

「タッチ・アンド・リターンを繰り返していると，**呼吸しながら他のことにも気づくでしょう。吸う息と吐く息に注意を向けながら，周囲や内面のことにも同時に気づきます。この場合も，タッチ・アンド・リターンして注意をもう一度呼吸に戻します**。もし呼吸に注意しながら考えが転々としたら，気づいたことにタッチして，呼吸にもう一度リターンします。気づきたことに絶えずタッチし，元の呼吸にリターンするだけです」

(4) 終了

「このまましばらくタッチ・アンド・リターンの気づきを繰り返してください。そして**適当なところでストップしてください**」

　これが誘導マインドフルネスの教示の基本です。MBCTの「3分間呼吸空間法」(the "3-minute breathing space") と同じように，この4ステップの誘導マインドフルネスも3〜5分で完了します。
　スクリプトのなかで太字で記した箇所は重要ポイントです。(1)「ウォームアップ」の「**意識的に行なうことは何もありません**」は，マインドフルネスは意図的に何かを起こそうとする行為ではないことを示すコメントです。注意の操作は例外として，マインドフルネスはMBCTでいう「あることモード」であり「することモード」ではありません。これを冒頭でクライアントに明示するのです [▶3]。
　(2)「呼吸の気づき（タッチ・アンド・リターン）」では，呼吸への注意（「**注意をゆっくりと呼吸に向けます**」），注意の散漫性（**こころは好き勝手にどこでも自由に動き回りますから，呼吸に気づいたらまた他のことに移るでしょう**），そしてタッチ・アンド・リターン（「**気づいたことにタッチして，優しく**

呼吸にリターンする」）の3点を強調します。呼吸に対する注意の操作にあたり「ゆっくりと」とか「優しく」といった言葉を添えるのは，マインドフルネスの実践に伴いがちな力みを抑え，ネガティブな考えや感情も素直にありのまま受け容れる「あることモード」を促進させるのが狙いです。注意の散漫性についての教示は，モンキーマインドや繋驢橛（けろけつ）が生じることを予測したものです。タッチ・アンド・リターンはマインドフルネスの核心であり，臨床マインドフルネスはすべてこれにかかっています。

　(3)「マルチモードの気づき」では，気づきの多様性，すなわち自己の内外のことがらと呼吸との両方に気づきが行きわたるように指導します。マインドフルネス実践中，仮にネガティブ（不快）な考えやイメージ，記憶，情動などが起こったとしましょう。この場合，「**呼吸しながら他のことにも気づくでしょう。**（中略）**周囲や内面のことにも同時に気づきます。この場合も，単にタッチ・アンド・リターンして呼吸にもう一度注意を戻します**」という指示は，不快感を無視したり，過剰な注意を払うたりせず，他の感情や思考も含めて繰り返し呼吸に注意を向けながら，気づきの軌道修正を行なうことを指示します。このプロセスを通じて，思考，感情，身体感覚との一体感を体験し，それに固執しないことが「マインド」＋「フル」の治療機制と考えられています（Shapiro, Carlson, Astin & Freedman, 2006, p.379）。特にネガティブな思考や情動にとらわれず，一定の距離を置いて眺める脱中心化［▶4］は臨床効果があります。脱中心化に伴う大脳部位の変化については本書第5章で説明しました。

　(4)「終了」の「**適当なところでストップしてください**」という表現は，クライアントが自発的にマインドフルネスを終えることを指示します。誘導マインドフルネスはセラピストの援助によって行なわれますが，クライアントの自力による単独実践マインドフルネスへの架け橋であることを忘れてはなりません。

　たった数分間の誘導マインドフルネスですが，クライアントの反応は「緊張がほぐれた」「こころが安らぐ」「気持ちが落ち着いた」といったものが多く聞かれます。スクリプトに示したように，セラピストは注意操作について明確な指示を与えつつ，同時にクライアントへの共感を示します。これが誘導マインドフルネスを成功させる秘訣です。本書第1章でマインドフルネスの教示と催眠暗示とのあいだに共通性が見られることを指摘しましたが（Lynn, Malaktaris, Maxwell et al., 2012），催眠言語，すなわち指示を与える技術がマイ

ンドフルネス指導にとっても有効であるという見解には筆者も同感です。後述するメタファーはその好例と言えるでしょう。

　誘導マインドフルネスはすべての臨床マインドフルネスの基本ツールです。これをフル活用してクライアントにマインドフルネスを体験させ，自宅でも実践するよう勧めます。そのため誘導マインドフルネスのセッションを録音してクライアントに渡すのもいいでしょう。援助なしの単独実践マインドフルネスはなかなか難しいことが多く，「面接室では簡単なのですが，自宅ではできませんでした」というフィードバックもよく聞かれるので，支援者の工夫が必要です。

●───マインドフルネスと情動調整

　情動調整（affect/emotion regulation）とは文字通り，感情とそれに伴う身体反応（情動）を調整することで，臨床心理学では「特定の情動を，いついかなる形で体験し，表現するかに影響をおよぼす数種のプロセス」と定義されます（Gross, 1998, p.275）。つまり感情の上手なコーピングです。仏教ではこれを「こころをおさめる」と称し，『法句経』（Dhammapada）の第3章35句には，「こころは，捉え難く，軽々とざわめき，欲するがままにおもむく。その心をおさめることは善いことである。心をおさめたならば，安楽をもたらす」（中村，1978, p.15）と記され，マインドフルネスがこれを達成するための手段となるのです。仏典にはまた次のような記述もあります。

> （呼吸によるマインドフルネスによって）比丘は自己の感情，もしくは他人の感情，もしくは自己と他人の感情を熟慮する。感情がどのように生じ，流れ去り，または生じて流れ去るのをみるのである。「感情はかの地にある [▶5]」——知識とマインドフルネスによって，この歴然とした自覚がはっきりとこころに備わり，この世のどのようなことにもとらわれない，染まらない生活を送る。比丘はこのように感情を熟慮して生きるのである。
> 　　　　　　　　『中部経典』（中阿含経）10（Nyanatiloka, 2000, p.137 ［引用者訳］））

チャー師（Chah, 2011）やコーンフィールド（Kornfield, 2011），チョドロン尼師（Chödrön, 2013）などの奨励する瞑想，すなわちピュア・マインドフルネスはこの流れを汲んだものです。仏教瞑想が臨床マインドフルネスとして発展していく過程で，ピュアマインドフルネスの正知は情動調整として発展することになったと言っても過言ではないでしょう（Chambers, Gullone & Allen, 2009）。

臨床ワークで情動調整が重視される理由としては，情動調整の失敗（dysregulation）が，(1) 広範囲にわたる障害や疾患と関わり，(2) 感情と体験の回避（avoidance）または過剰化（overengagement）を誘発し，その結果，(3) 症状と障害をさらに悪化させることが指摘できます（Boulanger, Hayes & Pistorello, 2010 ; Hayes & Feldman, 2004 ; Leahy, Tirch & Napolitano, 2011 ; Werner & Gross, 2010）。適切な情動調整はネガティブな認知システムをコントロールすることにつながり，さまざまな障害にポジティブな影響を与えるのです。

情動調整の方法には問題解決によって情動の安定を試みる「問題中心型」と，ネガティブな感情の低下を図る「感情中心型」の2種類がありますが（Gross, 1998, p.274），臨床マインドフルネスは後者に属します。情動調整は臨床マインドフルネス全般で強調されますが［▶6］，なかでもACTとDBTで特に重視されます。

筆者はこれまでの臨床体験から，物事や出来事に対して過剰に反応しない態度，英語で言う"nonreactivity"（落ち着き）［▶7］の養成がマインドフルネスの最も大きな収穫だと考えています。ネガティブな感情を緩和させるスキルや能力，つまり情動を適度に調整する技量が欠けると，些細な出来事に対しても大袈裟な反応を示したり，狼狽しがちとなります。マインドフルネスはこうした傾向を抑制させ，情動調整を図るのです。

● ── **臨床テクニック**

誘導マインドフルネスの4ステップだけでも情動調整の効果が現われることは，すでにニューロサイエンス研究によって確認されていますが，場合によってはこれだけでは十分でないこともあります。このような場合，ラベリング，

脱中心化，およびメタファーを活用します。

❖ ラベリング（labeling）

マハーシメソッドとも呼ばれるラベリングは，情動調整に関わる大脳前頭前野と扁桃体と関連します（本書第1章註13）。感情や思考のラベリングはまた一種のエクスポージャー的な役割を果たすとも考えられ（Kircanski, Lieberman & Craske, 2012），単なる気づきだけでは十分にコントロールの効かない不快感，マイナス感情，自動思考，とらわれ（反芻思考）などに効果を発揮します。ラベリングを情動調整として用いるには，次の教示を加えます。

> 「自分の周囲や内面のことにいろいろ気づいたら，ゆっくりと呼吸に注意を向けてください。嫌な考えや不快な感情が何度も繰り返されるようであれば，それに気づくたびに「考え，考え」「感情，感情」と2度ラベリングします。そして注意を再び呼吸に戻してください。もしイメージが起こったなら「イメージ，イメージ」と同じようにラベリングして，注意を呼吸に戻します。考えや感情，イメージの内容には注意を払う必要はありません［▶8］。単に「考え，考え」「感情，感情」「イメージ，イメージ」とラベリングしながらタッチして，そして呼吸にリターンするだけです。このラベリングとタッチ・アンド・リターンを焦らずに，繰り返し行なってください」

筆者が診たあるクライアントは，不安と感覚感受性が高く，誘導マインドフルネスを行なったところ，不安イメージが強すぎて呼吸へのタッチ・アンド・リターンができない状況でした。そこでラベリングを説明し，これを誘導マインドフルネスに加えたところ，効果が即座に現われました。ラベリングの応用を示す好例です。

❖ 脱中心化（decentering）

脱中心化を強調することも情動調整が困難なクライアントには効果的です。臨床マインドフルネスでは，脱中心化は無執着（detachment）や非自動化（deautomatization），情動との非一体化（Non-identification with emotion［▶9］）とも呼ばれ，思考や感情は「今ここ」で生じた単なる心的な出来事（mental events）にすぎず，その内容は自己を規定するものではない［▶10］とみなす見

解です（Teasdale, Moore, Hayhurst et al., 2002, p.276）。これはACTの「認知の文脈性変換」（本書第7章参照）に相当するもので，マインドフルネスの基本原則であり，思考内容の論理的変化を大綱とした従来の認知行動療法との分岐点です。

　脱中心化の促進には，誘導マインドフルネスのマルチモードの気づきの段階で，クライアントに次のような教示を与えます。

>　「呼吸に気づきながら，頭に浮かぶ考えや感情に注意を向けてください。するといろいろなことが頭のなかに浮かんできます。不愉快な感情（キレそうな感じ，イライラ，悲しみ，など）や考え（「自分はダメな人間だ」「人はみな自分のことを嫌っている」など）に気づいたら，それはそのままにしておいて，吸う息と吐く息に注意を向けます。イメージや想い出，身体の感覚についても同じです。気持ちや考えやイメージ，感覚はつねに変化するので，1つのことに注意を向けると，他のことは消え去り，それもまた変わっていきます。こころの動きはさらさらと流れる小川と同じで，流れにそって泡が次々と現われては消え［▶11］，嫌な気持ちや不愉快な考えも，こころの動きにしたがって自然に変化します［▶12］。**考えや感情，記憶，イメージも，単なる考えや感情，記憶，イメージにすぎませんから，それを観察するだけでいいのです**。今ここで呼吸に注意を向けながら，それらを観察してください。（ポーズ）オープンな態度でこころに接し，好き，嫌い，怖い，不快に関係なく自分の気持ち，考え，身体の感覚などに気づきを向けるのです。そして，それを見つめている自分にも気づいてください。**気持ちは気持ち，考えは考え，それに気づく自分は自分です**」

　脱中心化でネックとなるのは，臨床マインドフルネスの主要概念である，**不快な感情や思考は自己ではない**というコンセプトが理解しにくいことです。このため，「(自分は)怒っている（悲しい，不安だ，等々）」という体験と，「(自分は)今，怒り（悲しみ，不安，等々）の気持ち（考え，身体感覚）に気づいている」という気づきとは別物である，という事実に着目するよう指導します［▶13］。前者は体験された情動による**自己の定義**（"I am angry (sad, anxious, etc.)"）であり，後者は自己の**情動知覚の定義**（"I am aware of angry (sad, anxious) feelings (thoughts, body feelings, etc.) now"）です。文中で強調した「**考えや感情，記憶，イメージといったことがらも単なる考えや感情，記憶，イメージにすぎず，それを観察するだけです**」「**気持ちは気持ち，考えは考え，**

そしてそれに気づく自分は自分です」はこれを示す教示です。

　こころに生じた不快な情動や悲観的な思考は単にそのまま情動や思考として受けとめる。それらはこころの流れにすぎない。これの体験知が脱中心化を成功させるカギと言えるでしょう。

❖ メタファー（metaphor）

　気持ちや考えを単に感情や思考として観察するという脱中心化による情動調整は，メタファーによって行なうことも可能です。メタファーは臨床催眠の技法と誤解されがちですが，メタファーには抽象的で理解しにくい概念をわかりやすくする機能があり，マインドフルネスをはじめ一般臨床でも十分応用がききます（大谷，2015）[▶14]。脱中心化の理解が困難なクライアントには，次のようなメタファーを誘導マインドフルネスに導入するのが効果的となります。以下に示すのは「嵐の空模様」[▶15]と呼ぶ一例です。

「我々のこころは青く澄みきった大空で，そこにはたくさんの雲が通り過ぎていきます。白い大きな入道雲もあれば，きれいな夕焼け雲もあるし，薄暗くて雨や雷を伴う真っ黒な雲もあります。これらはみんな感情の雲で，あなたが悩んでいる嫌な気持ち（怒り，罪悪感，寂しさ，など）は暗黒雲です。これがやってきたら，まず屋内に避難して，雨や嵐から身を守ることが第一です。決して外でじっとしていたり，屋根に上って嵐の雲を吹き飛ばそうなどとしてはいけません。屋内の安全な場所に入って，こころを落ち着かせるのです。空が気になったら，窓から外を見てください。このとき空をじっくり眺めてかまいません。黒い雨空はどんな形だろう？　大きさはどれくらいかな？　雨は降っているのだろうか？　雷は？　風は？　などと興味をもっていろいろなことを観察するのです。しかし部屋のなかにいるので安全です。外を眺めていると，そのうちほんの微かですが，何かが変化していることに気づきます。嵐雲もじっと止まっていません。スピードが速いか，遅いかはわかりませんが，雲は必ず通り過ぎてゆきます。そしてその後ろには青空がいつも控えています。安全な部屋から空を眺めるように，呼吸を基盤に，こころの大空を通り過ぎてゆく感情の雲を観察してください。感情に気づいたら，優しく呼吸に戻ります。これをしばらく続けてください」

　このメタファーでは，不快な感情はそのままにして，少し距離を置いた観点

から見つめていること（気づき），その感情が一過性で変化していくこと（情動変化），屋内から暗黒雲を観察すること（自己と情動との非一体化）が示唆されています。これらはすべて脱中心化の中心概念です。メタファーの利用は困難な臨床マインドフルネスの基本概念を明確にするので，誘導マインドフルネスによる治療効果を促進させることにつながります。

●──まとめ

　第三世代の行動臨床療法のマインドフルネスは7つの領域（情動調整，ストレス，うつ，不安疾患，疼痛，薬物依存（再発予防），パーソナリティ障害）において最も頻繁に活用されています。本章では臨床マインドフルネスの基本である誘導マインドフルネスについて解説し，次いで情動調整の臨床テクニックとしてラベリング，脱中心化，メタファーについて論じました。次章では，うつと不安疾患に対する臨床マインドフルネスを紹介します。

註
1──認知行動治療法以外でのマインドフルネス応用は，精神分析やセラピストのセルフヘルプなどですが，理論やテクニックが統一されていないことから本書では割愛しました。
2──表❶に示した症状と障害の分類は大まかなカテゴリーです。たとえば，うつに対するMBSRの効果はうつ反応に対するものであって，うつ障害への効果は未確認のままです。不安疾患も同様で，マインドフルネスは全般性不安障害（GAD），PTSD，パニック障害，強迫性障害などに応用されていますが，すべての臨床マインドフルネスのテクニックがこれらに対して適用されているわけではありません。
3──「あることモード」は自律訓練法の「受動性注意集中」や催眠感受性の「自我受容性」に類似する概念と考えられます。これらの概念に通じたクライアントにはこうした用語で説明することも可能です。
4──脱中心化の定義とその臨床マインドフルネスへの応用については，本書第1章註22で解説しました。
5──英訳は"Feelings are there"ですが，この場合の"there"は"in that place"「かの地」という意味で，近距離と親和性を示す"here"「この地」と対立する表現です。
6──情動調整の代表的なテキストには，グロス（Gross, 2009）の編集による*Handbook of Emotion Regulation*や，リーヒー，タルク，ナポリターノ（Leahy, Tirch & Napoli-

tano, 2011）の実践マニュアル *Emotion Regulation in Psychotherapy : A Practitioner's Guide* があります。

7——Nonreactivityの概念と訳し方については，本書第6章「マインドフルネスの科学（2）」の註3で解説を加えました。

8——個々の思考や感情，イメージの内容にタッチしないのは，これらに対するとらわれを防ぐためと思われます。『中部経典』（中阿含経）10によると，仏教瞑想の視座からみた情動は具体的な記述によらず，（1）自己にとって快いもの，（2）不快なもの，（3）快くも不快でもないものとの3種に区分され，これに（1）欲望を駆り立たせる情動と（2）欲望を駆り立たせない情動との2種が加わり，合計6種が記載されています。

9——Identificationやidentityといった用語は通常「同一化」や「同一性」などと訳されますが，英語本来の意味は，（1）身分を証明する，出自をつきとめる，および（2）心理的な一体感をもつ，一体化する，という2つです。自我同一性（self-identity）の場合は前者のカテゴリーですが，情動とのidentificationは明らかに後者の意味です。自己を即時的な情動と一体化させない，という原意を反映させて「非一体化」と訳しました。

10——一般意味論（general semantics）の大家Ｓ・Ｉ・ハヤカワは，アルフレッド・コージブスキーの"The map is not the territory"（「地図は現地ではない」）（Hayakawa, 1941）という語句を有名にしましたが，これは脱中心化と同義です。

11——鴨長明の『方丈記』の書き出し，「行く河の流れは絶えずして，しかももとの水にあらず。よどみに浮かぶうたかたは，かつ消え，かつ結びて，久しくとどまりたるためしなし」は，マインドフルネスによる脱中心化を見事に言い当てた名文と言えるでしょう。

12——ACTと比較されることの多い森田療法では，これを「こころの流転」と呼んでいます（森田，2012）。

13——ACTで用いられる文脈の転換（本書第7章参照）テクニックです。仏教の無我（*anatta*）に相当します。

14——臨床催眠観点からのメタファーの一般応用については大谷（2011）に述べました。

15——チョドロン尼師の，「天気のようなもので，考えは通り過ぎていきます。（中略）考えは今，ここでの現実ではありません。こころの大空を通り過ぎさせなさい」（Chödrön, 2013, p.68）からヒントを得て，筆者がスクリプトにしました。催眠暗示におけるメタファーについては高石・大谷（2012, p.286）を参照してください。

10 臨床マインドフルネス(2)
心理疾患

　第9章で見たように，ピュア・マインドフルネスか臨床マインドフルネスかを問わず，情動調整は両方で重視されますが，うつや不安などの心理疾患の治療はもちろん後者に属します。うつと不安をまとめて臨床マインドフルネスの適用を論じることは少々無謀に感じられるかもしれませんが，**本書はあくまでも臨床マインドフルネスの入門書であって，疾患別の第三世代の行動療法の解説マニュアルではありません**。そのため本章では，心理疾患に関する臨床マインドフルネスの理論とテクニックについて解説することにします。

　マインドフルネスを用いた行動療法を系統的に追及したい読者には，シーガル，ティーズデール，ウィリアムズ（Segal, Teasdale & Williams, 2007 ; MBCT），マーラ（Marra, 2012 ; DBT），アイファートとフォーサイス（Eifert & Forsyth, 2012 ; ACT），ウェルズ（Wells, 2012 ; メタ認知療法）などを勧めます。個別の不安障害（社会不安，全般性不安，強迫，心的外傷後ストレス）についてはオシロゥとレィマーの編集によるテキスト（Orsillo & Roemer, 2005）が参考になるでしょう。

●──マインドフルネスと心理疾患

　うつや不安といった心理疾患に対する臨床マインドフルネスでは情動調整ととらわれ（rumination）に焦点が当てられます（Chambers, Gullone & Allen, 2009 ; Heeren & Philippot, 2011）。とらわれ（反芻思考）[▶1] とは「症状にま

つわる，とめどもない考え」(Michl, McLaughlin, Shepherd & Nolen-Hoeksema, 2013, p.339) のことで，「うじうじと思い悩む」「気を揉む」「くよくよする」といった表現はこれを表します。当初はうつとの関係が疑われていたのですが，最近では不安との関連も研究されはじめました [▶2]。

とらわれに対してはマインドフルネスによる**脱中心化**が有効です。とらわれの特徴である反芻思考は単なる一過性の心理現象であり，「今ここ」の自己を定義するものではないとみなすのです。脱中心化はとらわれの軽減だけでなく，プラス思考を亢進させることも最近になって判明しました (Heeren & Philippot, 2011)。とらわれの緩和により，これまでアクセスできなかった体験や記憶への認知が可能になった結果だと考えられます (McCracken, Gutiérrez-Martínez & Smyth, 2012)。

うつに対する臨床マインドフルネスでは脱中心化と並んでマイナス感情と思考の**受け容れ**（acceptance）が重視されます。精神的な苦しみや悩みは避けて通ることのできない現実であり，これをありのままに受け容れ，それに直面する自己を暖かく見守るという自己への思いやり（compassion）が最新の第三世代の行動療法では重視されるようになりました (Gilbert, 2012)。この考え方は仏教の慈悲（karuṇā）から派生した概念です。フロイトの影響を受けた精神分析的心理学では，自己に対する肯定的な配慮や概念はややもすれば自己愛（ナルシシズム）といった半ば病的なニュアンスで解釈される傾向の強いことを考えると，臨床マインドフルネスはうつの臨床に新しい展望を開いたと言えるでしょう。

前章では情動調整で用いる誘導マインドフルネスのスクリプトを記しましたが，受け容れと思いやりの教示としては以下のようなものが適切です。

「呼吸に注意を払いながら，静かにタッチ・アンド・リターンを繰り返してください。イライラしたり，気が滅入ったりする考えや感情に気づいたら，それを観察している事実に注意を向けてください [脱中心化]。こころがどのような状態にあっても，呼吸に合わせてゆっくりとタッチ・アンド・リターンを続けてください。感情や考えは選り好みせず，あるがままに気づき，つねに注意を呼吸に戻します。気分を沈めたり不安にさせたりするような考え，想い出，イメージは単にこころに浮かんだ出来事にすぎません。空を通り過ぎてゆく雲のようなものですから，そのまま見つめるだけです [受け容れ]。「良い考え」「悪

い考え」「楽な気持ち」「嫌な気持ち」というのは，すでに判断された考えや感情です。大海原には絶えず大きな波や小さな波があり，四季の季節が訪れては移り過ぎてゆくように［メタファー］，こころも気楽であったり，心配になったり，悲しくなったり，いつも変化しています。これがこころの流れです。どのような考えが浮かび，どのような気持ちになってもこうした変化に気づき，受け容れ，決して自分を責めない優しい自分が，呼吸による気づきとともにいます［思いやり］」

　この例に示された脱中心化，受け容れ，思いやりによる誘導マインドフルネスは，うつと不安の臨床治療において効を奏することが判明しています（Neff & Germer, 2013；van Dam, Sheppard, Forsyth & Earleywine, 2011）。不安障害における強迫思考や侵入的なトラウマ記憶に対しては脱フュージョンとマインドフルネス・エクスポージャーを応用します。

●───臨床テクニック

　脱フュージョン（defusion）とマインドフルネス・エクスポージャーはPTSDや強迫障害などの不安に対するテクニックとしてACTとDBTで用いられます。

❖脱フュージョン
　ACT理論では「思考と現実の区別がつかなくなる」**認知フュージョン**と呼ばれる状態が心理問題の根底にあると考えます（熊野，2012, p.183）。これゆえ従来の認知再構成法のように「（誤った）考え方を変える」のではなく，「思考の過ちにつながる特定の言語機能の変換作用をしばらく中断させ，（中略）思考は単なる思考にすぎず，現実と整合するものではない」ことを明確にすることに焦点がおかれます（Blackledge, 2007, p.557）。これによって**思考に対する態度を転換させ**，問題の原因とされる認知フュージョンを解体し，不安の緩和と抑制を図るのです（本書第7章参照）。これが**脱フュージョン**です。
　ACTの脱フュージョンは単一のテクニックではなく，熊野（2012, p.184）によると（1）マインドフルネス，（2）思考の観察，（3）ラベリング，（4）パラドックス反応，（5）ワードリピーティング，という5種類のテクニックから

構成されます。これらのうち，マインドフルネス，思考の観察，ラベリングは臨床マインドフルネスの基礎技法です。パラドックス反応とは，「もし〜が起こったらどうしよう」といった強迫思考に対し，「何度も注意してくれてありがとう」といったパラドックス（逆説）的な返答をするテクニックで，マインドフルネスとは少し異なります。最後のワードリピーティングは，クライアントの恐怖や苦痛の種となるイメージや概念を言語化させ，それを何度もリピートすることにより，不安を緩和させるテクニックです。認知心理学で意味飽和（semantic satiation）（Smith & Klein, 1990）と呼ばれる現象の応用ですが，情動調整で用いるラベリングと同様に，エクスポージャーの役割を果たすと考えられます。ただしパラドックス反応とともに，「今ここ」の気づきによるマインドフルネスとはやや異なる技法です。

ワードリピーティングでは，ニュートラル（安全）な言葉を選び，それについてどのようなイメージがあるかを尋ねます。次に，その言葉を約1秒間隔で声に出して繰り返し，徐々にスピードを速めて正確に発音できなくなるまでこれを繰り返します。時間にして約1分ほどですが，意味飽和が生じたこの段階で，リピートした言葉のイメージについて再び尋ねます。このプロセスを障害の対象とされる強迫思考や侵入的なイメージが脱中心化されるまで繰り返します（Eifert & Forsyth, 2005, pp.231-232）。一例を示しておきましょう。

セラピスト◆これから言葉は単に言葉であって，その意味は確定したものではない，ということを証明するエクササイズを行なってみたいと思うのですが，いかがですか？　　　　　　　　　　　　　　　　　　　　　［前置き］
クライアント◆はい。ぜひチャレンジしてみたいと思います。
セラピスト◆わかりました。それではエクササイズとして「緑茶」という単語を使おうと思いますが，この言葉を聞いてどのようなイメージが思い浮かびますか？　　　　　　　　　　　　　　　　　　［ニュートラルな言葉の選択］
クライアント◆「緑茶」ですか。そうですね。自販機に並んでいるペットボトルのお茶，ビタミンC，健康増進，弁当，静岡の茶畑，ほろ苦い甘み，初夏……こんなところでしょうか。なかでも身体に良い，というイメージが特に強いですね。　　　　　　　　　　　　　　　　　　［初期イメージの査定］
セラピスト◆わかりました。それではこれから声を出して「緑茶」「緑茶」「緑茶」と繰り返してもらえますか？　私の指の合図にしたがって言ってくださ

い。いいですか。

クライアント◆はい。(セラピストは時計を見ながら,約1秒間隔で指図を送る)「緑茶」……「緑茶」……「緑茶」……(これを30秒間ほど続けたあと,スピードを少しずつ上げてゆく)「緑茶」……「緑茶」……「緑茶」……「緑茶」…「緑茶」…「緑茶」…「緑茶」「緑茶」「緑ちょ」「ロック茶」……(クライアントは笑い出す)　　　　　　　　　　　　　　　　[ワードリピーティング完了]

セラピスト◆ストップ！　ちょっと疲れましたね。

クライアント◆最後はスピードが速かったので言葉がちょっともつれました。

セラピスト◆もう一度,緑茶のことを考えてください。今,どんなイメージがしますか？　　　　　　　　　　　　　　　　　　　[2度目のイメージ査定]

クライアント◆イメージですか？(困惑した様子で)言葉を何度も繰り返したので,ちょっと感覚が麻痺したようになってイメージが湧いてきません。
　　　　　　　　　　　　　　　　　　　　　　　　　　　　　　[意味飽和]

セラピスト◆ペットボトルのお茶,健康に良い,ビタミンC。このようなイメージは湧いてきませんか？

クライアント◆いやぁ,ないですね。不思議です。

セラピスト◆これは同じ言葉を何度も繰り返すことによって生じる一時的な現象ですが,言葉の意味やイメージは絶対的なものではないことがわかりますか。

クライアント◆これまで考えたことがなかったのですが,たしかにそうですね。

セラピスト◆難しく言うと,言葉は単に言葉であって現実ではないということですが……

クライアント◆わかるような気がします。

セラピスト◆今は「緑茶」でしたが,これをあなたが不安に感じる「飛行機」(「視線」「癌」など)という言葉に置き換えたらどうなると思いますか。

クライアント◆あぁ,そうか。ちょっと興味深いですね。

セラピスト◆やってみますか？

クライアント◆(ちょっと考えて)はい,やってみます。　　　　　[臨床トライ]

　ワードリピーティングはシンプルなエクササイズですが,思考の基盤となる言葉が単なる記号（シンボル）にすぎず,それによって規定される意味やイメージは恣意的なものであり,不変ではないことを実感させるテクニックです。この意味においてワードリピーティングは脱中心化の機能を果たします。

　筆者は,先天性の足変型から劣等感と注視不安に悩むクライアントに脱フュージョンを適用し効果をあげました。ニュートラルな言葉に次いで,クラ

イアントが選んだ「変型足」という用語をリピートしたところ，脱中心化が見られ，クライアント自身しばらくその効果を信じられずにいました．脱中心化の効力を示す一例です．

❖ マインドフルネス・エクスポージャー

　エクスポージャーは認知行動療法でPTSD，恐怖症，強迫障害などの治療手段としてすっかり定着しましたが，第三世代の行動療法ではエクスポージャーの目的でマインドフルネスを活用します．マインドフルネス実践中に自然除反応が起こる可能性があることはすでに論じましたが（本書第8章参照），マインドフルネスの体験自体が「不愉快な感情に対する小刻みなエクスポージャー（gradual exposure）とみなす臨床家もいます（Hayes & Feldman, 2004, p.258）[▶3]．

　エクスポージャーはACTやDBTやメタ認知療法の主要コンポーネントですが，情動調整を確立させた後，うつや不安に伴う思考やイメージの馴化（habituation）を目指す目的でも活用できます．この場合，マインドフルネスによるエクスポージャーの説明を十分に行ない，実践中にもし不安が極度に高まったり，レベルが一向に軽減しないようであれば，マインドフルネスを中断するよう前もって伝えます．こうしてクライアントの了承（インフォームド・コンセント）を得たうえで，次のような表現による誘導マインドフルネスを行ないます[▶4]．

> 「呼吸をベースにしてタッチ・アンド・リターンを繰り返し，こころと身体が落ち着くのを体験してください［情動調整］．精神的な準備が整ったら，不安や心配，緊張感を呼び起こす考えやイメージを思い浮かべてください．そしてそのまま呼吸に注意を戻します．吸う息，吐く息．吸う息，吐く息．これにしっかりと気づいてください．こころのなかで思い浮かんだ考えやイメージによって，一時的に落ち着かなかったり，心細くなったり，不安になったりするかもしれません．もしそうなったら，呼吸に注意を向けて，そこから少し距離を置いて観察を続けてください．いろいろな気持ちや考えが心のなかに浮かび，それと同時にそうしたことがらに注意を向けていることにも気づきます．マルチの観察です．このことを確認してください．気持ちは気持ち，気づきは気づきです［脱中心化］．もし不愉快な気持ちや考えが強く感じられるようであれば，「考え，考え」「気持ち，気持ち」とラベリングしても構いません．［ラベリング］．こ

うしながらタッチ・アンド・リターンをしばらく繰り返しましょう。自然と気持ちが治まるまでこれを続けてください。［エクスポージャー］」

スクリプトに示されるように，マルチモードの気づきを利用しながら呼吸と不安の両方に注意を払い，「少し距離を置いて」不安感やそれに伴う思考の観察を行ないます。このプロセスで「そうしたことがらに注意を向けていることにも気づく」ことを指摘し，脱中心化を強調するのです。ラベリングもエクスポージャーの手立てとして活用します。このように，伝統的なエクスポージャーにマインドフルネス技法を導入して行なうことからマインドフルネス・エクスポージャーと呼ぶのです。こうした「小刻み」なアプローチは持続エクスポージャー（prolonged exposure）と変形とも考えられます（Frye & Spates, 2012 ; Harned, Korslund, Foa & Linehan, 2012）。

●──セラピスト・マインドフルネス

これまでうつと不安の臨床マインドフルネスについて述べてきましたが，最初にセラピスト自身のマインドフルネス体験について一言触れておきましょう。臨床領域におけるマインドフルネス研究が進むにつれ，マインドフルネスの実践によって，(1) セラピストのクライアントに対する気配りと配慮（attentiveness），および共感能力が促進されることが判明しました（Bruce, Manber, Shapiro & Constantino, 2010 ; Keane, 2013）。これらは一般臨床においても重要ですが，殊にうつや不安障害の臨床では繊細性や不安感受性が亢進されることから（Taylor, Koch, Woody & McLean, 1996），治療に際して不可欠となります。セラピストが臨床中に不安や絶望感に駆られ，それを察したクライアントの不安やうつが高まることはよく知られたところです（Kiesler, 2001）。キーン（Keane, 2013, p.13）は「マインドフルネスの実践は主としてセラピストの「人間性」（the "person"），また他人との関係を保つ能力に影響を及ぼす」と記していますが，**セラピストのマインドフルネスはテクニックを超えた貴重な治療要因です**。"Do as I say ; don't do as I do"（「私の真似をするんじゃない，ただ言う通りにすればいい」）という英語の常套句は，少なくとも臨床マインドフルネスに関する限り

タブーです。理想はセラピスト自身によるマインドフルネスの継続的実践ですが，これが難しい場合は最低限マインドフルネスを経験することが第三世代の行動療法実践家に求められた最低条件と言えるでしょう。

　筆者自身の体験を振り返ってみると，マインドフルネスによってクライアントに対する注意の払い方がきめ細かくなりました。同時に言葉や感情に振り回されず冷静を保ち，クライアントへの反応に余裕が出てきたという自覚を強く感じます。単なる自己分析にすぎないと言ってしまえばそれまでですが，マインドフルネス実践がセラピストのスキルだけではなく，人格形成にも貢献することは想像に難くありません（Segal, 2005）。クライアントに対する集中力は，マインドフルネスの最中に雑念が湧いても繰り返し呼吸に注意を戻し（向心力），呼気と吸気の流れをつぶさに観察することの影響でしょう。クライアントへの反応に関する余裕は，マインドフルネスの核心である落ち着き（nonreactivity）と関係すると考えられ，広義には逆転移（countertransference）に対する気づきが高まった結果ではないだろうかと筆者は推察しています。マインドフルネスと逆転移との関係は未だ推測の域を出ませんが，その可能性はすでに示唆されています（Davis & Hayes, 2011）。いずれにせよマインドフルネスの実践はセラピストの能力を向上させる役割を果たすと結論づけてよいでしょう。

●──まとめ

　臨床マインドフルネスはうつと不安障害に効果を上げており，脱中心化，受け容れ，思いやりを含めた誘導マインドフルネスの技法が利用されます。PTSDや強迫性障害などに見られる「とらわれ」については，脱フュージョンとマインドフルネス・エクスポージャーが奏効します。こうしたテクニック以外にも，臨床においてはセラピスト自身のマインドフルネスが重要な位置を占めることから，セラピストの実践体験は不可欠です。

註

1——とらわれ（rumination）の概念と訳し方については，本書第1章註16に記しました。とらわれの本質と理論，臨床についてはPapageorgiou & Wells（2004）に詳述されています。

2——とらわれとうつとの関連性はおおむね欧米においての主張であって，日本の森田療法などでは早くから不安との関係が想定されていました。

3——しかしながら，マインドフルネスがなぜエクスポージャー機能を果たすのかという基本的な命題については，現在のところ統一見解が見当たりません。トレーノァー（Treanor, 2011）は行動科学からニューロサイエンスまでの理論を比較しながら，レスポンデント（古典的）条件づけの見地からマインドフルネスの役割を考察しています。詳細はトレーノァーの原著に譲りますが，彼はエクスポージャーによって不安反応が消去される要因として，不安を誘発する刺激への注意集中，不安誘発にともなう（通常クライアントに意識されない）状況要素の認識，体験された不安からの回避防止，という3点を列挙し，これらすべての要素に対してマインドフルネスは有効であると指摘しています（pp.620-623）。この主張は行動理論の消去パラダイムに整合するもので（Bouton, 2004）論理的に納得できます。

4——紙幅の制限から本稿では省きましたが，マインドフルネス・エクスポージャーを組み込んだ，3段階から構成されるPTSDの治療プロトコルが，本章執筆中に提言されました。詳細はRapgay, Ross, Petersen et al.（2013）に論じられています。

11 臨床マインドフルネス(3)
身体症状

　臨床マインドフルネスは心理疾患だけでなく，疼痛やストレス，その他の身体症状に対する効果も確認されています。マインドフルネスの源流とされる『アーナパーナスッタ』には呼吸による身体感覚が明記されているのみならず（本書第2章参照），マインドフルネス実践が内受容性の気づきを高めることもニューロサイエンスの教えるところです（本書第5章参照）。もとをただせば第三世代の行動療法の先駆けとなったMBSRも，慢性疼痛緩和とストレス症状の低減を目的として始まりました（本書第7章参照）。この章では疼痛とストレスなどに伴う身体症状に対するマインドフルネスのテクニックを紹介します。

● ── **疼痛緩和**

　仏典『大般涅槃経』（*Mahaparinibbana-sutta*）には，死を間近にした釈迦がマインドフルネスによって病気による苦痛を乗り越えたことが記されています。臨床マインドフルネスによる疼痛緩和では，**痛みを感覚の一種としてとらえ，それを新たに「今ここ」で観察する**ことが焦点となります。疼痛体験を「痛み」というすでに認知された現象としてとらえるのではなく，マインドフルネスによるフレッシュな視点からそれを観察し，その関係性を変化させるのです[▶1]。痛みに注意を払うことは一見，感覚や思考から距離を置く脱中心化と矛盾するように聞こえるかもしれませんが，マインドフルネスによって内受容性気づきが高まると，これまで気づかなかった身体感覚とそれに対する心理

反応をオープンに見つめることが可能になります。この結果，それまで単に「痛み」という限定された一面性しかもたなかった感覚に多面性が生まれます。これによって「痛み」との接し方が変わり，鎮痛が可能になると考えられます。このプロセスと心的変化が臨床マインドフルネスのいう「痛みの受け入れ」で，疼痛緩和のメカニズムです［▶2］。

マインドフルネスの鎮痛効果を測定した最近の研究では，痛みの感覚の約2割（22%），およびそれに伴う予期不安の約3割（29%）の抑制が報告されました（Gard, Hölzel, Sack et al., 2012）。画像診断では，様々な脳部位（疼痛感覚＝背外側前頭前野（dorsolateral prefrontal cortex），右側後部島（right posterior insula；予期不安＝帯状回ACC）の関与が判明しています（本書第5章参照）。

MBSRによる疼痛緩和が通常8週間という長い時間を要することは難点でしたが，最近になって1日2回，各10分間という極めて短時間のボディスキャンでも効果の生じることが見つかりました。ただしこのアプローチには泣き所があり，**実践効果はクリニックに限られ，自宅では効果は得られませんでした！**（Ussher, Spatz, Copland et al., 2012）。原因はクライアントが自宅で真剣にボディスキャンを行なわなかったからではないか，などとあたかもクライアントの怠慢を示すような説明も試みられましたが，これは臨床場面でよく見られる現象です。クライアント側の問題とみなすよりは，むしろクリニックという**コンテクスト**が大きく影響しているとみなすほうが妥当でしょう。一種のプラセボ効果，つまり心理療法リサーチで言われる「不特定要因」（"nonspecific factor"）（Frank & Frank, 1991）に起因するものとも考えられます。不特定要因とはその名が示す通り，臨床効果に様々な影響を与える特定不能な条件や状況要素で，臨床マインドフルネスでも要注意とされることがこの研究によって浮き彫りとなりました。

疼痛緩和における脱中心化の役割は，催眠暗示による痛みの抑制と比較させるといっそう明確になります。催眠によるペインコントロールでは，(1) 痛みの強さを減少させる暗示（例「痛みが弱まります」），もしくは (2) 痛みを無関心にさせる暗示（例「痛みが気になりません」）という2通りのアプローチがあります（高石・大谷，2012）。これらの暗示では違った脳部位に反応が現われ，前者では感覚皮質に，後者では前部帯状回に賦活化が生じます（Rainville, Bao & Chrétien, 2005；Rainville, Carrier, Hofbauer et al., 1999）。つまり，

痛みの抑制は疼痛感覚（強さ）の変化だけでなく，痛みに対する態度（とらわれ）や情動（不安やうつ）の修正とも密接に関連するのです。臨床マインドフルネスによる脱中心化は明らかに後者のタイプ，すなわち疼痛に対する接し方を転換させ，それによって情動変化が生じることから減痛につながるものです。脱中心化による痛みからの解放は生活の質（quality of life : QOL）も向上させます（McCracken, Gutiérrez-Martínez & Smyth, 2012）。

しかし，臨床マインドフルネスとリラクセーション（漸進的筋弛緩法：PMR）を比較した研究では「旧世代」のリラクセーション法とは有意差が見られず，その効果が現われるまでにはより時間を必要としました（Sharpe, Perry, Rogers et al., 2010）。これは氷水刺激（アイスプレッサー）による実験なので，この結果をすぐさま臨床に結びつけることは禁物ですが，ペインコントロールの複雑さを示す一例です。

● ストレス低減

MBSR（マインドフルネスストレス低減法）という名前からも，マインドフルネスがストレス緩和に応用されますが，マインドフルネスはリラクセーションではない，「ストレス**を**緩和させる（reduce stress）」のではなく，「ストレス**が**緩和する（stress reduces itself）」という2点を忘れてはなりません。前者の，ストレスとリラクセーションとの相違は神経生理的にも実証され（Berkovich-Ohana, Glicksohn & Goldstein, 2012），ようやくこの事実が正しく理解されつつあります［▶3］。加えて臨床マインドフルネスによって「ストレスを緩和させる」という方略的な活用は，マインドフルネス本来の「あることモード」に対峙する「することモード」に変換することであり，これは時と場合によってストレスの低減どころか却って助長させることにもなりかねません［▶4］。疼痛緩和の場合と同様，臨床マインドフルネスによるストレス低減も脱中心化がその治療メカニズムと考えられ，これを最大限に応用することが治療を成功させる鍵となります。

●──臨床テクニック

❖疼痛の脱中心化

　臨床マインドフルネスによる疼痛緩和では，クライアントにまず，「もし「痛み」という言葉がなかったら，今，ここで体験している感覚はどのようなものですか？」「この感覚を今日初めて体験したとすれば，どのように表現しますか？」と尋ねることから始めます。つまり疼痛刺激を固定概念としてとらえるのではなく，**多様性に富んだ感覚として再認識する**ことを狙いとするのです。MBSRの導入部で，参加者が干し葡萄（レーズン）やアーモンドチョコレートを口に含み，その様々な反応に気づくことから始めるように，クライアントへのこうした質問によって「「痛み」についてこれまでとはまったく異なる体験が可能である」ということを理解させるのです（Bizzini, 2013, p.131）。フォーカシングで用いられるフェルトセンス（felt sense）の体験過程に類似するものとみなしてよいでしょう（ジェンドリン，1982）。臨床マインドフルネスでは次のような言い回しを用います。

> 「タッチ・アンド・リターンを繰り返しながら，今ここで感じていることに注意を向けてください。身体のなかで起こっている感覚，こころのなかに生じている考えや感情に気づきながら，注意をゆっくりと呼吸の流れに戻します。タッチ・アンド・リターンです。もちろん身体の痛みにも気づくでしょう。しかし，**もしこれを今，初めて体験して，それを「痛み」という言葉以外で表わすとしたら，どのように表現しますか？**　それを探ってください。今，この瞬間に感じる感覚，それに伴う考えや気持ちなどすべてに気づくのです。（ポーズ）どのような考えや感じ，気持ちや言葉が浮かんできますか。これまで気づかなかった感覚やイメージに気づきます。（ポーズ）気づいても気づかなくても，ゆっくりとタッチ・アンド・リターンして注意を再び呼吸に戻します。感覚とそれに伴うこころの反応を眺めてください［脱中心化］。これを繰り返しましょう」

　この時点でクライアントのニーズに合わせて，ボディスキャンを導入することも可能です。ボディスキャンの長さはクライアントのニーズ，およびマインドフルネスへの習熟度に合わせて決定します。

> 「呼吸に合わせてタッチ・アンド・リターンを行ないながら，注意をさらりと身体全体に巡らしてください。頭のてっぺんから顔と首，両肩，両腕から肘を通って指先まで，胸，胴体，背中，腰，臀部，両腿，ひざ，そしてくるぶしから足の指先一本，一本まで興味をもって観察しましょう。特に強い感覚などがあれば，ちょっとそこに注意を留めて，これまで通りタッチ・アンド・リターンを繰り返してください。これが完了したら今度は逆コースで，足先から頭のてっぺんまで，もう一度ボディスキャンを行なってもかまいません。もしくは注意のおもむくまま，何に気づいても結構です」

マインドフルネスに不慣れなクライアントの場合，痛みに注意を向けることを恐れることが考えられます。エクスポージャーを初めて行なうクライアントと同じで，マインドフルネスによる脱中心化の説明，タッチ・アンド・リターンによる安定感の確立，セラピストとの密接な信頼関係といった要素を満足させることがここでも重要です。もし恐怖感が続くようであれば，それを脱中心化の対象として利用することも可能です。しかし**無理強いは絶対に禁物です**。どうしてもできない場合は，マインドフルネスを中止して，クライアントの体験について話し合うようにします。

❖マインドフル・エクササイズ

慢性疼痛治療の一環として医師や理学療法士などから治療体操（セラピューティック・エクササイズ）を勧められているクライアントには，エクササイズとマインドフルネスとを合わせたマインドフル・エクササイズが効果的となります（Gardner-Nix & Costin-Hall, 2009）。マインドフルネスの究極目的が日常生活すべてにおいての実践であることを考えると，マインドフル・エクササイズは極めて妥当と言えます。ヴィパッサナー瞑想の大家マハーシ・セヤドー師は瞑想中に身体を動かすマインドフルネスのプロセスを次のように教えています。

> 座位から起立する場合には，まず立ち上がろうとするこころの動きに注意を払い，「立とうとする，立とうとする」と気づく。それに続く手足の動作には順次注意を向け，「腰を上げる，動く，身体を伸ばす，触れる，体重をかける，等々」と意識するのがよい。身体が前に屈むたら，「前に屈む，前に屈む」と気づくのである。
> (Mahasi, 1979, p.22)

ちなみに瞑想中に生じる足腰の痛みについて、マハーシ・セヤドー師は次のように教示しています。

> 不快感をはっきりと理解することが大切である。足腰が「しびれる、しびれる、火照っている、火照っている、痛い、痛い」と気づくと、不快感はいっそう強くなり、姿勢を変えようとする気持ちが生じる。このときは「姿勢を変えたい、姿勢を変えたい」と認識し、再び「しびれる、しびれる」「火照っている、火照っている」とマインドフルネスに戻るのである。このようにしてじっと我慢していると不快感は消え去る。　　　　　　　　　（Mahasi, 1979, p.19）

　もっとも、これは熟練のテーラワーダ僧侶を対象とした瞑想修行のアドバイスであり、疼痛緩和を狙いにした臨床マインドフルネスの実践には必ずしも適切ではありません。しかしマインドフル・エクササイズの観点から、身体の動きに対してどのように気づきを行なうかが明示されている資料として貴重です。
　私事で恐縮ですが、筆者は高校時代、木登りの最中に落下するという体験をしました。幸いにも大事にはいたらなかったのですが、その後遺症として変形性関節症による慢性の背中痛が持病となりました。これがきっかけとなり20年ほどまえからヨーガを始め、今ではこれをマインドフル・エクササイズとして毎日実践しています。このエクササイズ最初の動作、「立位で両手を耳元まで持ち上げ、再び脚の両側に降ろす」というシンプルな動きを例に取り、マインドフル・エクササイズの実例を示してみましょう。この場合、**動作をゆっくりと行ない、絶えず呼吸に注意を払います**。

1. 立位で深呼吸を数回行なう（呼気と吸気に合わせて「息を吐く[▶5]」「息を吐く」「息を吸う」「息を吸う」……繰り返し）。
2. 左右の腕を両側にゆっくりと肩の位置まで持ち上げる（両腕の感覚に注意を向けながら「腕を上げる、腕を上げる」）。
3. この位置で手のひらを上に向ける（両腕および肩、背中の筋肉に気づきながら「手のひらを上に向ける、手のひらを上に向ける」）。
4. 両腕を肩からゆっくりと頭部の耳の横まで動かす（両腕の感覚に合わせて「腕をずっと上げる、腕をずっと上げる」、「耳もとまで達した、耳もとまで達した」）。

5. 深呼吸する（両腕，頭，肩，背中，腹部，両脚，床の感覚に気づきながら［マルチモードの気づき］，「息を吐く」「息を吐く」「息を吸う」「息を吸う」……繰り返し）
6. 両腕を再び肩の位置までゆっくりと戻す（「腕が耳もとから離れる，腕が耳もとから離れる」「腕を下げる，腕を下げる」「肩まで降りた，肩まで降りた」）。
7. 手のひらを下に向ける（「手のひらを下に向ける，手のひらを下に向ける」）。
8. 両腕を肩からゆっくりと両脚の横まで動かす（「腕を下げる，腕を下げる」「腕が太ももの横に降りた，腕が太ももの横に降りた」）。
9. 深呼吸する（身体全体に注意を向けながら，「息を吐く」「息を吐く」「息を吸う」「息を吸う」……繰り返し）。
10. 身体とこころに注意を向ける（気づいたことを認識する）。

「立位で両手を耳元まで持ち上げ，再び脚の両側に降ろす」という極めて単純な動作ですが，こころのなかではすべてのステップ一つひとつに細心の気づきを行きわたらせます。通常のマインドフルネスと同様，マインドフル・エクササイズも呼吸をベースにしながら身体の動きに合わせたタッチ・アンド・リターンによる気づきを繰り返します。ラベリングを行なうか行なわないかは本人の自由ですが，もし行なうのであれば治療体操プロセスの一挙手一投足を細かく分析し，各々の動きに合わせて身体感覚とそれに伴う心理反応をつぶさに観察しながらマインドフルネスを実践します。

理学療法の治療体操は往々にして身体面のみが強調され，心理的要素が無視されがちとなるので，これに臨床マインドフルネスを加えてマインドフル・エクササイズにすると特に有効です。

❖ ブレス・ポーズ

MBSRによるストレス低減は，マインドフルネスだけでなく，ストレスコーピングについてのディスカッション，ヨーガやホームワークなどを含んだマルチコンポーネントの8週間の集団プログラムです。個人セラピーの目的でオフィスにやってくるクライアントにこうしたヨーガの実行などはまず不可能で

す。そこで筆者はこれに代わって，ヨーガのプラナヤマ呼吸を応用させたブレス・ポーズと呼ぶテクニックを用いています。ブレス・ポーズは，呼吸に合わせたタッチ・アンド・リターンを行ないながら，吐息と吸気のあいだにポーズを置くというだけのシンプルなテクニックで，ハタヨーガを組織化させたことで有名なB・K・Sアイアンガーが医師のメアリー・シャッツに教えたストレス解消テクニックです［▶6］。

「今マインドフルネスを行いながら，注意を絶えずタッチ・アンド・リターンによって呼吸に戻します。（クライアントの呼吸パターンに合わせて）息を吸って……（ポーズ）……吐く。これを繰り返しながら，息を吐いたあと，少しポーズを置いてください。（ポーズ）そして再び息を吸ってください。息を吸ったあとはポーズする必要はありません。吐いたあとにちょっとだけポーズを置きます。ただこれだけです。これをしばらく繰り返してください」

スクリプト中に示した，クライアントの呼吸パターンに合わせた呼吸の指示は，臨床催眠では「ペーシング」と呼ばれるテクニックですが，誘導マインドフルネスの流れをスムーズにします。現在のところブレス・ポーズのエビデンスは文献には見当たりませんが，筆者のこれまでの臨床経験では，プラナヤマ要素を加えたマインドフルネスは極めて効果的です。

●──まとめ

臨床マインドフルネスは身体症状領域においても利用されており，本章では疼痛緩和とストレス低減についての方法論を解説しました。心理疾患への応用と同じで，ここでも脱中心化が治療の核心となり，これを促進させることが注目点です。身体症状の治療では単に座位によるマインドフルネスだけではなく，ボディスキャンや，理学療法などの身体の動きに整合させた気づき，さらにはブレス・ポーズなどのテクニックも効果的なので積極的に活用すると良いでしょう。

註

1──『相応部経典』(雑阿含経) 36「箭によりて」はこの点に関して，以下のように記しています。「比丘たちよ，すでにわたしの教えを聞いた聖なる弟子は，苦なる受に触れられても，泣かず，悲しまず，声をあげて叫ばず，胸を打たず，心狂乱するにいたらない。けだし，彼はただ一つの受を感ずるのみである。すなわち，それは，身における受であって，心における受ではないのである。比丘たちよ，それはたとえば，人が第一の箭をもって射られたが，第二の箭は受けなかったようなものである。比丘たちよ，そのようだとすると，その人は，ただ一つの箭の受を感ずるのみであろう。それとおなじように，比丘たちよ，すでにわたしの教えを聞いた聖なる弟子は，苦なる受に触れられても，泣かず，悲しまず，声をあげて叫ばず，胸を打たず，心狂乱するにいたらない。けだし，彼はただ一つの受を感ずるのみである。すなわち，それは，身における受であって，心における受ではないのである」(増谷，2012b, pp.99-100)。このように，身体レベルの痛み (pain) を感じないでいることはできないものの，それに対する心的レベルの苦悩 (suffering) の統制がマインドフルネスを含めた修行によって変化し，これが主眼とされるのです。

2──マインドフルネスによる疼痛緩和の諸理論の要綱と批判はZeidan, Grant, Brown et al. (2012) に詳述されています。この論文では，臨床マインドフルネスの方法論と実践者の熟練度によって減痛レベルに差が見られることが指摘されており，マインドフルネスによる疼痛緩和の複雑性が窺われます。ガードたち (Gard, Hölzel & Sack, 2012, p.2699) は，(1) 内受容性気づき，(2) 痛みに伴う「苦痛」体験の変化（後部島皮質），(3) 痛み体験の脱中心化（左側前頭前野）の働きによるものだろうと推察しています。これに対し，カーたち (Kerr, Sacchet, Lazar et al., 2013, p.11) は，マインドフルネスによって脳波のαリズムが制御され，これによって疼痛やストレスに伴う情動などから注意をそらすことが可能になると結論づけました。しかしながら，これらは共に脱中心化ということであり，この点において両者の見解は一致しています。

3──ただし，米国で最近出版された認知行動療法の代表的なテキストには「マインドフルネス瞑想は独特なタイプのリラクセーションテクニックで，クライアントを落ち着かせ，情動調整に役立つ」(Klosko & Young, 2006, p.284) などといった明らかな誤記も目立ちます。

4──こうした逆説現象が，社会心理学では皮肉過程 (the ironic process)，森田療法では「思想の矛盾」と呼ばれることは，MBCTのセクションで述べました。

5──ヨーガでは吐息から始め，吸気で終わって一呼吸とします。

6──この方法は臨床催眠で数息観として紹介しました (高石・大谷，2012, pp.289-290)。また以下のHPも参考になります──http://www.yogagroup.org/breathe.html

12 臨床マインドフルネス(4)
衝動抑制

　臨床マインドフルネスは，リストカットや，突然「キレる」といった衝動行為の抑制にも奏効します。文献には，衝動買い（Williams & Grisham, 2011），むちゃ食い（binge eating）（Baer, Fischer & Huss, 2005 ; Lattimore, Fisher & Malinowski, 2011），病的賭博（Lakey, Campbell, Brown & Goodie, 2007），逆上（rage）（Wright, Day & Howells, 2009），自傷行動（Gratz, 2007），抜毛症（trichotillomania）［▶1］（Keuthen, Rothbaum, Welch et al., 2010），アルコール乱用（Murphy & MacKillop, 2012），希死念慮（Williams, Duggan, Crane & Fennell, 2006），自殺関連行動（Williams & Swales, 2004）といった幅広い適用例が見られます。こうした衝動行為は最近刊行されたDSM-5の「妨害・衝動制御・行為障害」（disruptive, impulse-control and conduct disorders）［▶2］に該当しますが，境界性パーソナリティ障害の症状としても表出することがあります。

● ──── **衝動抑制**

　衝動行為とは思慮や分別を欠いた短絡的な反応のことで，それによって，一過性の心的緩和が即座に生じる，という特徴があります（Moeller, Barratt, Dougherty et al., 2001）。わかりやすく言うなら緊張感を一時的に低下させることを目的とした，非意図的で冷静さと思慮に欠ける行動です。オペラント理論の観点から見た場合，これはパワフルな強化パラダイム（reinforcement paradigm）を形成し，短時間のうちに頻度が増すのみならず，消去が極めて困難

です。衝動行為が維持されると，そもそもの動機とされた緊張緩和は二次的になり，衝動行為だけが繰り返されるという機能的自立（functional autonomy）（Allport, 1937）が生じます。いわゆる「癖」や「病みつき」状態です。このため衝動行為に対する臨床マインドフルネスは，（1）衝動行為の引き金（trigger）となる刺激や感覚に対する気づきの促進，（2）衝動に伴う不快感への耐性強化および情動調整という2点が中心となります。

　仏教学者のアンドリュー・オレンヅキーは怒りを例に引いてマインドフルネスの衝動緩和を次のように説明しています。

> マインドフルネスによって怒りに気づくと，その時点で怒りの感情はこころの反応のひとつになる。つまりすでに過ぎ去ったこころの流れの響きとなり，もはや怒りとして現在のこころに影響を及ぼすことがなくなる。怒りとマインドフルネスを同時に体験することは不可能であり，マインドフルネスが生じた時点で怒りはすでに消え去るのである。単にその面影だけが意識をかすめるだけになる。
> 　　　　　　　　　　　　　　　（Olendzki, 2011, pp.64-65［引用者訳］）

　ちょっと込み入った言い回しですが，わかりやすく言うと，マインドフルネスによって怒りを「今ここ」の感情としてありのままに見つめ，それを受け容れると，それに伴う衝動が変化し，もはやその衝動にとらわれなくなるということです。前章で論じた疼痛緩和の場合も同様で，これは臨床マインドフルネス全般に共通するメカニズムです。しかしながら，**怒りの感情はその場ですぐに払拭されるわけではなく**（「（怒りの）面影だけが意識をかすめる」），**それを感じても行動化（acting out／アクティング・アウト）することはない**（「もはや怒りとして現在のこころに影響を及ぼすことはない」）という指摘は的を射ています。従来の認知行動療法アプローチでは怒りの感情の低下を治療目的にしましたが，臨床マインドフルネスでは怒り（を含めた感情すべて）と向き合い，受け容れることが狙いとされます。

　臨床マインドフルネスによる怒りのコントロールと言えば，境界性パーソナリティ障害の治療アプローチDBTが最も有名ですが，DBTのコア・スキル（本書第7章参照）のなかでは，マインドフルネススキルが最も頻繁（全体の44％）に活用されます（Stepp, Epler, Jahng & Trull, 2008）。マインドフルネスの効果は

怒りなど衝動の抑制だけでなく，マイナス感情の低下にもつながり，その効果が練習時間に比例して顕著になることから，衝動抑制は情動調整と同じメカニズムによると考えられます（Soler, Valdepérez, Feliu-Soler et al., 2012, p.155）。

　境界性パーソナリティ障害を患う，108名の自殺傾向または薬物依存のあるクライアントを調査したリネハンたちの研究（Neacsiu, Rizvi & Linehan, 2010）では，DBTのコア・スキルが自殺未遂行動と情動調整，とりわけ怒りの抑制とうつ感情の媒介要因になることが判明しました。ただし怒りの場合と同様，**情動調整は必ずしもマイナス感情の消失を意味するものではなく，衝動的な感情を処理する能力の向上を示します**。情動調整の不和（affect dysregulation）を境界性パーソナリティ障害の基盤とみなすDBTの考え方とこれは一致します（Axelrod, Perepletchikova, Holtzman & Sinha, 2011, p.40）。

● ── MBRP（マインドフルネス・リラプスプリベンション）

　境界性パーソナリティ障害の治療技法であるDBTと並び，衝動抑制を目的として効果を上げている治療プログラムに，マインドフルネス・リラプスプリベンション（Mindfulness-Based Relapse Prevention : MBRP）があります（Marlatt, Witkiewitz, Dillworth et al., 2004 ; Witkiewitz, Lustyk & Bowen, 2013 ; Witkiewitz, Marlatt & Walker, 2005）。MBRPはマインドフルネスストレス低減法（MBSR）とマインドフルネス認知療法（MBCT）を踏襲したもので，マインドフルネスによる，(1) 思考，感情，感覚への気づき，および(2) 薬物依存衝動を誘発しやすいハイリスク場面で効率的なコーピング，の2点が治療目標とされます（Witkiewitz, Marlatt & Walker, 2005, p.221）。プログラムは1回2時間，計8週間で，クライアントはMBSRやMBCTにならって「通常30〜45分，自宅では約45分のマインドフルネスをテープによる誘導マインドフルネスを実行する」ことが義務とされます（Witkiewitz & Bowen, 2010, p.363）。

　MBRPのマニュアルを見ると8週間のプログラムの内容は次のようなものです（Bowen, Chawla & Marlatt, 2010, p.25）。

第1週　自動化された行動と薬物依存再発
第2週　薬物渇望とその引き金
第3週　日常生活におけるマインドフルネス
第4週　ハイリスク状況でのマインドフルネス
第5週　受け容れとマインドフルネスに基づいた行動
第6週　思考を単なる思考とみなす見解
第7週　セルフケアとライフスタイルのバランス
第8週　対人サポートとMBRPの継続

　MBSRと同様，MBRPも干し葡萄によるエクササイズから始まり，ボディスキャンが第1週目に行われます。
　最近発表されたランダム化比較試験による研究結果では次のように記されています。

> 治療の終了した2カ月後の調査では，MBRPグループに参加したクライアントのアルコールおよびその他の薬物乱用率は通常アプローチの5分の1にすぎず，マインドフルネスによる気づきと受容が高まり，内的体験の否定が低下した。さらに4カ月後のフォローアップの時点では，通常アプローチグループには薬物渇望の低下が見られなかったのに対し，MBRPグループでは有意レベルの変化が生じた。　　（Witkiewitz, Bowen, Douglas & Hsu, 2013, p.353 ［引用者訳］）

　現在のところMBRPのメカニズムは検証が進められているところですが，画像診断では薬物渇望とマイナス感情をつかさどる脳部位機能に影響が見られ，境界性パーソナリティ障害の場合と同様，マインドフルネスによる情動調整が一役買うのだろうと推察されます（Witkiewitz, Bowen, Douglas & Hsu, 2013）。この研究で興味深いのは，**マインドフルネスによる気づき，受け容れ，脱中心化といった要素はそれぞれ単独に作用せず，連携して奏効する**ことです（Witkiewitz, Bowen, Douglas & Hsu, 2013）。これは，マインドフルネスが単なる注意の操作ではなく，**気づきを基盤とする「自己のあり方」**（a way of being）[▶3] に関わるものであることを示唆すると考えてよいでしょう。
　臨床マインドフルネスはニコチン依存治療，すなわち禁煙に対しても奏効することが最近になって実証されました（Brewer, Mallik, Babuscio et al., 2011）。88

名の喫煙者（1日平均20本）を対象にしたこの研究では，マインドフルネス・グループ，もしくは全米肺協会（American Lung Association）の考案による標準禁煙プログラム・グループの2グループが用いられ，共に8週間のグループセラピーを受けました。結果はセラピー開始後，4週間目からマインドフルネス・グループに有意な（p.<.008）タバコ喫煙数の低下が見られ，セラピー終了4カ月後の禁煙率はマインドフルネス・グループ31%，標準禁煙プログラム・グループ6%（p.<.012）と決定的な有意差が現われました。禁煙プログラムの評価の基準とされる，プログラム終結から12カ月後の禁煙維持率が確認されていないことがやや難点ですが，クライアントの振り分けにランダム化が用いられていることから，エビデンス確立に一石を投じたことは確実です。

　衝動行制御障害，境界性パーソナリティ障害，薬物依存再発は治療が困難とされますが，境界性パーソナリティ障害を唯一の例外として，他の2障害における臨床マインドフルネスの応用は始まったばかりです［▶4］。エビデンスは徐々に確立されつつあり，今後の研究が期待されます。

● ── 臨床テクニック

　衝動抑制や薬物依存（再発（リラプス））予防を目的とした臨床マインドフルネスでは，**過去に感じた衝動をイメージ化させることによって再体験させ，その状況下でタッチ・アンド・リターンによるマインドフルネスを行ないます**。このテクニックは前章で紹介したマインドフルネス・エクスポージャーに類似するもので，自殺関連行動や自傷行為の抑制に効果のあることが知られています（Harned, Korslund, Foa & Linehan, 2012）。実践では**通常の臨床マインドフルネスを行なうことによってベースラインをまず確立させ，それから誘導マインドフルネスへと進めます**。万が一マインドフルネス実践中に除反応が起こった場合は直ちにベースラインに戻ります。

　マインドフルネスの実践で衝動に伴う心的反応と身体感覚の直接体験が必須とされるのは，(1)衝動の言語化が困難なこと，(2)これらの障害を患うクライアントにはアレキシサイミア（alexithymia／失感情症）が多いこと（Nicolò, Semerari, Lysaker et al., 2011）によります（Swart, Kortekaas & Aleman, 2009）。

これゆえマインドフルネスによって衝動体験を再体験させ，衝動にまつわる思考や感情，イメージ，身体感覚といったことに気づかせ，感受性と受容能力を高めることによって，衝動の行動化を抑制するのです。次の例はリストカット癖に悩むクライアントに行なったスクリプトです。

「タッチ・アンド・リターンを繰り返しながら，気持ちが落ち着いているのに気づきますか？［ベースライン］。あと数回呼吸に注意を払ったら，最近リストカットの衝動を感じたときの状況を思い出してください。（ポーズ）その状況のイメージが浮かんだら軽く頷いてください。（数秒後，クライアントが頷く）そのイメージに注意を向けると様子がもっとはっきりとします。そのときの場所，時間，感じたこと，考えたこと，身体の感覚，その他いろいろなことがらが鮮明に思い出されます。できましたか？（ポーズ）リストカット前の感覚を感じたらもう一度頷いてください。（緊張した面持ちで頷く）［衝動感覚の再体験］
わかりました。ではそのイメージに気づきながら，これまで通り呼吸に合わせてタッチ・アンド・リターンを繰り返してください。リストカットする前の緊張感や圧迫感，イライラする気持ちなど，言葉にならない感情や感覚などにも気づきながら［アレキシサイミアへの対処］，注意を絶えず呼吸に戻します。（クライアントの呼吸パターンに合わせて）息を吸って（ポーズ），吐いて（ポーズ），呼吸に合わせて，「今ここ」で体験している気持ちや考え，身体の感覚に気づいてください［衝動行為の引き金に対する感受性の促進］。身体が緊張したら，緊張した部分に注意を向け，ゆっくりと呼吸の流れに従ってタッチ・アンド・リターンします。つねに呼吸に気づきながら，意識の向かうこと一つひとつにやんわりと注意を払い，再び呼吸に戻ります。（ポーズ）もし特定の考えや感情，感覚がひときわ強く感じられるようであれば，それを「考え，考え」「感情，感情」「感覚，感覚」とラベリングしても構いません［不快感に対する耐性の強化］。これまで気づかなかった考えやイメージが浮かんだら，それにも気づいてタッチ・アンド・リターンして呼吸に戻ります。これを繰り返してこころと身体が落ち着いたらストップして結構です」

この教示から，衝動行為抑制の誘導マインドフルネスが「引き金の要因への気づき」と「不快感の耐性強化」に焦点が当てられている点で，マインドフルネス・エクスポージャーに似ていることがわかります。

クライアントのなかには想起されたイメージに対して脱中心化が十分に体験できない人もいます。こうした場合，イメージ再設定を図る次のような指示を

与えて，クライアントの身心安定化を確保します。

> 「衝動に関するタッチ・アンド・リターンはストップしましょう。あと数回タッチ・アンド・リターンしたら**元のマインドフルネスに戻ってください**。リストカットをイメージする前の，落ち着いたタッチ・アンド・リターンです［ベースラインへの復帰］。**オフィスにある時計の音，私の声，腰かけているソファの感覚など周囲のことがらにも気づきます**［外的刺激への気づき］。そしてタッチ・アンド・リターンを繰り返します。こうしながらこころと身体が落ち着く感覚に気づきます。これを繰り返してこころと身体が落ち着いたらストップしてください」

　文中に記した「元のマインドフルネス」「オフィスにある時計の音，私の声，腰かけているソファの感覚など周囲のことがら」といったフレーズはそれぞれ，衝動イメージ体験を始める前の落ち着いた状態，および内的イメージから外部の出来事に注意を転換させる教示で，「今ここ」の現実への気づきを促す役割を果たします。通常の治療と同様，臨床マインドフルネスの終了に際しては，こうした指示によってクライアントの安全の確認を図ることが不可欠です。

● ── **まとめ**

　境界性パーソナリティ障害に伴う症状への応用を例外として，マインドフルネスはこれまで衝動行為や薬物依存には応用されませんでした。エビデンス不足から現時点では確かなことは言えませんが，既存の文献を見る限り臨床マインドフルネスはこれらの領域にも奏効すると思われます。本章では衝動抑制を目的としたマインドフルネスの実践方法をいくつか示しました。これら一連のテクニックにはエクスポージャー要素が含まれることが特徴ですが，脱中心化と情動調整が大きく関わる点において他の臨床マインドフルネスにも共通します。

註

1──抜毛症はDSM-IV-TRでは衝動制御に関する障害に分類されていましたが，DSM-5では強迫関連障害（Obsessive-Compulsive and Related Disorders）のセクションに含まれました。
2──"disruptive"は「（何かの進行を）妨害する，邪魔する，阻止する」といった意味をもつことから，"disruptive disorders"は「妨害障害」であって，日本語の「破壊的障害」という訳は適切ではありません。
3──マインドフルネスを生活の基盤とする生き方（a way of being）が仏教瞑想の根本思想でもあることは，本書第2章でも述べました。ちなみに"a way of being"という表現は，日本でも敬愛されるカール・ロジャーズの最後の著書名（Rogers, 1980）にもなっています。
4──2009年の時点における薬物依存領域における臨床マインドフルネスの効果は，「そのエビデンスを確証するデータは存在しない」と結論づけられました（Zgierska, Rabago, Chawla et al., 2009, p.266）。

13 臨床マインドフルネス(5)
安全性・禁忌・訓練

　本書もいよいよ最終章になりました。最後はマインドフルネスの安全性，禁忌，および臨床家のマインドフルネス訓練について論じます。マインドフルネスが心理療法の主流となりつつある今日，これらは避けて通ることのできないテーマです。しかし遺憾なことにこれまで黙過されつづけているのが現状で，最近になってようやく論議されはじめました（Brown, Marquis & Guiffrida, 2013 ; Crane, Kuyken, Williams et al., 2012 ; McCoun, Reibel & Micozzi, 2010 ; Woods, 2009）。

● マインドフルネスの安全性

　臨床テクニックの適用が広まると，そのエビデンスおよび安全性を検証し確立させることが不可欠になります。マインドフルネス実践中にトラウマの自然除反応が発生することからも明らかなように，臨床マインドフルネスでも治療の差し障りとなる反応が生じることは早くから知られています（Miller, 1993, Vanderkooi, 1997；本書第8章註28参照）。マインドフルネスの母体である仏教瞑想では意識変容状態が古くから問題とされ，禅仏教ではこれを魔境と呼んで警告してきました（本書第1章参照）。マインドフルネスに伴う弊害をテーマにした論文（Dobkin, Irving & Amar, 2012, p.3）には，自然除反応や意識変容をはじめ，リラクセーションに伴う不安とパニック，緊張感，生活モチベーション低下，退屈，疼痛，困惑，狼狽，漠然感，意気消沈，消極感亢進，批判

感情，「マインドフルネス」依存，身体違和感，軽い解離感，高慢，脆弱性，罪悪感といった広範囲にわたる項目が記載されています。このリストから，臨床マインドフルネスが禁忌となりやすい条件が推察できます。

　仏教に造詣の深い精神科医マーク・エプスタインは，臨床マインドフルネスの悪影響について，マインドフルネスの進展レベル（初心者／熟練者），およびクライアントのコーピング能力（高／低）という2つの視座から論じています（Epstein & Lieff, 1981）。彼によると，マインドフルネスでは初心者から熟練者までの各レベルにおいて幅広い「副作用（side effects）」（たとえば，知覚の変化，不安，焦燥，トラウマ記憶再生（自然除反応など）が生じる。これらのなかには「病的」なものもあれば，一過性の困難やトラブルにすぎないものもある」(p.144)。こうした現象が適切に処理できればまったく問題とはならないが，対応が一時的に困難となった場合や，コーピング能力の低いクライアントには深刻な問題になりかねない，と警告します。この区分によると，トラウマ記憶によるマインドフルネス実践中の自然除反応は「一過性困難」の典型であり，境界例パーソナリティ障害のクライアントは「コーピング能力の低いクライアント」のケースと言えるでしょう。要するに，臨床マインドフルネス実践では，**クライアントのあらゆる反応に留意することが必要であり，なかでもコーピング能力が十分に確立されていないクライアントには特別の配慮が必須とされる**のです。

　臨床マインドフルネス実践中に生じる反応への対処が一時的に困難となった例として，筆者が最近体験した事例を1つ記しておきましょう。クライアントは60歳代半ばの女性で，主訴は10数年にわたるIBS（Irritable Bowel Syndrome：過敏性腸症候群）による下腹部の疼痛でした。問診と心理テストによる見立ての結果，IBSのみならず中程度のうつと不安のあることが確認されました。クライアントはこれまで内科治療をはじめ，鍼やリラクセーションなどの補完代替治療なども受けたのですが，どれもまったく効果がなかったと言います。希死念慮はなく，マインドフルネスによってIBSと精神状態の改善を図りたいと切望し，筆者のもとを訪れました［▶1］。初診から数週間かけて治療関係を確立させ，臨床マインドフルネスについて十分な解説を加えたあと，初回の誘導マインドフルネス訓練をほんの数分行なったところ，開始後まもなく下腹部を押さえて呻きはじめました。その場の状況から，マインドフルネスに

よって生じた疼痛感覚が十分に脱中心化されない現象だと判断し，内的イメージと呼吸によるタッチ・アンド・リターンから，外的刺激（オフィスに掛けられた時計のカチカチという音）に気づきを変換するよう指示したところ，幸いにも反応は治まりました。マインドフルネス終了後，クライアントは「これまで考えないようにしていたことやイメージが次々と頭に浮かび，コントロールを失って，それを腹部に感じました。しかし時計に注意を向けたら，すぐにこの不快感は飛んでいきました」と述べました。マインドフルネスによる気づきが一時的であってもクライアントを圧倒した場合，安全性が期待できなくなることを裏づける貴重な症例です。

エプスタインが指摘したもう１つのポイント，すなわちコーピング能力の未発達からマインドフルネスが困難となるケースには，境界性パーソナリティ障害や自己愛性パーソナリティ障害［▶2］などのパーソナリティ障害，PTSD（Follette & Vijay, 2009），薬物依存，衝動制御困難といった障害を抱えるクライアントが該当します。これらの障害は DBT，ACT，メタ認知療法などの臨床マインドフルネスが治療対象とする領域です。DBT の専門家たちは，こうした障害に対するマインドフルネス応用を次のように説明しています。

長時間におよぶマインドフルネスの実践は，深刻な心理障害をもつクライアントには適用すべきではない。ある程度の基本スキルなしに実践することは失敗をまねく原因となるので，**段階的に訓練を積んでゆくのが望ましい。**そのため（DBTでは）特定の行動を狙いとしたマインドフルネスのスキル，もしくは極めて短縮された（たとえば数分間）マインドフルネスが適用される。

（Welch, Rizvi & Dimidjian, 2006, p.123 ［強調引用者］）

引用中にある「深刻な心理障害」とは言うまでもなく（境界性）パーソナリティ障害のことですが，こうしたクライアントには短時間のマインドフルネス訓練から始め，少しずつ時間を延長してゆくべきだという指摘は的を射ています。最近の研究では，「今ここ」の気づきの困難とトラウマ症状とのあいだには有意レベルの相関（$r=-0.41$, $p<0.01$）が報告されています（Kalill, Treanor & Roemer, 2013, p.5）。このため，**クライアントのコーピング能力の範囲内でマインドフルネスによる気づきを徐々に高めてゆき，焦燥感や除反応などの出現を最小限に抑えながら，脱中心化による情動調整や衝動制御をマスターさせて**

ゆくことが原則です。こうした配慮なしに臨床マインドフルネスの安全性は期待できません。

　筆者は臨床マインドフルネスの実践にあたり，オフィスで3〜5分程度の誘導マインドフルネスを行ない，自宅でホームワークとしてクライアントに朝夕2回，5分程度のマインドフルネスを実行するよう指導します。この際，筆者の誘導マインドフルネス・セッションをクライアントのスマートホンやMP3に録音し，それを自宅で聞きながら実行することも行ないます。単独実践マインドフルネスがクライアントにとって難しいこと，自然除反応などの悪影響が生じる可能性を考えると，誘導マインドフルネスのほうがはるかに安全です。自宅での1〜2分間の単独実践マインドフルネスというと極めて短いように聞こえるかもしれませんが，初心者にとってはチャレンジングな課題となることが多く，クライアントの大半が「雑念が次々と湧いて，マインドフルネスどころではなかった」「とても呼吸に注意を戻す余裕などなかった」といった感想をもらします。単独実践マインドフルネスの難しさとクライアントのコーピング能力を考慮しながら，マインドフルネスの安全性を確保するのです。

●──マインドフルネスの禁忌

　禁忌（contraindication）とは特定の症状や状況が原因となって治療が不適切となることですが，**安全性を損なう場合**はもちろん，**臨床マインドフルネスの効果が実証的に確認されていない場合**も厳密には禁忌と考えられます。後者の例としては，線維筋痛症（Schmidt, Grossman, Schwarzer et al., 2011），間節リウマチ（Pradhan, Baumgarten, Langenberg et al., 2007），外傷性脳損傷（McMillan, Robertson, Brock & Chorlton, 2002），神経性過食（emotional/uncontrolled eating）（Kearney, Milton, Malte et al., 2012）などが挙げられます。十分な追跡研究なしに，こうした障害には臨床マインドフルネスの効果がないと結論づけることはもちろん早計です。現時点でのエビデンス未定が果たして禁忌に値するかどうかを決定するのは困難なタスクですが，リスク管理の立場からこうした慎重な姿勢は欠かすことができません［▶3］。

　上記の障害以外にも，自殺願望の強いクライアント，トラウマ体験から時間

の浅いクライアント，自我強度（ego-strength）の低いクライアント，深刻な認知障害や発達障害，精神病［▶4］などの心理障害をもつクライアントにも，臨床マインドフルネスを禁忌とみなす識者もいます（Brown, Marquis & Guiffrida, 2013, p.101）。困ったことに，既存のマインドフルネス効果の過大評価が指摘され［▶5］，臨床マインドフルネスの適用と禁忌の判定がいっそう困難になりました（大谷，近刊）。催眠やマインドフルネスを用いる場合，筆者は臨床に先立ち必ず文献をチェックするのですが，特定の障害に対してのエビデンスが見つからなかったり，また研究結果が曖昧な場合は評価に時間がかかり，悩まされることも少なくありません。これがエビデンスに基づく臨床実践の現実です。

　臨床マインドフルネスの禁忌はまた，マインドフルネスの実践が**クライアントにとって過分な負担となる場合**にも当てはまります。これの最も顕著なケースは，臨床マインドフルネスの寵児とされる MBSR です。MBSR は極めて「ハードな」プログラムであり，週1回，毎回2時間から2時間半のグループセッション参加に加えて，自宅で連日最低 45 分間のマインドフルネス練習が要求されます（Rapgay & Bystrisky, 2009）（本書第7章参照）。この結果，時間に余裕がなかったり，体力的にプログラムを消化することのできないクライアントには不適切となり，禁忌となることは容易に想像できます［▶6］。同じことは MBSR を雛形とした MBCT や MBRP にも当てはまります。こうした問題はクライアントのニーズと，臨床マインドフルネス実践に伴う負担とのギャップに端を発したものです。

　クライアントのニーズが原因となる禁忌に，**クライアントの「心理的準備レベル」（levels of psychological readiness）**の問題も挙げられます。臨床マインドフルネスの安全性と効果が確認され，クライアントにプログラムをこなす十分な体力と時間があったとしても，クライアントにモチベーションがなかったらどうでしょうか。この場合，「猫に小判」となるのは目に見えています。プロチャスカ，ディクレメンテ，ノークロス（Prochaska, DiClemente & Norcross, 1992）が提唱した有名な超理論行動変容モデル（the transtheoretical model of behavior change）の観点から，**クライアントの行動変容ステージに整合しないアプローチは禁忌となります**。行動変容ステージについてはプロチャスカたちの訳書（プロチャスカ＋ディクレメンテ＋ノークロス，2005）に譲

りますが、その骨子は行動変化は段階的なステージ（前熟考，熟考，準備，実行，維持）を経て起こるというもので，臨床マインドフルネスを成功させるにはクライアントの現時点での行動変容ステージ（心理レベル）に見合ったアプローチが必要であり，これを無視すると失敗に終わります。

　行動変容ステージの見逃しが原因となる禁忌を具体的に考察してみましょう。「準備ステージ」にいるクライアントの特徴は「近々（ほとんどは1カ月以内に）行動を起こそうと考えている」こととされ（Prochaska & Prochaska, 1999, p.91），マインドフルネスをできれば実践してみたいと考える段階です。セラピスト側から見た場合，マインドフルネスについての情報を提供し，クライアントの疑惑や不安を取り除いて，信頼関係を築きモチベーションを高める，といったことが狙いとなります。これを無視して一足飛びにマインドフルネスの実行に進むと，クライアントのこころの準備がないがしろにされ，失敗を招くことにつながります。プロチャスカ（Prochaska & Prochaska, 1999）はステージの無理解や無視が起こすセラピーの失敗を詳しく論じていますが，クライアントのニーズと噛み合わないアプローチが禁忌となることを忘れてはなりません。

　セラピーの安全性と禁忌は臨床において無視することのできないトピックであり，臨床マインドフルネスなど新しいアプローチではことさら重要です。これは前述したエビデンスの問題のみならず，訓練カリキュラムやスキルレベルの評価も関係します。

●───臨床家のマインドフルネス訓練

　臨床マインドフルネスが「新世代」の臨床手段から「確立された」アプローチとして普及しはじめた今日，その実践に携わるセラピストに必要とされるマインドフルネスについての知識，スキル，臨床・個人経験とはどういったものでしょうか。残念ながらこれは現在のところ確立されておらず，一日も早く体系化することが必要です。臨床マインドフルネスの「品格」（Integrity ［▶7］）がセラピストによって決定されることを考えると（Crane, Kuyken, Williams, 2012），充実した臨床マインドフルネスの訓練カリキュラムと，実践者のオー

ルラウンドな知識とスキルを判定する基準の確立が切望されます。

　しかしながら、これは言うに易く行なうに難しです。その最大の理由のひとつとしては、現在人気を博している**第三世代の行動療法（MBSR，MBCT，ACT，DBT，メタ認知療法）ではマインドフルネスの位置づけがそれぞれ異なる**ことが指摘できます（本書第7章参照）。MBSRのマインドフルネスはどちらかと言えばピュア・マインドフルネスに近いものですが、MBCTでは「することモード」に対する「あることモード」としてマインドフルネスが捉えられます。一方、DBTやACTでは「気づきスキル」と「実践スキル」（DBT）や脱フュージョン（ACT）などがそれぞれ強調され、必要に応じてエクスポージャーの目的でもマインドフルネスが活用されます。他方、メタ認知療法に至っては、「今ここ」の気づきではなく、あくまでもメタ思考の気づきが中心となります。極めて単純なサマリーですが、各々のアプローチにおけるマインドフルネスの受け入れ方、およびそれに基づいたスキルには開きがあり、MBSRの研修に参加した人とACTの訓練を受けた人では、同じ「マインドフルネス」でもその理解には幾分隔たりのあることは明瞭です。これが現時点におけるマインドフルネス訓練の標準化に立ちはだかる最も大きな妨げになっています。

　こうした理論的相違を一蹴し、マインドフルネスに関心を抱く一般臨床家のための訓練カリキュラムを構想するとすれば、どのようなものでしょうか。これはなかなか興味深いテーマです。さまざまな可能性が考えられますが、少なくとも次のテーマが必須だと筆者は考えます。

1. マインドフルネスの基礎知識
定義、現象、歴史、誤解と迷信、中心概念（例「今ここ」の気づきと体験、あるがままの受容、脱中心化）、モデル、パラダイム

2. マインドフルネスの実践スキル
姿勢、呼吸、タッチ・アンド・リターン、マルチモードの気づき
非予想事態（パニック、困惑など）の適切な対処

3. マインドフルネスの科学性の知識

ニューロサイエンスの知見（情動調整，身体感覚，内受容性気づき，自己の体験に関わる脳部位），行動科学の知見（主要測定尺度，数理観点から見た構成要因）

4. 臨床マインドフルネスの知識とスキル

第三世代の行動療法（MBSR，MBCT，DBT，ACT，メタ認知療法）の概略，効果（エビデンス），安全性，禁忌

5. マインドフルネスの個人体験および実践

スーパーヴィジョンによる体験，ライフスタイルとしての実践

このリストを見て，「なんだ，この本の内容と同じじゃないか」と呟く読者の声が聞こえてきそうですが，要するに**マインドフルネスについてのオールラウンドな知識を把握し，スキルを体験知として習得することが要求される**のです。1～4までは読者の予想通り本書で取り上げてきたテーマです。個々の第三世代の行動療法（MBSR，MBCT，DBT，ACT，メタ認知療法）の理解と習得にはそれぞれのアプローチの講義や研修，ひいてはスーパーヴィジョン訓練が不可欠となります。

リストのなかで厄介なのは5番目の「マインドフルネスの個人体験および実践」です。これはマインドフルネスの経験が果たしてセラピストにとって必要か否かという問題ですが，現時点では統一見解が出ていません（Crane, Kuyken & Williams, 2012；Dimidjian & Linehan, 2003b；Kabat-Zinn, 2003）。第三世代の行動療法のアプローチを比較すると，MBSRとMBCTが最も忠実にマインドフルネス実践を奨励しており，特にMBSRではマインドフルネスをセラピスト自身のライフスタイルとみなします（Kabat-Zinn & Santorelli, Undated；Segal, Williams & Teasdale, 2007）。これに対し，DBTでは「多少のマインドフルネス訓練を定期的に行なうことが必要とされる」ものの（Welch, Rizvi & Dimidjian, 2006, p.123），MBSRやMBCTレベルほどの積極的な実践は要求されません。ACTとメタ認知療法については筆者の調べた限り，セラピストのマインドフルネス実践については言及されていないようです。マインドフルネスを生き方と

みなすか（MBSR，MBCT），それともテクニックとみなすか（DBT，ACT，メタ認知療法）という違いがここに見られます［▶8］。MBSRがカバットジンの仏教との出会いから始まり，ACTが行動分析学と関係フレーム理論から発展したというそれぞれの経路を例に考えると，こうした見解の相違は納得できます。

　筆者自身は第三世代の行動療法を専門とするセラピストではなく，仏教への関心と崇敬から毎日1時間ほどのマインドフルネスを日課とし，臨床場面では必要に応じてマインドフルネスを活用する一般セラピストです。マインドフルネスの実践準備としての仏教瞑想の研究や瞑想体験は不要ですが，**マインドフルネスを実際に行ない，こころと身体を通じてそれに勤（いそ）しむことは，クライアントのマインドフルネス体験への共感を深めます**。マインドフルネスによってもたらされる「今ここ」の気づき，内受容性による身体感覚の亢進，脱中心化，さらにはモンキーマインドや繋驢橛（けろけつ）などは，いくら頭で理解できても，その経験が伴わないと所詮は「机上の空論（armchair philosophy）」に終わってしまいます。美味しそうな料理の写真をいくら眺めたところで，実際に食べてみないとその味がわからないのと同じです。

　マインドフルネスの個人体験が臨床に役立った一例として，軽い社会不安に悩み，マインドフルネスを習ってみたいと最近筆者のもとを訪れたクライアントのことが思い出されます。この方は19歳の大学生で成績も良く，不安が強いにもかかわらず対人関係も安定していたことから，見立てとマインドフルネスの説明に次いで2回目の面接で早速誘導マインドフルネスを行ないました。ほんの数分間の体験でしたが，特に変わったこともなく，終了後に「身体が左右に揺れている感覚がありました」と述べました。もちろん筆者の観察では身体は安定しており，静止状態を保っていました。いささか奇妙に聞こえる発言ですが，実は筆者も数回この経験をしたことがあり，呼吸に合わせて動く胸腹部に注意を払うことによって生じる感覚であることを体験から理解していました。クライアントにこれを伝えたところ，思わず笑顔がこぼれ「そう，そうなんですよ！」と嬉しそうに返答しました。些細なことと言ってしまえばそれまでですが，**こうした共感こそがクライアントには大きな意味をもち，ひいては臨床効果を高める要素となる**のです。

　米国では臨床マインドフルネスのトレーニングはじめ，仏教マインドフルネスそのもの（ピュア・マインドフルネス）の訓練がさかんになりつつあります

(Woods, 2009)。多くの場合はすでにライセンスを保持する臨床家（サイコロジスト，臨床心理師，ソーシャルワーカーなど）を対象にしています。筆者もここ数年，サイコロジストを対象にマインドフルネスの研修や講習を行なっています。マインドフルネスが日本でも定着するにつれ，こうした系統立った訓練が望まれるのです。

●──まとめ

臨床マインドフルネスの定着に伴い，その実践に関わる安全性や，禁忌とされる障害や状況がはっきりと認識される必要が生じてきました。マインドフルネスのエビデンスは確立されつつありますが，最近になって方法論の問題が提起され，場合によってはプラス効果というバイアスがあることも指摘されました。そのため臨床家にはいっそうの注意が必要です。同時にマインドフルネス・セラピストの訓練についても組織的なカリキュラムの制定が望まれます。

註
1──臨床マインドフルネスのIBS適用についてはノースカロライナ大学のチームがエビデンスを報告しています（Garland, Gaylord, Palsson et al., 2012 ; Gaylord, Palsson, Garland et al., 2011）。
2──エプスタインは自己心理学（self psychology）（ハインツ・コゥハット（Heinz Kohut））が論じた自己愛概念の分析から，自己愛パーソナリティ障害を患うクライアントにとってマインドフルネスの脱中心化は空しさ（emptiness）を連想させるので，適用は難しいとみなしています（Epstein, 1990）。イタリア人研究者たち（Didonna & Gonzalez, 2009）のなかにも同様の見解を表明する人たちがいますが，筆者の知る限りこれはあくまでも理論的結論であって，それを実証する文献は現在のところ見当たりません。しかしながらパーソナリティ障害の知見からは興味深いと考え，あえて本文に記載しました。ちなみにKohutは「コゥハット」と発音するのが正しく，これを「コフート」と日本語式のローマ字読みにするのは表記違いであることを指摘しておきます。
3──臨床エビデンスによる禁忌の判定が困難になる好例として，MBCTによるうつ再発予防が思い出されます（本書第7章参照）。MBCTはうつ再発が3回以上の場合には予防効果が見られますが，それ以下では奏効しないことが実証されています（Piet & Hougaard, 2011 ; Teasdale, Segal, Williams, 2003）。そのためMBCTは再発

が2回までのうつには禁忌とみなされます。

4──精神病には広範囲の障害が含まれることから、この用語は曖昧です。臨床マインドフルネスではメタ認知療法（Hutton, Morrison, Wardle & Wells, 2014）やACT（Bach & Hayes, 2002）がすでに臨床アプローチとして応用されており、必ずしも禁忌とはみなすべきでないでしょう。

5──マインドフルネスの画像診断で著名なリチャード・デービッドソンたちは、これまでのMBSRエビデンス検定では多くの場合、比較対照群として何の治療も施さないウェイティングリスト・コントロールが用いられる傾向を指摘し、これによってエビデンス値が過大評価されていることを問題点として挙げています（MacCoon, Imel, Rosenkranz et al., 2012）。このため、たとえランダム化を用いた研究でも臨床マインドフルネスの効果にはバイアスが含まれる可能性を無視することはできません。解決策としてデービッドソンたちは、臨床マインドフルネスと同等の効果をもつとされるセラピーをアクティブ・コントロールとして比較させることを勧めています。

6──カバットジンはこの問題に関する研究結果を論文として発表しました（Kabat-Zinn & Chapman-Waldrop, 1988）。その結果は総数784名のMBSR参加者のうち、修了者598名（76%）、非修了者186名（24%）となっており、4人のうち3人がプログラムを無事終了することが判明しました。しかしながら障害別に見ると、疼痛緩和の目的でMBSRを受けたクライアント215名のうち、プログラムを終了したのはわずか63名（29%）と低迷が目立ちます。なかでも男性サンプルが特に深刻で、総数69名のクライアントうち約6割近くの39名（57%）が途中で脱落しました。これはMBSRによる疼痛緩和の難しさを示すデータであり、果たして疼痛をMBSRの禁忌とみなすかどうかが問われます。

7──"integrity"とはなかなか日本語に訳しにくい言葉のひとつで、*The American Heritage Dictionary of the English Language*によると、"Steadfast adherence to a strict moral or ethical code"（モラルや倫理基準を遵守すること）を意味します。そこであえてこのように訳しました。

8──興味深いのは、認知療法をルーツとして発祥したMBCTがMBSRのアプローチを踏襲していることです。MBCTの創始者たち（Segal, Williams & Teasdale, 2007, p.57）はこれについて自らの体験を振り返り、「臨床家であり、また科学者でもある我々にとってのチャレンジはマインドフルネスを実行し、それを内的体験として捉えることであった。こうしてマインドフルネス瞑想に打ち込むことを決心したのである」と述懐しています。

●──あとがき

　米国で人気を博しているマインドフルネスはここ数年日本でも隆盛を極め，書店には特別コーナーが設けられ，専門家を対象としたワークショップもすぐさま満席となる様相を呈しています。古代インドの仏教瞑想に源を発し，アジアで培われた思想と実践法が西洋文化，なかでも特に実証性を最重視する認知行動療法と融合して新しいパラダイムを形成したという事実は，日本人サイコロジストの筆者にとって大きな誇りであると同時に，「出版によせて」でも述べた通り，正直なところいささかの驚きを覚えずにはいられません。東洋の英知のひとつである瞑想とその背景に流れる仏教には，大学時代から関心を抱いていました。初めて出会った書籍はたしか鈴木大拙博士の *Essays in Zen Buddhism* だったと記憶します。その後，増谷文雄博士の『仏陀──その生涯と思想』に深い感銘を受け，本書の献辞に記した高僧碩学の著書に次々と親しむ機会を得ました。本書の執筆を決心したのも，マインドフルネスを西洋科学と臨床視座からだけでなく，仏教視点も含めて総括的に論じてみたいと思ったからです。サイコロジストとしてだけでなく，一人の日本人として，この小冊子が日米の架け橋の小さな釘の一本にでもなれば幸いです。

　本書の執筆に取り組みはじめたのは，日本臨床催眠学会の定期学術総会が終了した 2012 年 11 月末のことでした。それからわずか 2 年 9 カ月，このあいだにも数々の天災や人災が世界中で勃発しました。筆者の住む米国では 2013 年 3 月にボストンマラソン大会でテロ行為による爆発事件が起こりました。戦争や社会不安はあとを絶ちません。まさにマインドフルネスが米国に波及しはじめた 1960 年代の暴力に満ちた社会背景を彷彿とさせます。悲しいことに，これは米国だけでなく，日本でも，そして世界中いたるところで起こっている現象です。マインドフルネスによって我々一人ひとりがこころの働きをしっかりと理解し，慈しみと優しさに満ちた社会と平和の構築に精進することを切望してやみません。

● ── 文献

阿部宏貴（2009）社会参加仏教（エンゲイジド・ブッディズム）をめぐる議論──現代社会に向かう視座．現代密教 20；159-177.
安藤 治（1993）瞑想の精神医学──トランスパーソナル精神医学序説．春秋社．
安藤 治（2003）心理療法としての仏教──禅・瞑想・仏教への心理学的アプローチ．法蔵館．
荒木健一郎（2012）脳と心の整理術．PHP研究所．
東隆真（2007）『坐禅用心記』に参ずる．大法輪閣．
アーチャン・チャー［星飛雄馬・花輪陽子・花輪俊行＝訳］（2011）手放す生き方──タイの森の僧侶に学ぶ「気づき」の瞑想実践．サンガ．
レベッカ・クレーン［家接哲次＝訳］（2010）30のキーポイントで学ぶ マインドフルネス認知療法入門．創元社．
ノーマン・ドイジ［竹迫仁子＝訳］（2008）脳は奇跡を起こす．講談社インターナショナル．
ゲオルグ・H・アイファート＋ジョン・P・フォーサイス［三田村仰・武藤 崇＝監修・訳／荒井まゆみ＝訳］（2012）不安障害のためのACT（アクセプタンス＆コミットメント・セラピー）──実践家のための構造化マニュアル．星和書店．
エーリッヒ・フロム＋鈴木大拙＋リチャード・デマルティーノ［鈴木大拙＝訳］（1960/1992）禅と精神分析．創元社．
ユージン・E・ジェンドリン［村山正治＝訳］（1982）フォーカシング．福村出版．
玄侑宗久（2003）禅的生活．ちくま新書．
バンテ・H・グナラタナ（2011/2012）マインドフルネス──気づきの瞑想．サンガ．［www.urbandharma.org/pdf/mindfulness_in_plain_english.pdf］
原田引道（1985）非思量再考．駒澤大學佛教學部研究紀要 43；26-45.
原井宏明（2012）アクセプタンス・コミットメント・セラピー（ACT）の利点は何か（マインドフルネス／アクセプタンス認知行動療法と森田療法）．精神医学 54；352-356.
長谷川晃・根建金男（2011）抑うつ的反すうとネガティブな反すうが抑うつに及ぼす影響の比較．パーソナリティ研究 19；270-273.
スティーブン・C・ヘイズ＋スペンサー・スミス［武藤 崇・原井宏明・吉岡昌子・岡嶋美代＝訳］（2010）ACT（アクセプタンス＆コミットメント・セラピー）をはじめる──セルフヘルプのためのワークブック．星和書店．
平岡宏一（1999）チベット密教の呼吸観──成仏を目指す身体技法．大法輪 66；100-103.
保坂俊司（2004）仏教とヨーガ．東京書籍．
井上ウィマラ（2004）呼吸を感じるエクササイズ．岩波書店．
ジョン・カバットジン［春木 豊＝訳］（2007）マインドフルネスストレス低減法．北大路書房．
影山教俊（2007）仏教の身体技法──止観と心理療法．仏教医学，国書刊行会．
片山一良（2012）パーリー仏典にブッダの禅定を学ぶ──『大念処経』を読む．大法輪閣．
河合隼雄（1989）ユング心理学と東洋思想（河合隼雄全対話II）．第三文明社．

金 宰晟（1995）『清浄道論』における刹那定．印度學佛教學研究第44；400-402．
岸 竜馬（2011）弁証法的行動療法の有効性と問題点．立教大学臨床心理学研究5；15-26．
越川房子（2010）マインドフルネス認知療法──注目を集めている理由とその治療機序．ブリーフサイコセラピー研究19；28-37．
熊野宏昭（2007）瞑想の画像研究のレビュー．In：貝谷久宣・熊野宏昭＝編：マインドフルネス・瞑想・座禅の脳科学と精神療法．新興医学出版社，pp.33-50．
熊野宏昭（2012）新世代の認知行動療法．日本評論社．
黒木俊秀（2012）アクセプタンス・コミットメント・セラピー（ACT）は本当に森田療法と似ているのか？　精神医学54；348-351．
マハーシ長老［ウ・ウィジャナンダー大僧正＝訳］（1995）ミャンマーの瞑想・ヴィパッサナー観法．国際語学社．
マハーシ長老（2007）Vipassanaa Q & A──マハーシ・セヤドーと現代のヴィパッサナー瞑想法．［http://gotami.txt-nifty.com/vpress/2007/05/vipassanaa_qapd_d54e.html］
増谷文雄（2005）仏教講義──根本仏教と大乗仏教の会通を語る．佼成出版社．
増谷文雄（編訳）（2012a）阿含経典（1）──存在の法則（縁起）に関する経典群・人間の分析（五蘊）に関する経典群．筑摩書房．
増谷文雄＝編訳（2012b）阿含経典（1）──人間の感覚（六処）に関する経典群，実践の方法（道）に関する経典群，詩（偈）のある経典群．筑摩書房．
トーマス・マーラ［永田利彦＝監訳・坂本　律＝訳］（2011）うつと不安のマインドフルネス・セルフヘルプブック──人生を積極的に生きるためのDBT（弁証法的行動療法）入門．明石書店．
蓑輪顕量（2008）仏教瞑想論．春秋社．
蓑輪顕量（2010）仏教瞑想論──アジア諸地域の特徴について．愛知学院大学禅研究所紀要38；288-300．
守谷賢二・斎藤富由起（2013）弁証法的行動療法におけるマインドフルネス尺度作成の試み．国際経営・文化研究17；15-22．
森田正馬（2004）神経質の本態と療法──森田療法を理解する必読の原典．白揚社．
森田正馬（2012）神経質問答──自覚と悟りへの道2（新版）．白揚社．
村上宣寛・村上千恵子（2008）主要5因子性格検査ハンドブック──性格測定の基礎から主要5因子の世界へ（改訂版）学芸図書．
村上太胤（2010）かたよらない　こだわらない　とらわれない　般若心経の力．講談社．
武藤　崇・スティーブン・C・ヘイズ（2008）対称性バイアス研究におけるアブダクションとインダクションとのベスト・バランスとは何か──文脈的行動科学からのコメント．認知科学15；482-495．
中村　元＝訳（1978）ブッダの真理のことば，感興のことば．岩波書店．
中村　元＝訳（1992a）ゴータマ・ブッダI（中村元選集［決定版］第11巻）．春秋社．
中村　元（1992b）ゴータマ・ブッダII（中村元選集［決定版］第12巻）．春秋社．
中村　元＝監修（2006）新・佛教辞典（第3版）．誠信書房．
南條幸弘（2011）神経質礼賛──精神科医からの応援歌．白揚社．
ダニエル・ネトル［竹内和世＝訳］（2009）パーソナリティを科学する──特性5因子であなたがわかる．白揚社．
直木公彦（1975）白隠禅師──健康法と逸話．日本教文社．
大谷　彰（2004a）瞑想と催眠──東洋と西洋の合流点を求めて．臨床催眠学5；3-8．

大谷 彰（2004b）カウンセリングテクニック入門．二瓶社．
大谷 彰（2011）一般臨床における催眠テクニック応用について──ポストエリクソンの視点から．臨床催眠学12；29-40．
大谷 彰（2015）間接暗示・メタファー──指示を示唆する技術．臨床心理学増刊7；116-119．
大谷 彰（近刊）アメリカにおけるマインドフルネスの現状とその実践．精神療法．
ジェイムス・プロチャスカ＋カルロ・ディクレメンテ＋ジョン・ノークロス［中村正和＝訳］（2005）チェンジング・フォー・グッド──ステージ変容理論で上手に行動を変える．法研．
佐藤 徳（2002）情動調整の神経機制について．感情心理学研究9；63-75．
佐藤幸治（1972）禅的療法・内観法．文光堂．
佐藤隆弘（2008）刺激等価性の機能的分析──行動随伴性，関係枠，ネーミング．認知科学15；333-346．
ヨハネス・ハインリッヒ・シュルツ＋成瀬悟策（1960）自己催眠（増訂）．誠信書房．
ジェフリー・M・シュウォーツ＋シャロン・ベグレイ［吉田利子＝訳］（2004）心が脳を変える──脳科学と「心の力」．サンマーク出版．
白洲正子（1996）世阿弥．講談社．
杉浦義典・杉浦知子・丹野義彦（2006）神経質傾向と不安への態度──森田療法の鍵概念の測定．信州大学人文科学論集──人間情報学科編40；33-46．
田上太秀（2013）仏教の真実．講談社．
高石 昇・大谷 彰（2012）現代催眠原論．金剛出版．
高川慈照（2005）常行三昧．大法輪72；74-80．
高梨尚之（2005）臘八摂心（ろうはつせっしん）．大法輪72；88-93．
沢庵宗彭［佐藤錬太郎＝校訂］（1636/2001）『不動知神妙録』古写本三種・『太阿記』古写本一種．北海道大学文学研究科紀要103；24-139．
丹野義彦（2001）エビデンス臨床心理学──認知行動理論の最前線．日本評論社．
内村英幸・竹田康彦（2012）弁証法的行動療法と森田療法の治療観と戦略．精神医学54；366-368．
山田剛志・井上俊哉＝編（2012）メタ分析入門──心理・教育研究の系統的レビューのために．東京大学出版会．
山末英典（2013）Voxel-based morphometry.［http://bsd.neuroinf.jp/wiki/Voxel_Based_Morphometry］
山崎泰廣（1999）密教の阿息観──宇宙の大生命に触れる．大法輪66；86-89．
吉本伊信（2007）内観法．春秋社．
吉村 均（2011）チベットに伝わる心の訓練法（ロジョン）と現代．明治学院大学教養研究センター紀要5；79-93．

こころのりんしょうà・la・carte（2009）特集：ACT＝ことばの力をスルリとかわす新次元の認知行動療法．28-1．
精神医学（2012）特集：オピニオン・マインドフルネス／アクセプタンス認知行動療法と森田療法．54-4．

Aftanas, L.I. & Golocheikine, S.A. (2002) Non-linear dynamic complexity of the human EEG during meditation. Neuroscience Letters, 330; 143-146.
Allport, G.W. (1937) The functional autonomy of motives. The American Journal of Psychology, 50;

141-156.
Amihai, I. & Kozhevnikov, M. (2014) Arousal vs : relaxation : A comparison of the neurophysiological and cognitive correlates of Vajrayana and Theravada meditative practices : PloS one 9 ; e102990.
Analayo, B. (2006) Mindfulness in the Pāli Nikayas. In : D.K. Nauriyal, S. Drummond & Y.B. Lal (Eds.) Buddhist Thought and Applied Psychological Research : Transcending the Boundaries. New York : Routledge, pp.229-249.
Ando, M., Morita T., Akechi, T., Ito, S., Tanaka, M., Ifuku, Y. & Nakayama T. (2009) The efficacy of mindfulness-based meditation therapy on anxiety, depression and spirituality in Japanese patients with cancer. Journal of Palliative Medicine, 12 ; 1091-1094
Anka, A.V., Zvolenskya, M.J., Bernsteina, A., Feldnerb, M.T. & McLeisha, A.C. (2007) A test of the interactive effects of anxiety sensitivity and mindfulness in the prediction of anxious arousal, agoraphobic cognitions, and body vigilance. Behaviour Research and Therapy, 45 ; 1393-1400.
Arkowitz, H. & Lilienfeld, S.O. (2006) Psychotherapy on trial. Scientific American Mind, 17 ; 42-49. [http://faculty.fortlewis.edu/burke_b/Counseling/CS%20Readings/SciAm-PsychotherapyonTrial.pdf]
Arzy, S., Thut, G., Mohr, C., Michel, C.M. & Blanke, O. (2006) Neural basis of embodiment: Distinct contributions of temporoparietal junction and extrastriate body area. The Journal of Neuroscience, 26 ; 8074-8081.
Austin, J.H. (1999) Zen and the Brain : Toward an Understanding of Meditation and Consciousness. 2nd Ed. Boston : The MIT Press.
Austin, J.H. (2006) Zen-brain Reflections. Boston : The MIT Press.
Austin, J.H. (2011) Meditating Selflessly : Practical Neural Zen. Boston : The MIT Press.
Axelrod, S.R., Perepletchikova, F., Holtzman, K. & Sinha, R. (2011) Emotion regulation and substance use frequency in women with substance dependence and borderline personality disorder receiving dialectical behavior therapy. American Journal of Drug and Alcohol Abuse, 37 ; 37-42.
Baars, B.J. (2005) Global workspace theory of consciousness : Toward a cognitive neuroscience of human experience. Progress in Brain Research, 150 ; 45-53.
Bach, P. & Hayes, S.C. (2002) The use of acceptance and commitment therapy to prevent the rehospitalization of psychotic patients : A randomized controlled trial. Journal of Consulting and Clinical Psychology, 70 ; 1129.
Baer, R.A. (2003) Mindfulness training as a clinical intervention : A conceptual and empirical review. Clinical Psychology : Science and Practice, 10 ; 125-143.
Baer, R.A., Fischer, S. & Huss, D.B. (2005) Mindfulness and acceptance in the treatment of disordered eating. Journal of Rational-emotive & Cognitive-Behavior Therapy, 23 ; 281-300.
Baer, R.A., Smith, G.T. & Allen, K.B. (2004) Assessment of mindfulness by self-report : The Kentucky Inventory of Mindfulness Skills. Assessment, 11 ; 191-206.
Baer, R.A., Smith, G.T., Hopkins, J., Kreitemeyer, J. & Toney, L. (2006) Using self-report assessment methods to explore facets of mindfulness. Assessment, 13 ; 27-45.
Baer, R.A., Smith, G.T., Lykin, E., Button, D., Krietemeyer, J., Sauer, S., Walsh, E., Duggan, D. & Williams, J.M. (2008) Construct validity of the Five Facet Mindfulness Questionnaire in meditating and non-meditating samples. Assessment, 15 ; 329-342.
Baluch, F. & Itti, L. (2011) Mechanism of top-down attention. Trends in Neurosciences, 34 ; 210-224.

Bargh, J.A. & Williams, E.L. (2006) The automaticity of social life. Current Directions in Psychological Science, 15 ; 1-4.

Barnard, P.J. & Teasdale, J.D. (1991) Interacting cognitive subsystems : A systemic approach to cognitive-affective interaction and change. Cognition & Emotion, 5 ; 1-39

Batchelor, S. (2011). The Awakening of the West : The Encounter of Buddhism and Western Culture. Williamsville, VT : Echo Point Books & Media.

Baxter, L.R., Schwartz, J.M., Bergman, K.S., Szuba, M.P., Guze, B.H., Mazziotta, J.C., Alazraki, A., Selin, C.E., Ferng, H.-K., Munford, P. & Phelps, M.E. (1992) Caudate glucose metabolic rate changes with both drug and behavior therapy for obsessive-compulsive disorder. Archives of General Psychiatry, 49 ; 681-689.

Beauregard, M. (2012) Brain Wars : The Scientific Battle over the Existence of the Mind and the Proof That Will Change the Way We Live Our Lives. New York : Harper One.

Becker, C.B. (2001) Integrating DBT-based techniques and concepts to facilitate exposure treatment for PTSD. Cognitive and Behavioral Practice, 8 ; 107-122.

Bedford, F.L. (2012) A perception theory in mind-body medicine : Guided imagery and mindful meditation as cross-modal adaptation. Psychonomic Bulletin and Review, 9 ; 24-45.

Beevers, C.G., Wenzlaff, R.M., Hayes, A.M. & Scott, W.D. (1999) Depression and the ironic effects of thought suppression: Therapeutic strategies for improving mental control. Clinical Psychology : Science and Practice, 6 ; 133-148.

Beitel, M., Fereer, E. & Cecero, J.J. (2005) Psychological mindedness and awareness of self and others. Journal of Clinical Psychology, 61, 739-750.

Benson, H., Lehmann, J.W., Malhotra, M.S., Goldman, R.F., Hopkins, J. & Epstein, M.D. (1982) Body temperature changes during the practice of g Tum-mo yoga. Nature, 295 ; 234-236.

Berkovich-Ohana, A., Glicksohn, J. & Goldstein, A. (2012) Mindfulness-induced changes in gamma band activity - Implications for the default mode network, self-reference and attention. Clinical Neurophysiology, 123 ; 700-710.

Biegel, G.M., Brown, K.W., Shapiro, S.L., Shaun, S.L. & Schubert, C.M. (2009) Mindfulness-based stress reduction for the treatment of adolescent psychiatric outpatients : A randomized clinical trial. Journal of Consulting and Clinical Psychology, 77 ; 855-866.

Birnbaum, L. & Birnbaum, A. (2004) In search of inner wisdom : Guided mindfulness meditation in the context of suicide. Scientific World Journal, 4 (ePub) ; 216-227.

Bishop, S.R., Lau, M., Shapiro, S., Carlson, L., Anderson, N.D., Carmody, J., Segal, Z.V., Abbey, S., Speca, M., Velting, D. & Devins, G. (2004) Mindfulness : A proposed operational definition. Clinical Psychology : Science and Practice, 11 ; 230-241.

Bizzini, L. (2013) Mindfulness in the treatment of depression : Observations of a "decentered" clinician. In : A. Fraser (Ed.) The Healing Power of Meditation. Boston : Shambhala, pp.128-139.

Black, D.S. (2011) A brief definion of mindfulness. Mindfulness Research Guide. [http://www.mindfulexperience.org]

Blackledge, J.T. (2007) Disrupting verbal processes : Cognitive defusion in acceptance and commitment therapy and other mindfulness-based psychotherapies. The Psychological Record, 57 ; 555-576.

Blanke, O. & Arzy, S. (2005) The out-of-body experience : Disturbed self-processing at the temporo-parietal junction. The Neuroscientist, 11 ; 16-24.

Boakye, M. (2009) Implications of neuroplasticity for neurosurgeons. Surgical Neurology, 71 ; 5-10.
Bocchio, F.J. (2004) Mindfulness yoga : The awakened unioin of breath, body and mind. Boston : Wisdom Publications.
Bodhi, B. (Ed.) (2005) In the Buddha's Words : An Anthology of Discourses from the Pāli Canon. Somerville, MA : Wisdom Publications.
Bohlmeijer, E., Prenger, R., Taal, E. & Cuijpers, P. (2010) The effects of mindfulness-based stress reduction therapy on mental health of adults with a chronic medical disease : A meta-analysis. Journal of Psychosomatic Research, 68 ; 539-544.
Borkovec, T.D., Mathews, A.M., Chambers, A., Ebrahimi, S., Lytle, R. & Nelson, R. (1987) The effects of relaxation training with cognitive or nondirective therapy and the role of relaxation-induced anxiety in the treatment of generalized anxiety. Journal of Consulting and Clinical Psychology, 55 ; 883-888.
Boulanger, K.J., Hayes, S.C. & Pistorollo, J. (2010) Experiential avoidance as a functional contextual concept. In : A.M. King & D.M. Sloan (Eds.) Emotion Regulation and Psychopathology : A Transdiagnostic Approach to Etiology and Threatment. New York : Guilford, pp.107-136.
Bouton, M.E. (2004) Context and behavioral processes in extinction. Learning & Memory, 11 ; 485-494.
Bowen, S., Chawla, N. & Marlatt, G.A. (2010) Mindfulness-Based Relapse Prevention for Addictive Behaviors : A Clinician's Guide. New York : Guilford.
Bowen, S., Witkiewitz, K., Dillworth, T.M., Chawla, N., Simpson, T.L., Ostafin, B.D., Larimer, M.E., Blume, A.W. Parks, G.A. & Marlatt, G.A. (2006) Mindfulness meditation and substance use in an incarcerated population. Psychology of Addictive Behaviors, 20 ; 343-347.
Braboszcz, C., Hahusseau, S. & Delorme, A. (2010) Meditation and neuroscience : From basic research to clinical practice. In : R. Carlstedt (Ed.) Integrative Clinical Psychology, Psychiatry and Behavioral Medicine : Perspectives, Practices and Research. New York : Springer, pp.1910-1929.
Brach, T. (2012) True Refuge : Finding Peace and Freedom in Your Own Awakened Heart. New York : Bantam.
Brefczynski-Lewis, J.A., Lutz, A., Schaefer, H.S., Levinson, D.B. & Davidson, R.J. (2007) Neural correlates of attentional expertise in long-term meditation practitioners. Proceedings of the National Academy of Sciences, 104 ; 11483-11488.
Bremner, J.D. (2005) Effects of traumatic stress on brain structure and function : Relevance to early responses to trauma. Journal of Trauma Dissociation, 6 ; 51-68.
Breslin, F.C., Zack, M. & McCain, S. (2006) An information-processing analysis of mindfulness : Implications for relapse prevention in the treatment of substance abuse. Clinical Psychology : Science and Practice, 9 ; 275-299.
Brewer, J.A., Mallik, S., Babuscio, T.A., Nich, C., Johnson, H.E., Deleone, C.M., Minnix-Cotton, C.A., Byrne, S.A., Kober, H., Weinstein, A.J., Carroll, K.M. & Rounsaville, B.J. (2011) Mindfulness Training for smoking cessation: results from a randomized controlled trial. Drug and Alcohol Dependence, 119 ; 72-80.
Brewer, J.A., Worhunsky, P.D., Gray, J.R., Tang, Y., Weber, J. & Kober, H. (2011) Meditation experience is associated with differences in default mode network activity and connectivity. Proceedings of the National Academy of Sciences, 108 ; 20254-20259.

Brown, D.P. (2006) Pointing Out the Great Way : The Stages of Meditation in the Mahamudra Tradition. Somerville, MA : Wisdom Publications.
Brown, D., Forte, M. & Zysart, M. (1984) Differences in visual sensitivity among mindfulness meditators and non-meditators. Perceptual and Motor Skills, 58 ; 727-733.
Brown, A.P., Marquis, A. & Guiffrida, D.A. (2013) Mindfulness-based interventions in counseling. Journal of Counseling & Development, 91 ; 96-104.
Brown, K.W. & Ryan, R.M. (2003) The benefits of being present : Mindfulness and its role in psychological well-being. Journal of Personality & Social Psychology, 84 ; 822-848.
Brown, K.W. & Ryan, R.M. (2004) Perils and promise in defining and measuring mindfulness : Observations from experience. Clinical Psychology : Science and Practice, 11 ; 242-248.
Broyd, S.J., Demanuele, C., Debener, S., Helps, S.K., James, C.J. & Sonuga-Barke, E.J.S. (2009) Default-mode brain dysfunction in mental disorders : A systematic review. Neuroscience and Biobehavioral Reviews, 33 ; 279-296.
Bruce, N.G., Manber, R. Shapiro, S.L. & Constantino, M.J. (2010) Psychotherapist mindfulness and the psychotherapy process. Psychotherapy : Theory, Research, Practice, Training, 7 ; 83-97.
Buckner, R.L. & Carroll, D.C. (2007a) Self-projection and the brain. Trends in Cognitive Neuroscience, 11 ; 49-57.
Buckner, R.L. & Vincent, J.L. (2007b) Unrest at rest : Default activity and spontaneous network correlations. NeuroImage, 37 ; 1091-1097.
Buddhadāsa, B. (1976) Ānāpānasati (Mindfulness of Breating). Translated by B. Nāgasena. Bangkok, Thailand : Sublime Life Mission.
Buddhadāsa, B. (1996). Mindfulness with breathing : A manual for serious beginners. Boston : Wisdom Publications.
Buswell, R.E., Jr., & Lopez, D.S. (2014). The Princeton dictionary of Buddhism. Princeton, NJ : Princeton University Press.
Callard, F., Smallwood, J. & Margulies, D.S. (2012) Default positions : How neuroscience's historical legacy has hampered investigation of the resting mind. Frontiers in Psychology, 3 ; 321-327.
Cardaciotto, L., Herbert, J.D., Forman, E.M., Moitra, E. & Farrow, V. (2008) The assessment of present-moment awareness and acceptance : The Philadelphia Mindfulness Scale. Assessment, 15 ; 204-213.
Carhart-Harris, R.L. & Friston, K.J. (2010) The default-mode, ego-functions and free-energy : A neurobiological account of Freudian ideas. Brain, 133 ; 1265-1283.
Carlson, L.E. (2012) Mindfulness-based interventions for physical conditions : A narrative review evaluating levels of evidence. ISRN Psychiatry.
Carlson, L.E., & Garland, N.S. (2005) Impact of Mindfulness-Based Stress Reduction (MBSR) on sleep, mood, stress and fatigue symptoms in cancer putpatients. International Journal of Behavioral Medicine, 12 ; 278-285.
Carlson, L.E., Speca, M., Faris, P. & Patel, K.D. (2007) One year pre-post intervention follow-up of psychological, immune, endocrine and blood pressure outcomes of mindfulness-based stress reduction (MBSR) in breast and prostate cancer outpatients. Brain, Behavior and Immunity, 21 ; 1038-1049.
Carmody, J. & Baer, R.A. (2009) How long does a Mindfulness-Based Stress Reduction program need to be? A review of class contact hours and effect sizes for psychological distress. Journal of

Clinical Psychology, 65 ; 627-638.
Cavanna, A.E. & Trimble, M.R. (2006) The precuneus : A review of its functional anatomy and behavioral correlates. Brain, 129 ; 564-583.
Chadwick, P., Hember, M., Symes, J., Peters, E., Kuipers, E. & Dagnan, D. (2008) Responding mindfully to unpleasant thoughts and images : Reliability and validity of the Southampton mindfulness questionnaire (SMQ). British Journal of Clinical Psychology, 47 ; 451-455,
Chah, A. (1994) No Ajahn Chah : Reflections. Hong Kong : Yuan Kuang Publishing House. [http://www.ajahnchah.org/pdf/no_ajahn_chah.pdf]
Chah, A. (2001) Being Dharma : The Essence of the Buddha's Teachings. Translated by P. Breiter. Boston : Shambhala Publications.
Chah, A. (2011) The Collected Works of Ajahn Chah. Northumberland, UK : Aruna Publications.
Chambers, R., Gullone, E. & Allen, N.B. (2009) Mindful emotion regulation : An integrative review. Clinical Psychology Review, 29 ; 560-72.
Chambers, R., Lo, B.C.Y. & Allen, N.B. (2008) The impact of intensive mindfulness trainingon attentional control, cognitive style and affect. Cognitive Therapy and Research, 32 ; 303-322
Chambless, D.L. & Ollendick, T.H. (2001) Empirically supported psychological interventions : Controversies and evidence. Annual Review of Psychology, 52 ; 685-716. [http://www.terapia-breveyeficaz.com.ar/Documentos/23Empirically_Supported_Psychological_Interventions.pdf]
Chan, D. & Woollacott, M. (2007) Effects of level of meditation experience on attentional focus : Is the efficiency of executive or orientation networks improved? Journal of Alternative and Complementary Medicine, 13 ; 651-658.
Chiesa, A. & Serretti, A. (2009) Mindfulness-Based Stress Reduction for stress management in healthy people : A review and meta-analysis. The Journal of Alternative and Complementary Medicine, 15 ; 593-600.
Chiesa, A. & Serretti, A. (2011) Mindfulness based cognitive therapy for psychiatric disorders : A systematic review and meta-analysis. Psychiatry Research, 30 ; 441-453.
Chiesa, A., Serretti, A. & Jakobsen, J.C. (2013) Mindfulness : Top-down or bottom-up emotion regulation strategy? Clinical Psychology Review, 33 ; 82-96.
Chödrön, P. (1994) Start Where You Are : A Guide to Compassionate Living. Boson : Shambhala Publications.
Chödrön, P. (2012) Living Beautifully : With Uncertainty and Change. Boston : Shambhala Publications.
Chödrön, P. (2013) How to meditate : A Practical Guide to Making Friends with Your Mind. Boulder, CO : Sounds True.
Christopher, M.S., Christopher, V. & Charoensuk, S. (2009) Assessing "Western" mindfulness among Thai Theravāda Buddhist monks. Mental Health, Religion & Culture, 12 ; 303-314.
Cincotta, A.L., Gehrman, P., Gooneratne, N.S. & Baime, M.J. (2010) The effects of a mindfulness-based stress reduction programme on pre-sleep cognitive arousal and insomnia symptoms : A pilot study. Stress and Health, 27 ; 299-305.
Cohen, J. (1992) A power primer. Psychological Bulletin, 112 ; 155-159.
Corcoran, K.M., Farb, N., Anderson, A. & Segal, Z. (2010) Mindfulness and emotion regulation : Outcomes and possible mediating mechanisms. In A.M. Kring & D.M. Sloan (Eds.) Emotion Regulation and Psychopathology : A Transdiagnostic Approach to Etiology and Treatment. New

York : Guilford, pp.339-355.

Costa, Jr., P.T. & McCrae, R.R. (1987) Neuroticism, somatic complaints and disease : Is the bark worse than the bite? Journal of Personality, 55 ; 299-316.Crane, R.S., Kuyken, W., Williams, J.M., Hastings, R.P., Cooper, L. & Fennell, M.J. (2012) Competence in teaching mindfulness-based courses: Concepts, development and assessment. Mindfulness, 3 ; 76-84.

Crane, R.S., Kuyken, W., Williams, J.M.G., Hastings, R., Cooper, L. & Fennell, M.J.V. (2012) Competence in teaching mindfulness-based courses : Concepts, development, and assessment. Mindfulness, 3 ; 76-84.

Creswell, J.D., Myers, H.F., Cole, S.W. & Irwin, M.R. (2009) Mindfulness meditation training effects on CD4+ T lymphocytes in HIV-1 infected adults : A small randomized controlled trial. Brain, Behavior and Immunity, 23 ; 184-188.

Creswell, J.D., Way, B.M., Eisenberger, N.I. & Lieberman, D. (2007) Neural correlates of dispositional mindfulness during affect labeling. Psychosomatic Medicine, 69 ; 560-565.

Daniels, J.K., Frewen, P., McKinnon, M.C. & Lanius, R.A. (2011) Default mode alterations in posttraumatic stress disorder related to early-life trauma : A developmental perspective. Journal of Psychiatry & Neuroscience, 36 ; 56-59.

Davidson, R.J. & Harrington, A. (Eds.) (2002) Visions of Compassion : Western Scientists and Tibetan Buddhists Examine Human Nature. New York : Oxford University Press.

Davidson, R.J. & Lutz, A. (2008) Buddha's brain : Neuroplasticity and meditation. IEEE Signal Processing Magazine, 25 ; 175-176.

Davidson, R.J., Kabat-Zinn, J., Schumacher, J., Rosenkranz, M., Muller, D., Santorelli, S.F., Urbanowski,F., Harrington, A., Bonus, K. & Sheridan, J.F. (2003) Alterations in Brain and Immune Function Produced by Mindfulness Meditation. Psychosomatic Medicine, 65 ; 564-570.

Davis, D.M. & Hayes, J.A. (2011) What are the benefits of mindfulness? : A practice review of psychotherapy-related research. Psychotherapy, 48 ; 198-208.

Deatherage, G. (1975) The clinical use of 'mindfulness' meditation techniques in short-term psychotherapy. Journal of Transpersonal Psychology, 7 ; 133-143.

Dekeyser, M., Raes, F., Leijssen, M., Leysen, S. & Dewulf, D. (2008) Mindfulness skills and interpersonal behaviour. Personality and Individual Differences, 44 ; 1235-1245.

Denson, T.F., Capper, M.C., Oaten, M., Friese, M. & Schofield, T.P. (2011) Self-control training decreases aggression in response to provocation in aggressive individuals. Journal of Research in Personality, 45 ; 252-256.

Desbordes, G., Negi, L.T., Pace, T.W.W., Wallace, B.A., Raison, C.L. & Schwartz, E.L. (2012) Effects of mindful-attention and compassion meditation training on amygdala response to emotional stimuli in an ordinary, non-meditative state. Frontiers in Human Nerusosccience, 6 ; 292-306.

Didonna, F. & Gonzalez, Y.R. (2009) Mindfulness and feelings of emptiness. In : F. Didonna (Ed.) Clinical Handbook of Mindfulness. New York : Springer, pp.125-151.

Dimeff, L.A., Koerner, K. & Linehan, M.M. (2007) Dialectical behavior therapy in clinical practice: Applications across disorders and settings. New York : Guilford Press.

Dimidjian, S.D. & Linehan, M.M. (2003a) Mindfulness practice. In : W.O' Donohue, J. Fisher & S. Hayes (Eds.) Cognitive Behavior Therapy : Applying Empirically Supported Techniques in

Your Practice. New York : Wiley, pp.229-237.
Dimidjian, S. & Linehan, M.M. (2003b) Defining an agenda for future research on the clinical application of mindfulness practice. Clinical Psychology : Science and Practice, 10 ; 166-171.
Dobkin, P.L., Irving, J.A. & Amar, S. (2012) For whom may participation in a mindfulness-based stress reduction program be contraindicated? Mindfulness, 3 ; 44-50.
Dobkin, P.L. & Zhao, Q. (2011) Increased mindfulness : The active component of the mindfulness-based stress reduction program? Complementary Therapies in Clinical Practice, 17 ; 22-7.
Dumont, L., Martin, C. & Broer, I. (2012) Functional Neuroimaging Studies of Hypnosis and Meditation : A comparative perspective. The Journal of Mind-Body Regulation, 2 ; 58-70.
Eberth, J. & Sedlmeier, P. (2012) The Effects of mindfulness meditation : A meta-analysis. Mindfulness, 3 ; 174-189.
Eifert, G.H. & Forsyth, J.P. (2005) Acceptance and Commitment Therapy for Anxiety Disorders : A Practitioner's Treatment Guide to Using Mindfulness, Acceptance, and Values-Based Behavior Change. Oakland, CA : New Harbinger.
Ekman, P., Davidson, R.J., Ricard, M. & Wallace, B.A. (2005) Buddhist and psychological perspectives on emotions and well-being. Current Directions in Psychological Science, 14 ; 59-63.
Engler, J. (1984) Therapeutic aims in psychotherapy mediation: Developmental stages in the representation of self. Journal of Transpersonal Psychology, 16 ; 25-61.
Epstein, M. (1988) The deconstruction of the self : Ego and "egolessness" in Buddhist insight meditation. Journal of Transpersonal Psychology, 20 ; 61-69.
Epstein, M. (1990) Meditation and the dilemma of narcissism. Journal of Contemplative Psychotherapy, 7 ; 3-19.
Epstein, M.D. & Lieff, J.D. (1981) Psychiatric complications of meditation practice. Journal of Transpersonal Psychology, 13 ; 137-147.
Ericsson, K.A., Krampe, R.T. & Tesch-Romer, C. (1993) The role of deliberate practice in the acquisition of expert performance. Psychological Review, 100 ; 363-406.
Eysenck, H.J. (1978) An exercise in mega-silliness. American Psychologist, 33 ; 517.
Falkenstrom, F. (2008) A Buddhist contribution to the psychoanalytic psychology of self. The International Journal of Psychoanalysis, 84 ; 1551-1568
Fang, C.Y., Reibel, D.K., Longacre, M.L, Rosenzweig, S., Campbell, D.E. & Douglas, S.D. (2010) Enhanced psychosocial well-being following participation in a Mindfulness-Based Stress Reduction program is associated with increased natural killer cell activity.The Journal of Alternative and Complementary Medicine, 16 ; 531-538.
Farb, N.A.S., Segal, Z.V. & Anderson, A.K. (2012) Mindfulness meditation training alters cortical representations of interoceptive attention. Advance Access published January 19, 2012, doi : 10.1093/cercor/bhr385.
Farb, N.A.S., Segal, Z.V., Mayberg, H., Bean, J., McKeon, D., Fatima, Z. & Anderson, A.K. (2007) Attending to the present : Mindfulness meditation reveals distinct neural modes of self-reference. Social Cognitive and Affective Neuroscience, 2 ; 313-322. [http://www.ncbi.nlm.nih.gov/pmc/articles/PMC2566754/pdf/nsm030.pdf.]
Feldman, G., Hayes, A., Kumar, S., Greeson, J. & Laurenceau, J.-P. (2007) Mindfulness and emotion regulation : The development and initial validation of the Cognitive and Affective Mindfulness Scale-Revised (CAMS-R) Journal of Psychopathology and Behavioral Assessment,

29 ; 177-190.
Ferguson, G. (2009). Natural wakefulness : Discovering the wisdom we were born with. Boston : Shambhala.
Fields, R. (1992). How the swans came to the lake : A narrative history of Buddhism in America. Boston : Shambhala.
Fjorback, L.O., Arendt, M., Ornbol, E., Fink, P. & Walach, H. (2011) Mindfulness-based stress reduction and mindfulness-based cognitive therapy : A systematic review of randomized controlled trials. Acta Psychiatrica Scandinavica, 124 ; 102-119.
Fletcher, L.B. & Hayes, S.C. (2005) Relational frame theory, acceptance and commitment therapy, and a functional analytic definition of mindfulness. Journal of Rational-Emotive & Cognitive-Behavior therapy, 22 ; 315-336.
Fletcher, L.B., Schoendorff, B. & Hayes, S.C. (2010) Searching for mindfulness in the brain : A process-oriented approach to examining the neural correlates of mindfulness. Mindfulness, 1 ; 41-63. [http://westallen.typepad.com/files/searching-for-mindfulness-in-the-brain.pdf.]
Follette, V., Palm, K.M., & Pearson, A.N. (2006). Mindfulness and trauma : Implications for treatment. Journal of Rational-Emotive and Cognitive-Behavior Therapy, 24, 45-61.
Follette, V.M. & Vijay, A. (2009) Mindfulness for trauma and posttraumatic stress disorder. In : F. Didonna (Ed.) Clinical handbook of mindfulness Clinical Handbook of Mindfulness. New York : Springer, pp.299-317.
Forman, E.M., Shaw, J.A., Goetter, E.M., Herbert, J.D, Park, J.A. & Yuen, E.K. (2012) Long-term follow up of a randomized controlled trial comparing acceptance and commitment therapy and cognitive therapy for anxiety and depression. Behavior Therapy, 43 ; 801-811.
Framson, C., Kristal, A.R., Schenk, J.M., Littman, A.J., Zeliadt, S. & Benitez, D. (2009) Development and Validation of the Mindful Eating Questionnaire. Journal of the American Dietetic Association, 109 ; 1439-1444.
Frank, J.D. & Frank, J.B. (1991) Persuasion and Healing : A Comparative Study of Psychotherapy. 3rd Ed. Baltimore, MD : The Johns Hopkins University Press. (杉原保史＝訳 (2007) 説得と治療——心理療法の共通要因. 金剛出版)
Froeliger, B., Garland, E.L., Kozink, R.V., Modlin, L.A., Chen, N.-K., McClernon, F.J., Greeson, J.M. & Sobin, P. (2012) Meditation-state functional connectivity (msFC) : Strengthening of the dorsal attention network and beyond. Evidence-Based Complementary and Alternative Medicine. [http://www.hindawi.com/journals/ecam/2012/680407]
Froeliger, B., Garland, E.L. & McClernon, F.J. (2012) Yoga meditation practitioners exhibit greater gray matter volume and fewer reported cognitive failures : Results of a preliminary voxel-based morphometric analysis. Evidence-Based Complementary and Alternative Medicine. [http://www.hindawi.com/journals/ecam/2012/821307/]
Fronsdal, G. (1998) Insight meditation in the United States : Life, liberty and pursuit of happiness. In : C.S. Prebish & K.K. Tanaka (Eds.) The Faces of Buddhism in America. Berkeley, CA : University of California Press.
Fronsdal, G. (undated) Ānāpānasati Sutta (Majjhima Nikāyaa 118) The discourse on mindfulness on breathing. [http://www.insightmeditationcenter.org/articles/AnapanasatiSutta.pdf.]
Frye, L.A. & Spates, C.R. (2012) Prolonged exposure, mindfulness, and emotion regulation for the treatment of PTSD. Clinical Case Studies, 11 ; 184-200.

Full, G.E., Walach, H. & Trautwein, M. (2013) Meditation-induced changes in perception : An interview with expert meditations (sotapannas) in Burma. Mindfulness, 4 ; 55-63.

Gard, T., Hölzel, B.K., Sack, A.T., Hempel, H., Lazar, S.W., Vaitl, D. & Ott, U. (2012) Pain attenuation through mindfulness is associated with decreased cognitive control and increased sensory processing in the brain. Cerebral Cortex, 22 ; 2692-2702.

Gardner-Nix, J. & Costin-Hall, L. (2009) The Mindfulness Solution to Pain: Step-by-Step Techniques for Chronic Pain Management. Oakland, CA : New Harbinger.

Garland, E.L., Gaylord, S.A., Palsson, O., Faurot, K., Mann, J.D. & Whitehead, W.E. (2012) Therapeutic mechanisms of a mindfulness-based treatment for IBS : Effects on visceral sensitivity, catastrophizing and affective processing of pain sensations. Journal of behavioral medicine, 35 ; 591-602.

Gaylord, S.A., Palsson, O.S., Garland, E.L., Faurot, K.R., Coble, R.S., Mann, J.D., Frey, W., Leniek, K. & Whitehead, W.E. (2011) Mindfulness training reduces the severity of irritable bowel syndrome in women : Results of a randomized controlled trial. The American journal of gastroenterology, 106 ; 1678-1688.

Gayner, B., Esplen, M.J., DeRoche, P., Wong, J., Bishop, S., Kavanagh, L. & Butler, K. (2012) A randomized controlled trial of mindfulness-based stress reduction to manage affective symptoms and improve quality of life in gay men living with HIV. Journal of Behavioral Medicine, 35 ; 272-285.

Germer, C.K. (2005a) Mindfulness : What is it? What does that matter. In : C.K. Germer, R.D. Siegel & P.R. Fulton (Eds.) Mindfulness and Psychotherapy. New York : Guilford, pp.3-27.

Germer, C.K. (2005b) Teaching mindfulness in therapy. In : C.K. Germer, R.D. Siegel & P.R. Fulton (Eds.) Mindfulness and Psychotherapy. New York : Guilford, pp.113-129.

Germer, C.K. (2009) The mindful path to self-compassion : Freeing yourself from destructive thoughts and emotions. New York : Guilford.

Germer, C.K. & Siegel, R.D. (Eds.) (2012) Wisdom and Compassion in Psychotherapy : Deepening Mindfulness in Clinical Practice. New York : Guilford.

Geschwind, N., Peeters, F., Drukker, M., van Os, J. & Wichers, M. (2011) Mindfulness training increases momentary positive emotions and reward experience in adults vulnerable to depression : A randomized controlled trial. Journal of Consulting and Clinical Psychology, 79 ; 618-628.

Gethin, R. (2004) On the Practice of Buddhist Meditation According to the Pali Nik?yas and Exegetical Sources. In Buddhismus in Geschichte und Gegenwart, 9 ; 17-37.

Gethin, R. (2011) On some definitions of mindfulness. Contemporary Buddhism, 12 ; 163-279.

Gilbert, P. (2012) Depression : Suffering in the flow of life. In : C.K. Germaer & R.D. Siegel (Eds.) Wisdom and Compassion in Psychotherapy : Deepening Mindfulness in Clinical Practice. New York : Guilford, pp.249-264.

Giluk, T.L. (2009) Mindfulness, Big Five personality and affect : A meta-analysis. Personality and Individual Differences, 47 ; 805-811.

Gisela, E.F., Harald, W. & Mathis, T. (2013) Meditation-induced changes in perception : An interview study with expert meditators (sotapannas) in Burma. Mindfulness, 4 ; 55-63.

Goldin, P.R. & Gross, J.J. (2010) Effects of mindfulness-based stress reduction (MBSR) on emotion regulation in social anxiety disorder. Emotion, 10 ; 83-91.

Goleman, D.J. (2003) Destructive emotions : How can we overcome them? : A scientific dialogue with the Dalai Lama. New York : Bantam Book.

Grant, J.A. & Rainville, P. (2005) Hypnosis and meditation : Similar experiential changes and shared brain mechanisms. Medical Hypothesis, 65 ; 625-626.

Gratz, K.L. (2007) Targeting emotion dysregulation in the treatment of self-injury. Journal of Clinical Psychology : In Session, 63 ; 1091-1103.

Greason, P.G. & Cashwell, C.S. (2009) Mindfulness and counseling self-efficacy : The mediating role of attention and empathy. Counselor Education and Supervision, 49 ; 2-19.

Green, E. & Green, A. (1977) Beyond Biofeedback. New York : Delacorte Press.

Greicius, M.D., Supekar, K., Menon, V. & Dougherty, R.F. (2009) Resting-state functional connectivity reflects structural connectivity in the default mode network. Cerebral Cortex, 19 ; 72-78.

Gross, C.R., Kreitzer, M.J., Reilly-Spong, M., Wall, M., Winbush, N.Y., Patterson, R., Mahowald, M. & Cramer-Bornemann, M. (2010) Mindfulness-based stress reduction versus pharmacotherapy for chronic primary insomnia : A randomized controlled clinical trial. EXPLORE : The Journal of Science and Healing, 7 ; 76-87.

Gross, C.R. Kreitzer, M.J., Russas, V., Treesak, C., Frazier, P.A. & Hertz, M.I. (2004) Mindfulness meditation to reduce symptoms after organ transplant : A pilot study. Advances in Mind-Body Medicine, 20 ; 20-29.

Gross, J.J. (1998) The emerging field of emotion regulation : An integrative review. Journal of General Psychology, 2 ; 271-299.

Gross, J.J. (Ed.) (2009) Handbook of Emotion Regulation. New York : Guilford.

Gross, J.J. & Thompson, R.A. (2009) Emotion regulation : Conceptual foundations. In : J.J. Gross (Ed.) Handbook of Emotion Regulation. New York : Guilford, pp.3-24.

Grossman, P., Niemann, L., Schmidt, S. & Walach, H. (2004) Mindfulness-based stress reduction and health benefits : A meta-analysis. Journal of Psychosomatic Research, 57 ; 35-43.

Grossman, P., Tiefenthaler-Gilmer, U., Raysz, A. & Kesper, U. (2007) Mindfulness training as an intervention for fibromyalgia : Evidence of postintervention and 3-year follow-up benefits in well-being. Psychotherapy and Psychosomatics, 76 ; 226-233.

Harned, M.S., Korslund, K.E., Foa, E.B. & Linehan, M.M. (2012) Treating PTSD in suicidal and self-injuring women with borderline personality disorder : Development and preliminary evaluation of a Dialectical Behavior Therapy Prolonged Exposure Protocol. Behaviour Therapy and Research, 50 ; 381-386.

Hasenkamp, W., Wilson-Mendenhall, C.D., Duncan, E., & Barsalou, L.W. (2012). Mind wandering and attention during focused meditation : A fine-grained temporal analysis of fluctuating cognitive states. *Neuroimage*, 59, 750-760.

Hayakawa, S.I. (1941) Language in Thought and Action. New York : Harcourt, Brace & Co.

Hayes, A.M. & Feldman, G. (2004) Clarifying the construct of mindfulness in the context of emotion regulation and the process of change in therapy. Clinical Psychology : Science and Practice, 11 ; 255-262.

Hayes, S.C. (2002) Buddhism and acceptance and commitment therapy. Cognitive and Behavioral Practice, 9 ; 58-66.

Hayes, S.C. (2004) Acceptance and Commitment Therapy, Relational Frame Theory, and the third wave of behavioral and cognitive therapies. Behavior Therapy, 35 ; 639-665.

Hayes, S.C. & Smith, S. (2010) Get out of Your Mind and with Your Life : The New Acceptance and Commitment Therapy. Oakland, C.A. : New Harbinger.

Hayes, S.C., Strosahl, K.D. & Wilson, K.G. (2003) Acceptance and Commitment Therapy : An Experiential Approach to Behavior Change. New York : Guilford Press.

Hayes, S.C., Villatte, M., Levin, M. & Hildebrandt, M. (2011) Open, aware and active : Contextual approaches as an emerging trend in the behavioral and cognitive therapies. Annual Review of Clinical Psychology, 7 ; 141-168.

Hayward, J.W. & Valera, F.J. (2001) Gentle Bridges : Conversations with the Dalai Lama on the Sciences of Mind. Boston : Shambhala Publications.

Hebb, D.O. (1949) The Organization of Behavior : A Neuropsychological Theory. New York : Wiley.

Heeren, A. & Philippot, P. (2011) Changes in ruminative thinking mediate the clinical benefits of mindfulness : Preliminary findings. Mindfulness, 2 ; 8-13.

Heide, F.J. & Borkovec, T.D. (1983) Relaxation-induced anxiety : Mechanisms and theoretical implications. Journal of Consulting and Clinical Psychology, 51 ; 171-182.

Herbert, J.D. & Forman, E.M. (2010) The evolution of cognitive behavior therapy: The rise of psychological acceptance and mindfulness. In : J.D. Herbert & E.M. Forman (Eds.) Acceptance and Mindfulness in Cognitive Behavior Therapy : Understanding and Applying the New Therapies. New York : Wiley, pp.3-25.

Herman, J. (1997) Trauma and Recovery : The Aftermath of Violence : From Domestic Abuse to Political Terror. New York : Basic Books. (中井久夫＝訳 (1999) 心的外傷と回復〈増補版〉. みすず書房)

Heuman, L. (2014). Under one umbrella : Can tradition and science both fit? An interview with Thuptem Jinpa Langri. Tricycle : The Buddhist Review, Summer, 74-11.

Hill, C.L.M. & Updegraff, J.A. (2011) Mindfulness and Its Relationship to Emotional Regulation. Emotion, 12 ; 81-90.

Hoffman, C.J., Ersser, S.J., Hopkinson, J.B., Nicholls, P.G., Harrington, J.E. & Thomas, P.W. (2012) Effectiveness of mindfulness-based stress reduction in mood, breast- and endocrine-related quality of life and well-being in stage 0 to III breast cancer: a randomized, controlled trial. Journal of Clinical Oncology, 30 ; 1335-1342.

Höfling, V., Moosbrugger, V., Schermelleh-Engell, K. & Heidenreich, H. (2011) Mindfulness or mindlessness? : A modified version of the mindful attention and Awareness Scale (MAAS). European Journal of Psychological Assessment, 27 ; 59-64.

Hofmann, S.G. (2008) Acceptance and Commitment Therapy : New wave or Morita Therapy? Clinical Psychology : Science and Practice, 15 ; 280-285.

Hofmann, S.G., Sawyer, A.T., Witt, A.A. & Oh, D. (2010) The effect of mindfulness-based therapy on anxiety and depression : A meta-analytic review. Journal of Consulting and Clinical Psychology, 78 ; 169-183.

Holroyd, J. (2003) The science of meditation and the state of hypnosis. American Journal of Clinical Hypnosis, 46 ; 109-128.

Hölzel, B.K., Carmody, J., Vangela, M., Congleton, C., Yerramsetti, S.M., Gard, T. & Lazar, S.W. (2011) Mindfulness practice leads to increases in regional brain gray matter density. Psychiatry Research : Neuroimaging, 191 ; 36-43.

Hölzel, B.K., Lazar, S.W., Gard, T., Shuman-Oliver, Z., Vago, D.R. & Ott, U. (2011) How does mindfulness meditation work : Proposing mechanisms of action from a conceptual and neural perspective. Perspectives on Psychological Science, 6 ; 537-559.

Hölzel, B.K., Ott, U., Gard, T., Hempel,H., Weygandt, M., Morgen, K. and Vaitl, D. (2008) Investigation of mindfulness meditation practitioners with voxel-based morphometry. Social Cognitive and Affective Neuroscience, 3 ; 55-61.

Hutton, P., Morrison, A.P., Wardle, M. & Wells, A. (2014) Metacognitive therapy in treatment-resistant psychosis : A multiple-baseline study. Behavioural and cognitive psychotherapy, 42 ; 166-185.

Irving, J.A., Dobkin, P.L. & Park, J. (2009) Cultivating mindfulness in health care professionals: A review of empirical studies of mindfulness-based stress reduction (MBSR) Complementary Therapies in Clinical Practice, 15 ; 61-66.

Jain, S., Shapiro, S.L., Swanick, S., Roesch, S.C., Mills, P.J., Bell, I. & Schwartz, G.E.R. (2007) A randomized controlled trial of mindfulness meditation versus relaxation training : Effects on distress, positive states of mind, rumination, and distraction. Annuals of Behavioral Medicine, 33 ; 11-21.

James, W. (1890) Principles of Psychology. New York : Dover Publications.

Jang, J.H., Jung, W.H., Kang, D.-H., Byun, M.S., Kwon, S.J., Choi, C.-H., Kwon, J.S. (2011) Increased default mode network connectivity associated with meditation. Neuroscience Letters, 487 ; 358-362.

Kabat-Zinn, J. (1982) An outpatient program in behavioral medicine for chronic pain patients based on the practice of mindfulness meditation : Theoretical considerations and preliminary results. General Hospital Psychiatry, 4 ; 33-47.

Kabat-Zinn, J. (1990) Full Catastrophe Living : Vsing the Wisdom of Your Body and Mind to Face Stress, Pain and Illness. New York : Delacorte Press.

Kabat-Zinn, J. (2002) At home in our bodies : An interview with Jon Kaba-Zinn. Tricycle Magazine, Winter. [http://www.tricycle.com/-practice/home-our-bodies]

Kabat-Zinn, J. (2003) Mindfulness-based interventions in context : Past, present and future. Clinical Psychology : Science and Practice, 10 ; 144-156.

Kabat-Zinn, J. (2009) Forward. In : F. Didonna (Ed.) Clinical Handbook of Mindfulness. New York : Springer, pp.xxv-xxxiii.

Kabat-Zinn, J. (2011) Some reflections on the origins of MBSR, skillful means and the trouble with maps. Contemporary Buddhism, 12 ; 281-306.

Kabat-Zinn, J. (2013) Mindfulness-based interventions in medicine and psychiatry : What does it mean to be "mindfulness-based" ? In : A. Fraser (Ed.) The Healing Power of Meditation. Boston : Shambhala, pp.93-119.

Kabat-Zinn, J. & Chapman-Waldrop, A. (1988) Compliance with an outpatient stress reduction program : Rates and predictors of program completion. Journal of Behavioral Medicine, 11 ; 333-352.

Kabat-Zinn, J., Lipworth, L. & Burney, R. (1985) The clinical use of mindfulness meditation for the self-regulation of chronic pain. Journal of Behavioral Medicine, 8 ; 163-190.

Kabat-Zinn, J. & Santorelli, S.F. (undated) Training teachers to deliver Mindfulness-Based Stress Reduction : Principles and standards. Center for Mindfulness in Medicine, Health Care and

Society. University of Massachusetts Medical School. [http://www.umassmed.edu/cfm/trainingteachers/index.aspx]

Kabat-Zinn, J., Wheeler, E., Light, T., Skillings, A., Scharf, M.J., Cropley, T.G., Hosmer, D. & Bernhard, J.D. (1998) Influence of a mindfulness meditation-based stress reduction intervention on rates of skin clearing in patients with moderate to severe psoriasis undergoing phototherapy (UVB) and photochemotherapy (PUVA). Psychosomatic Medicine, 60 ; 625-632.

Kalb, C. (2004) Buddha's lessons. Newsweek. September 27, 2004.

Kalill, K.S., Treanor, M. & Roemer, L. (2013) The importance of non-reactivity to posttraumatic stress symptoms : A case for mindfulness. Mindfulness, 1-8. Advance online publication. doi : 10.1007/s12671-012-0182-6.

Kang, Y., Gruber, J., & Gray, J.R. (2013) Mindfulness and De-Automatization. Emotion Review, 5 ; 192-201

Kasamatsu, A. & Hirai, T. (1966) An electroencephalographic study on the zen meditation (Zazen). Folia Psychiatrica et Neurologica Japonica, 20 ; 315-336.

Kays, J.L., Hurley, R.A. & Taber, K.H. (2012) The Dynamic brain : Neuroplasticity and mental health. The Journal of Neuropsychiatry & Clinical Neurosciences, 24 ; 118-124.

Keane, A. (2013) The influence of therapist mindfulness practice on psychotherapeutic work : A mixed-methods study. Mindfulness, Advance online publication. doi : 10.1007/s12671-013-0223-9.

Kearney, D.J., Milton, M.L., Malte, C.A., McDermott, K.A., Martinez, M. & Simpson, T.L. (2012) Participation in mindfulness-based stress reduction is not associated with reductions in emotional eating or uncontrolled eating. Nutrition Research, 32 ; 413-420.

Kemeny, M.E., Foltz, C., Cavanagh, J.F., Cullen, M., Giese-Davis, J., Jennings, P., Rosenberg, E.L., Gillath, O., Shaver, P.R., Wallace, B.A. & Ekman, P. (2012) Contemplative/emotion training reduces negative emotional behavior and promotes prosocial responses. Emotion, 12 ; 338-350.

Kerr, C.E., Sacchet, M.D., Lazar, S.W., Moore, C.I. & Jones, S.R. (2013) Mindfulness starts with the body: somatosensory attention and top-down modulation of cortical alpha rhythms in mindfulness meditation. Frontiers in Human Neuroscience, 7 ; 1-15.

Keuthen, N.J., Rothbaum, B.O., Welch, S.S., Taylor, C., Falkenstein, M., Heekin, M., Jordan, C.A., Timpano, K., Meunier, S., Fama, J. & Jenike, M.A. (2010) Pilot trial of dialectical behavior therapy-enhanced habit reversal for trichotillomania. Depress Anxiety, 27 ; 953-959.

Khalsa, S.S., Rudrauf, D., Damasio, A.R., Davidson, R.J., Lutz, A. & Tranel, D. (2008) Interoceptive awareness in experienced meditators. Psychophysiology, 45 ; 671-677.

Kiesler, D.J. (2001) Therapist countertransference : In search of common themes and empirical referents. Journal of Clinical Psychology, 57 ; 1053-1063

Kimbrough, E., Magyari, T., Langenberg, P., Chesney, M. & Berman, B. (2010) Mindfulness intervention for child abuse survivors. Journal of Clinical Psychology, 66 ; 17-33.

Kircanski, K., Lieberman, M.D. & Craske, M.G. (2012) Feelings into words : Contributions of language to exposure therapy. Psychological Science, 23 ; 1086-1091.

Klatt, M.D., Buckworth, J. & Malarkey, W.B. (2008) Effects of low-dose mindfulness-based stress reduction (MBSR-ld) on working adults. Health Education & Behavior, 36 ; 601-614.

Kliem, S., Kröger, C. & Kosfelder, J. (2010) Dialectical Behavior Therapy for borderline personality disorder : A meta-analysis using mixed-effects modeling. Journal of Consulting and Clinical

Psychology, 78 ; 936-951.
Klosko, J. & Young, J. (2006) Cognitive therapy of borderline personality disorder. In : R.L. Leahy (Ed.) Contemporary Cognitive Therapy : Theory, Research and Practice. New York : Guilford, pp.269-298.
Knaster, M. (2010) Living This Life Fully : Stories and Teachings of Munindra. Boston : Shambhala Publications.
Koopmann-Holm, B., Sze, J., Ochs, C. & Tsai, J.L. (2013) Buddhist-inspired meditation increases the value of calm. Emotion, 13-3 ; 497-505.
Kornfield, J. (2008) The Wise Heart : A Guide to the Universal Teachings of Buddhist Psychology. New York : Bantam.
Kornfield, J. (2011) Bringing Home the Dharma : Awakening Right Where You Are. Boston : Shambhala Publications.
Koszycki, D., Benger, M., Shlik, J. & Bradwejn, J. (2007) Randomized trial of a meditation-based stress reduction program and cognitive behavior therapy in generalized social anxiety disorder. Behaviour Therapy and Research, 45 ; 2518-2526.
Kothari, L.K., Bordia, A. & Gupta, V.P. (1973) The yogic claim of voluntary control over the heart beat : An unusual demonstration. American Heart Journal, 86 ; 282-284.
Kozhevnikov, M., Elliott, J., Shephard, J. & Gramann, K. (2013) Neurocognitive and somatic components of Temperature Increases during g-Tummo meditation : Legend and Reality. PloS One, 8 ; e58244.
Kradin, R.L. (2007) Minding the gaps : The role of informational encapsulation and mindful attention in the analysis of transference. The Journal of Jungian Theory and Practice, 9 ; 1-13.
Krishnamurti, J. (1992) Choiceless Awareness : A Study Book of the Teachings of J. Krishnamurti. Ojai, CA : Krishnamurti Foundation of America.
Kristeller, J.L. (2007) Mindfulness meditation. In : P. Lehrer, R.L. Woolfolk & W.E. Sime (Eds.) (2007) Principles and Practice of Stress Management. 3rd Ed. New York : Guilford, pp.393-427.
Kristeller, J.L., Baer, R.A. & Quillian-Wolever, R. (2006) Mindfulness-based approaches to eating disorders. In : R.A. Baer (Ed.) Mindfulness-based Treatment Approaches : Clinician's Guide to Evidence Base and Applications. New York : Guilford, pp.75-91.
Kuan, T.-F. (2008) Mindfulness in Early Buddhism : New Approaches through Psychology and Textual Analysis of Pali, Chinese and Sanskrit Sources. New York : Routledge.
Kuhn, T.S. (1996) The Structure of Scientific Revolutions. 3rd Ed. Chicago : University of Chicago Press. (中山 茂＝訳 (1971) 科学革命の構造. みすず書房)
Kutz, I, Borysenko, J. Z. & Benson, H. (1985) Meditation and psychotherapy : A rationale for the integration of dynamic psychotherapy, the relaxation response, and mindfulness meditation. American Journal of Psychiatry, 142 ; 1-8.
La Vaque, T.J., Hammond, D.C., Trudeau, D., Monastra, V., Perry, J., Lehrer, P., Matheson, D. & Sherman, R. (2002) Template for developing guidelines for the Eealuation of the clinical efficacy of psychophysiological interventions. Applied Psychophysiology and Biofeedback, 27 ; 273-281. [http://www.ncbi.nlm.nih.gov/pmc/articles/PMC2779403/]
Labelle, L.E., Campbell, T.S. & Carlson, L.E. (2010) Mindfulness-Based Stress Reduction in oncology : Evaluating mindfulness andr as mediators of change in depressive symptoms.

Mindfulness, 1 ; 28-40.
Lakey, C.E., Campbell, W.K., Brown, K.W. & Goodie, A.S.(2007)Dispositional mindfulness as a predictor of the severity of gambling outcomes. Personality and Individual Differences, 43 ; 1698-1710.
Langer, E.J.(2000)Mindful learning. Current directions in psychological science, 9 ; 220-223.
Lattimore, P., Fisher, N. & Malinowski, P.(2011)A cross-sectional investigation of trait disinhibition and its association with mindfulness and impulsivity. Appetite, 56 ; 241-248.
Lau, M.A., Bishop, S.R., Segal, Z.V., Buis, T., Anderson, N.D., Carlson, L, Shapiro, S., Carmody, J., Abbey, S. & Devins, G.(2006)The Toronto Mindfulness Scale : Development and validation. Journal of Clinical Psychology, 62 ; 1445-1467.
Lazar, S.W., Kerr, C.E., Wasserman, R.H., Gray, J.R., Grev, D.N., Treadway, M.T., McGarvey, M., Quinn, B.T., Dusek, J.A., Benson, H., Rauch, S.L., Moore, C.I. & Fischl, B.(2005)Meditation experience is associated with increased cortical thickness. NeuroReport, 16 ; 1893-1897.
Leahy, R.L., Tirch, D. & Napolitano, L.A.(2011)Emotion regulation in psychotherapy : A practitioner's guide. New York : Guilford.
Lengacher, C.A., Johnson-Mallard, V., Post-White, J., Moscoso, M.S., Jacobsen, P.B, Klein, T.W., Widen, R.H., Fitzgerald, S.G., Shelton, M.M., Barta, M., Goodman, M., Cox, C.E. & Kip, K.E.(2009)Randomized controlled trial of mindfulness-based stress reduction(MBSR)for survivors of breast cancer. Psycho-Oncology, 18 ; 1261-1272.
Lifshitz, M. & Raz, A.(2012)Hypnosis and meditation : Vehicles of attention and suggestion. The Journal of Mind-Body Regulation, 2 ; 3-11.
Linehan, M.M.(1993a)Cognitive-behavioral Treatment of Borderline Personality Disorder. New York : Guilford.（大野 裕・阿佐美雅弘・岩坂 彰・井沢功一朗・松岡 律・石井留美＝訳（2007a）境界性パーソナリティ障害の弁証法的行動療法──DBTによるBPDの治療．誠信書房）
Linehan, M.M.(1993b)Skills Training Manual for Treating Borderline Personality Disorder. New York : Guilford.（小野和哉＝訳（2007b）弁証法的行動療法実践マニュアル──境界性パーソナリティ障害への新しいアプローチ．金剛出版）
Linehan, M.M., Schmidt, H, III, Dimeff, L.A., Craft, J.C., Kanter, J. & Comtois, K.A.(1999)Dialectical behavior therapy for patients with borderline personality disorder and drug-dependence. American Journal on Addiction, 8 ; 279-292.
Lo, P.-C., Huang, M.-L. & Chang, K.-M.(2003)EEG alpha blocking correlated with perception of inner light during Zen meditation. The American Journal of Chinese Medicine, 31 ; 629-642.
Longmore, R.J. & Worrell, M.(2007)Do we need to challenge thoughts in cognitive behavior therapy? Clinical Psychology Review, 27 ; 173-187.
Luders, E., Phillips, O.W., Clark, K., Kurth, F., Toga, A.W. & Narr, K.L.(2012)Bridging the hemispheres in meditation : Thicker callosal regions and enhanced fractional anisotropy(FA)in long-term practitioners. NeuroImage, 61 ; 181-187.
Lutz, A., Brefcynski-Lewis, J., Johnstone, T. & Davidson, R.J.(2008b)Regulation of the neural circuitry of emotion by compassion meditation: Effects of meditative expertise. PLoS ONE, 3-3 ; e1897. doi : 10.1371/journal.pone.0001897. http://www.plosone.org/article/info%3Adoi%2F10.1371%2Fjournal.pone.0001897.
Lutz, A., Dunne, J.D. & Davidson, R.J.(2007)Meditation and the neuroscience of meditation : An

introduction. In : Zelado, P.D., M. Moscovitch & E. Thompson (Eds.) The Cambridge Handbook of Consciousness. New York : Cambridge University Press, pp.497-549.

Lutz, A., Slagter, H.A., Dunne, J.D. & Davidson, R.J. (2008a) Attention regulation and monitoring in meditation. Trends in Cognitive Sciences, 12 ; 163-169. [http://brainimaging.waisman.wisc.edu/~lutz/Lutz_attention_regulation_monitoring_meditation_tics_2008.pdf]

Lykins, E.L., & Baer, R.A. (2009) Psychological functioning in a sample of long-term practitioners of mindfulness meditation. *Journal of Cognitive Psychotherapy*, 23, 226-241.

Lynch, T.R., Chapman, A.L., Rosenthal, M.Z., Kuo, J.R. & Linehan, M.M. (2006) Mechanisms of change in dialectical behavior therapy : Theoretical and empirical observations. Journal of Clinical Psychology, 62 ; 459-480.

Lynn, S.J., Malaktaris, A., Maxwell, R., Mellinger, D.I. & van der Kloet, D. (2012) Do hypnosis and mindfulness practices inhibit a common domain? Implications for research, clinical practice and forensic science. The Journal of Mind-Body Regulation, 2 ; 12-26.

Ma, S.H. & Teasdale, J.D. (2004) Mindfulness-based cognitive therapy for depression : Replication and exploration of differential relapse prevention effects. Journal of Consulting and Clinical Psychology, 72 ; 31-40.

MacCoon, D.G., Imel, Z.E., Rosenkranz, M.A., Sheftel, J.G., Weng, H.Y., Sullivan, J.C., Bonus, K.A., Stoney, C.M., Salomons, T.V., Davidson, R.J. & Lutz, A. (2012) The validation of an active control intervention for Mindfulness Based Stress Reduction (MBSR). Behaviour research and therapy, 50 ; 3-12.

MacCoun, D., Reibel, D. & Micozzi, M.S. (2010) Technique Mindfulness : A Practical Guide for Clinicians and Educators. New York : Springer.

Mackenzie, M.M., Carlson, L.E., Munoz, M. & Speca, M. (2007) A qualitative study of self-perceived effects of Mindfulness-based Stress Reduction (MBSR) in a psychosocial oncology setting. Stress and Health : Journal of the International Society for the Investigation of Stress, 23 ; 59-69.

MacLean, K.A., Ferrer, E., Aichele, S.R., Bridwell, D.A., Zanesco, A.P., Jacobs, T.L., King, B.G., Rosenberg, E.L., Sahdra, B.K., Shaver, P.R., Wallace, B.A., Mangun, G.R. & Saron, C.D. (2010) Intensive meditation training improves perceptual discrimination and sustained attention. Psychological Science, 21 ; 829-839.

Maguire, E.A., Woollett, K. & Spiers, H.J. (2006) London taxi drivers and bus drivers : A structural MRI and neuropsychological analysis. Hippocampus, 16 ; 1091-1101.

Mahasi, S. (1979) The Satipatthā Vipassana Meditation : A Basic Buddhist Mindfulness Exercise. Rangoon, Burma : Department of Religious Affairs.

Mahasi, S. (2012) Maha-Si insight meditation. Traslated by Dhammajiva. Kalyāṇi Yogāsrama Samsthava : Sri Lanka. [https://www.box.com/s/bccea34cf72be80d841f]

Mahasi, S. (undated) Fundamentals of Vipassana meditation. Traslated by Noe, M.T., Edited by U Silananda, S. [http://www.holybooks.com/wp-content/uploads/Fundamentals-of-Vipassana-Meditation.pdf]

Marlatt, G.A., Witkiewitz, K., Dillworth, T.M., Bowen, S.W., Parks, G.A., Macpherson, L.M., Lonczak, H.S., Larimer, M.E., Simpson, T., Blume, A.W. & Crutcher, R. (2004) Vipassana meditation as a treatment for alcohol and drug use disorders. In S.C. Hayes, V.M., Follette & M.M. Linehan (Eds.) Mindfulness and Acceptance : Expanding the Cognitive-behavioral Tra-

dition. New York : Guilford, pp.261-287.
Marra, F. (2005) Dialectical Behavior Therapy in Private Practice. Oakland, CA : New Harbinger.
McCracken, L.M., Gutiérrez-Martínez, O. & Smyth, C. (2012) "Decentering" reflects psychological flexibility in people with chronic pain and correlates with their quality of functioning. Health Psychology. Advance online publication. doi : 10.1037/a0028093.
McCrae, R.R. & Costa, Jr., P.T. (1987) Validation of the five-factor model of personality across instruments and observers. Journal of Personality and Social Psychology, 52 ; 81-90.
McLeod, K. (2013) Something from nothing. Tricycle Teachings : Meditation. Vol.2. (Tricycle e-Book, Chapter 8). New York : Tricycle Foundation.
McMillan, T., Robertson, I.H., Brock, D. & Chorlton, L. (2002) Brief mindfulness training for attentional problems after traumatic brain injury : A randomised control treatment trial. Neuropsychological Rehabilitation, 12 ; 117-125.
Mead, G.R.S. (1967) The Doctrine of the Subtle Body in the Western Tradition. Wheaton, IL : Theosophical Publishing Society.
Mechelli, A., Price, C. J., Friston, K. J. & Ashburner, J. (2005). Voxel-based morphometry of the human brain : methods and applications. Current Medical Imaging Reviews, 1(2), 105-113.
Menezes, C.B., Pereira, M.G. & Bizzaro, L. (2012) Sitting and silent meditation as a strategy to study emotion regulation. Psychology & Neuroscience, 5 ; 27-36.
Michaelson, J. (2013). *Evolving dharma : Meditation, Buddhism, and the next generation of enlightenment.* Berkeley, CA : Evolver Editions.
Michl, L.C., McLaughlin, K.A., Shepherd, K. & Nolen-Hoeksema, S. (2013) Rumination as a mechanism linking stressful life events to symptoms of depression and anxiety : Longitudinal evidence in early adolescents and adults. Journal of Abnormal Psychology, 122 ; 339-352.
Miller, J.J. (1993) The unveiling of traumatic memories and emotions through mindfulness and concentration meditation : Clinical implications and three case reports. Journal of Transpersonal Psychology, 25 ; 169-180.
Miller, J.J., Fletcher, K. & Kabat-Zinn, J. (1995) Three-year follow-up and clinical implications of a mindfulness meditation-based stress reduction intervention in the treatment of anxiety disorders. General Hospital Psychiatry, 17 ; 192-200.
Milton, I. & Ma, H. (2011) Mindful paths to well-being and happiness : Five programs compared. Psychotherapy in Australia, 17 ; 64-69.
Modinos, G., Ormel, J. & Aleman, A. (2010) Individual differences in dispositional mindfulness and brain activity involved in reappraisal of emotion. Scan, 5 ; 369-377.
Moeller, F.G., Barratt, E.S., Dougherty, D.M., Schmitz, J.M. & Swann, A.C. (2001) Psychiatric aspects of impulsivity. American Journal of Psychiatry, 158 ; 1783-1793.
Molino, A. (1999) The Couch and the Tree : Dialogues in Psychonalysis and Buddhism. North Point Press.
Morgan, S.P. (2005) Depression : Turning toward life. In : C.K. Germer, R.D. Siegel & P.R. Fulton (Eds.) Mindfulness and Psychotherapy. New York : Guilford, pp.130-151.
Morgan, W.D. & Morgan, S.T. (2005) Cultivating attention and empathy. In Germer, C.K., Siegel, R.D. & Fulton, P.R. (Eds.) Mindfulness and Psychotherapy. New York : Guilford, pp.73-90.
Morone, N.E., Greco, C.M. & Weiner, D.K. (2008) Mindfulness meditation for the treatment of chronic low back pain in older adults : A randomized controlled pilot study. Pain, 134 ; 310-319.

Movaffaghi, Z. & Farsi, M. (2009) Biofield therapies : Biophysical basis and biological regulations? Complementary therapies in practice, 15 ; 35-37.

Murphy, C. & MacKillop, J. (2012) Living in the here and now : Interrelationships between impulsivity, mindfulness and alcohol misuse. Psychopharmacology, 219 ; 527-536

Ñāṇamoli, B. (Translation) (1999) Visuddhimagga : The Path of Purification. Onalaska, WA : Buddhist Publication Society.

Nauriyal, D.K., Drummond, S. & Lal, Y.B. (Eds.) (2006) Buddhist Thought and Applied Psychological Research : Transcending the Boundaries. New York : Routledge.

Neacsiu, A.D., Rizvi, S.L. & Linehan, M.M. (2010) Dialectical behavior therapy skills use as a mediator and outcome of treatment for borderline personality disorder. Behaviour Research and Therapy, 48 ; 832-839.

Neff, K.D. & Germer, C.K. (2013) A pilot study and randomized controlled trial of the mindful self-compassion program. Journal of Clinical Psychology, 69 ; 28-44

Nettle, D. (2007) Personality : What Makes You the Way You Are. New York : Oxford University Press. (竹内和世＝訳 (2009) パーソナリティを科学する——特性5因子であなたがわかる．白揚社)

Nicolò, G., Semerari, A., Lysaker, P.H., Dimaggio, G., Conti, L., D'Angerio, S., Procacci, M., Popolo, R. & Carcione, A. (2011) Alexithymia in personality disorders : Correlations with symptoms and interpersonal functioning. Psychiatry Research, 30 ; 37-42.

Nielsen, L. & Kaszniak, A.W. (2006) Awareness of subtle emotional feelings: A comparison of long-term meditators and nonmeditators. Emotion, 6 ; 392-405.

Nyanadhammo, A. (2003) Walking Meditation in the Thai Forest Tradition. Ubon, Thailand : The Sangha, Wat Pah Nanachat.

Nyanaponika, T. (1965) The Heart of Buddhist Meditation. San Francisco, CA : Weiser Books.

Nyanatiloka, T. (2000) The Buddha's Path to Deliverance. Onalaska, WA : Pariyatti.

Nyklíček, I. & Kuijpers, K.F. (2008) Effects of mindfulness-based stress reduction intervention on psychological well-being and quality of life : Is increased mindfulness indeed the mechanism? Annals of Behavioral Medicine, 35 ; 331-40.

O'Hara, P.E. (2002) Like a dragon in water. Tricycle Journal, Summer. [http://www.tricycle.com/columns/like-a-dragon-water]

Olendzki, A. (2011) The construction of mindfulness. Contemporary Buddhism : An Interdisciplinary Journal, 12 ; 55-70.

Olendzki, A. (2013) Bait and switch : Attention needs to evolve into mindfulness. Tricycle Journal, Summer ; 84-85.

Orme-Johnson, D. (1987) Medical care utilization and the transcendental meditation program. Psychosomatic Medicine, 49 ; 493-507.

Orsillo, S.M. & Roemer, L. (Eds.) (2005) Acceptance- and Mindfulness-based Approaches to Anxiety : Conceptualization and Treatment. New York : Springer.

Öst, L.-G. (2008) Efficacy of the third wave of behavioral therapies : A systematic review and meta-analysis. Behaviour Research and Therapy, 46 ; 296-321.

Otani, A. (2003) Eastern meditation techniques and clinical hypnosis : A new synthesis. American Journal of Clinical Hypnosis, 42 ; 97-108.

Ott, U., Holzel, B.K. & Vaitl, D. (2009) Brain structure and meditation: How spiritual brain shapes the brain. In : H. Walach, S. Schmidt & W. B. Jonas (Eds.) Studies in Neuroscience, Consciousness and Spirituality. Vol.1. New York : Springer, pp.119-128. [http://www.nmr.mgh.harvard.edu/~britta/Ott-2009-Brain-Meditation.pdf]

Pagnoni, G., Cekic, M. & Guo, Y. (2008) "Thinking about not-thinking" : Neural correlates of conceptual processing during Zen meditation. PloS One, 3 ; e3083. [http://www.plosone.org/article/info:doi/10.1371/journal.pone.0003083]

Papageorgiou, C. & Wells, A. (2004) Depressive Rumination : nature, Theory and Treatment. Hoboken, NJ : Wiley.

Pascual-Leone, A., Nguyet, D., Cohen, L.G., Brasil-Neto, J.P., Cammarota, A. & Hallett, M. (1995) Modulation of muscle responses evoked by transcranial magnetic stimulation during the acquisition of new fine motor skills. Journal of Neurophysiology, 74 ; 1037-1045.

Peper, E. & Shaffer, F. (2010) Biofeedback history : An alternative view. Biofeedback, 38 ; 142-147.

Perich, T., Manicavasagar, V., Mitchell, P.V. & Ball, J.R. (2012) Mindfulness-based approaches in the treatment of bipolar disorder : Potential mechanisms and effects. Mindfulness, 1-6.

Perls, F.S. (1974) Gestalt Therapy Verbatim. New York : Bantam.

Piet, J. & Hougaard, E. (2011) The effect of mindfulness-based cognitive therapy for prevention of relapse in recurrent major depressive disorder : A systematic review and meta-analysis. Clinical Psychology Review, 31 ; 1032-1040.

Powers, M.B., Zum Vörde Sive Vörding, M.B. & Emmelkamp, P.M. (2008) Acceptance and commitment therapy: A meta-analytic review. Psychotherapy and psychosomatics, 78 ; 3-80.

Pradhan, E.K., Baumgarten, M., Langenberg, P., Handwerger, B., Gilpin, A.K., Magyari, T., Hochberg, M.C. & Berman, B.M. (2007) Effect of Mindfulness-Based Stress Reduction in rheumatoid arthritis patients. Arthritis & Rheumatism, 57 ; 1134-1142.

Prakhinkit, S., Suppapitiporn, S., Tanaka, H., & Suksom, D. (2013) Effects of Buddhism walking meditation on depression, functional fitness, and endothelium-dependent vasodilation in depressed elderly. *The Journal of Alternative and Complementary Medicine*, 20, 411-416.

Priyadarshana, W. (2012) Psychotherapeutic value of Visuddhimagga for the enhancement of modern psychotherapy. In : The International Association of Buddhist Universities (Ed.) Buddhist Philosophy and Meditation Practice. Ayutthaya, Thailand : Authors, pp.73-82.

Prochaska, J., Diclemente, C. & Norcross, J. (1992) In search of how people change : Applications to addictive behavior. American Psychologist, 47 ; 1102-1114.

Prochaska, J.O. & Prochaska, J.M. (1999) Why don't continents move? Why don't people change? Journal of Psychotherapy Integration, 9 ; 83-102.

Raichle, M.E., MacLeod, A.M., Snyder, A.Z., Powers, W.J., Gusnard, D.A. & Shulman, G.L. (2001) A default mode of brain function. Proceedings of the National Academy of Sciences, 98 ; 676-682.

Raichle, M.E. & Snyder, A.Z. (2007) A default mode of brain function : A brief history of an evolving idea. NeuroImage, 37 ; 1083-1090.

Rainville, P., Bao, Q.V.H. & Chrétien, P. (2005) Pain-related emotions modulate experimental pain perception and autonomic responses. Pain, 118 ; 306-318.

Rainville, P., Carrier, B., Hofbauer, R.K., Bushnell, M.C. & Duncan, G.H. (1999) Dissociation of sensory and affective dimensions of pain using hypnotic modulation. Pain, 82 ; 159-171.

Ramel, W., Goldin, P.R., Carmona, P.E. & McQuaid, J.R. (2004) The effects of mindfulness medi-

tation on cognitive processes and affect in patients with past depression. Cognitive Therapy and Research, 28 ; 433-455.
Rapgay, L. & Bystrisky, A. (2009) Classical mindfulness. Annals of the New York Academy of Sciences, 1172 ; 148-162.
Rapgay, L., Ross, J.L., Petersen, O., Izquierdo, C., Harms, M., Hawa, S., Riehl, S., Gurganus, A. & Couper, G. (2013) A proposed protocol integrating classical mindfulness with prolonged exposure therapy to treat posttraumatic stress disorder. Mindfulness. Advance Access published July 2, 2013. doi : 10.1007/s12671-013-0231-9.
Raz, A. (2011) Hypnosis : A twilight zone of the top-down variety. Trends in Cognitive Sciences, 15 ; 555-557.
Rees, C.S. & van Koesveld, K.E. (2008) An open trial of group metacognitive therapy for obsessive-compulsive disorder. Journal of Behavior Therapy and Experimental Psychiatry, 39 ; 451-458.
Robbins, C.J. (2002) Zen principles and mindfulness practice in dialectical behavior therapy. Cognitive and Behavioral Practice, 9 ; 50-57.
Rogers, C.R. (1963) The concept of the fully functioning person. Psychotherapy : Theory, Research & Practice, 1 ; 17-26.
Rogers, C.R. (1980) A Way of Being. Boston, MA : Houghton Mifflin.
Rosenbaum, R. (1999) Zen and the Heart of Psychotherapy. Routledge.
Rosenfeld, R. (2013) The benefits of meditation : A scientific reality. In : A. Fraser (Ed.) The Healing Power of Meditation. Boston : Shambhala Publications, pp.35-44.
Rosenzweig, S., Greeson, J.M., Reibel, D.K., Green, J.S., Jasser, S.A. & Beasley, D. (2010) Mindfulness-based stress reduction for chronic pain conditions : Variation in treatment outcomes and role of home meditation practice. Journal of Psychosomatic Research, 68 ; 29-36.
Rosenzweig, S., Reibel, D.K., Greeson, J.M., Brainard, G.C. & Hojat, M. (2003) Teaching and Learning in Medicine, 15 ; 88-92.
Rosenzweig, S., Reibel, D.K., Greeson, J.M., Edman, J.S., Jasser, S.A., McMearty, K.D. & Goldstein, B.J. (2007) Mindfulness-based stress reduction is associated with improved glycemic control in type 2 diabetes mellitus : A pilot study. Alternative Therapies in Health and Medicine, 13 ; 36-38.
Rubia, K. (2009) The neurobiology of meditation and its clinical effectiveness in psychiatric disorders. Biological Psychology, 82 ; 1-11.
Ruiz, F.J. (2012) Acceptance and Commitment Therapy versus traditional cognitive behavioral therapy : A systematic review and meta-analysis of current empirical evidence. International Journal of Psychology & Psychological Therapy, 12 ; 333-357.
Safran, J.D. (Ed.) (1995) Psychoanalysis and Buddhism : An Onfolding Dialogue. Wisdom Publications.
Safran, J.D. & Segal, Z.V. (1990) Interpersonal Process in Cognitive Therapy. New York : Guildford.
Sarno, J.E. (2006) The Divided Mind : The Epidemic of Mindbody Disorders. New York : Harper.
Sauer, S. & Baer, R.A. (2010) Mindfulness and decentering as mechanisms of change in mindfulness- and acceptance-based interventions. In : R.A. Baer (Ed.) Assessing Mindfulness & Acceptance-processes in Clients : Illuminating the Theory & Practice of Change. Oakland, CA : Context Press, pp.26-50.

Sauer, S., Lynch, S., Walach, H. & Kohls, H. (2011) Dialectics of mindfulness: implications for western medicine. Philosophy, Ethics and Humanities in Medicine, 6 ; 1-7. [http://www.ncbi.nlm.nih.gov/pmc/articles/PMC3117801/pdf/1747-5341-6-10.pdf]

Saxe, R. & Kanwisher, N. (2003) People thinking about thinking people: The role of the temporo-parietal junction in "theory of mind". NeuroImage, 19 ; 1835-1842.

Saxe, R. & Wexler, A. (2005) Making sense of another mind : The role of the right temporo-parietal junction. Neuropsychologia, 43 ; 1391-1399.

Schmidt, S., Grossman, P., Schwarzer, B., Jena, S., Naumann, J. & Walach, H. (2011) Treating fibromyalgia with mindfulness-based stress reduction : Results from a 3-armed randomized controlled trial. Pain, 152 ; 361-369

Schore, A.N. (1994) Affect regulation and the origin of the self : The neurobiology of emotional development. Hillsdale, NJ : LEA.

Schore, A.N. (2001) Effects of a secure attachment relationship on right brain development, affect regulation and infant mental health. Infant Mental Health Journal. 22 ; 7-66.

Schwartz, J.M. & Begley S. (2002) The Mind and the Brain. New Yrok : Harper Collins Publishers. (吉田利子＝訳 (2004) 心が脳を変える──脳科学と「心の力」. サンマーク出版)

Sedlmeier, P., Eberth, J., Schwarz, M., Zimmermann, D., Haarig, F, Jaeger, S. & Kunze, S. (2012) The Psychological effects of meditation : A meta-analysis. Psychological Bulletin, 138 ; 1139-1171.

Segal, S.R. (2005) Mindfulness and self-development in psychotherapy. The Journal of Transpersonal Psychology, 37 ; 143-163.

Segal, Z.V., Williams, J.M.G. & Teasdale, J.D. (2007) Mindfulness-based Cognitive Therapy for Depression. 2nd Ed. New York : Guilford. (越川房子＝監訳 (2012) マインドフルネス認知療法──うつを予防する新しいアプローチ. 北大路書房)

Shankman, R. (2008) The Experience of Samādhi : An In-depth Exploration of Buddhist Meditation. Boston : Shambhala Publications.

Shapiro, S.L., Brown, K.W. & Biegel, G.M. (2007) Teaching self-care to caregivers : Effects of mindfulness-based stress reduction on the mental health of therapists in training. Training and Education in Professional Psychology, 1 ; 105-115.

Shapiro, S.L., Carlson, L.E., Astin, J.A. & Freedman, B. (2006) Mechanisms of mindfulness. Journal of Clinical Psychology, 62 ; 373-386.

Shapiro, S.L., Schwartz, G.E. & Bonner, G. (1998) Effects of mindfulness-based stress reduction on medical and premedical students. Journal of Behavioral Medicine, 21 ; 581-599.

Sharpe, L., Perry, K.N., Rogers, P., Dear, B.F., Nicholas, M.K. & Refshauge, K. (2010) A comparison of the effect of attention training and relaxation on responses to pain. Pain, 150 ; 469-476.

Shaw, B. (2006) Buddhist Meditation : An Anthology of Texts from the Pāli Canon. New York : Routledge.

Shaw, B. (2012) Breathing mindfulness : Text and practice. In : The International Association of Buddhist Universities (Ed.) Buddhist Philosophy and Meditation Practice. Ayutthaya, Thailand : Authors, pp.378-390.

Sheldrake, R. (2013) A question of faith : An interview with scientist Rupert Sheldrake. Tricycle, Summer ; 69-106.

Shin, L.M., Rauch, S.L. & Pitman, R.K. (2006) Amygdala, medial prefrontal cortex and hippocam-

pal function in PTSD. Annals of New York Academy of Sciences, 1071 ; 67-79.
Shipherd, J.C. & Fordiani, J.M. (In press). The application of mindfulness in coping with intrusive thoughts. Cognitive and Behavioral Practice.
Short, E.B., Kose, S., Mu, Q, Borckardt, J., Newberg, A., George, M.S. & Kozel, F.A. (2007) Regional brain activation during meditation shows time and practice effects : An exploratory FMRI study. [www.andrewnewberg.com/pdfs/2007/fMRIMeditationPaper.pdf]
Siegel, D.J. (2012) The Developing Mind : How Relationships and the Brain Interact to Shape Who We Are. 2nd Ed. New York : Guilford.
Siff, J. (2010). *Unlearning meditation : What to do when the instructions get in the way*. Boston : Shambhala.
Smallwood, J., Obonsawin, M. & Heim, D. (2003) Task unrelated thought : The role of distributed processing. Consciousness and Cognition, 12 ; 169-189.
Smith, B.W., Ortiz, J.A., Steffen, L.E., Tooley, E.M., Wiggins, K.T., Yeater, E.G., Montoya, J.D. & Bernard, M.L. (2011) Mindfulness is associated with fewer PTSD symptoms, depressive symptoms, physical symptoms and alcohol problems in urban firefighters. Journal of Consulting and Clinical Psychology, 79 ; 613-617.
Smith, K.R. (2009) Psychotherapy as applied science or moral praxis : The limitations of empirically supported treatment. Journal of Theoretical and Philosophical Psychology, 29 ; 34-46.
Smith, L. & Klein, R. (1990) Evidence for semantic satiation : Repeating a category slows subsequent semantic processing. Journal of Experimental Psychology : Learning, Memory, and Cognition, 16 ; 852-861.
Smith, M.L. & Glass, G.V. (1977) Meta-analysis of psychotherapy outcome studies. American Psychologist, 32 ; 752-760. [http://csrp1.hku.hk/files/975_3792_927.pdf]
Snyder, S. & Rasmussen, T. (2009) Practicing the Jhanas : Traditional concentration meditation as presented by the Venerable Pa Auk Sayadaw. Boston : Shambhala Publications.
Soler, J., Valdepérez, A., Feliu-Soler, A., Pascual, J.C., Portella, M.J., Martin-Blanco, A., Alvarez, E. & Perez, V. (2012) Effects of the dialectical behavioral Therapy-Mindfulness module on attention in patients with borderline personality disorder. Behaviour Research and Therapy, 50 ; 150-157.
Sonuga-Barke, E.J. S., & Castellanos, F.X. (2007) Spontaneous attentional fluctuations in impaired states and pathological conditions : A neurobiological hypothesis. Neuroscience & Biobehavioral Reviews, 31 ; 977-986.
Spanos, N.P. & McPeake, J.D. (1974) Involvement in suggestion-related imaginings, experienced involuntariness and credibility assigned to imaginings in hypnotic subjects. Journal of Abnormal Psychology, 83 ; 687-690.
Stepp, S.D., Epler, A.J., Jahng, S. & Trull, T.J. (2008) The effect of Dialectical Behavior Therapy skills use on borderline personality disorder features. Journal of Personality Disorders, 22 ; 549-563.
Sucitto, A. (1988) Introduction to Insight Meditation. Hertfordshire, England : Amaravati Buddhist Monastery.
Sugiura, Y., Sato, A., Ito, Y. & Murakami, H. (in press) Development and validation of the Japanese version of the Five Facet Mindfulness Questionnaire, Mindfulness. [http://www.act-japan-acbs.jp/tool.html]

Sujato, B. (2012) A history of mindfulness: How tranquility worsted insight in the Satipatthāna sutta. Australia : Santipada. http://santifm.org/santipada/wp-content/uploads/2012/08/A_History_of_Mindfulness_Bhikkhu_Sujato.pdf

Summers-Wheeler, R. & Dienes, Z. (2012) The contrasting role of higher order awareness in hypnosis and meditation. The Journal of Mind-Body Regulation, 2 ; 43-57.

Suzuki, S. (1970) Zen Mind, Beginner's Mind : Informal Talks on Zen Meditation and Practice. New York : Weatherhill.

Swart, M., Kortekaas, R. & Aleman, A. (2009) Dealing with feelings : characterization of trait alexithymia on emotion regulation strategies and cognitive-emotional processing. PloS One, 4 ; e5751. Published online 2009 June 3.

Syman, S. (2010) The Subtle Body : The Story of Yoga in America. New York : Farrar, Straus and Giroux.

Tacón, A.M., Caldera, Y.M., & Ronaghan, C. (2004) Mindfulness-based stress reduction in women with breast cancer. Families, Systems and Health, 22 ; 193-203.

Tang, Y.-Y, Lu, Q., Fan, M., Yang, Y. & Posner, M.I. (2012) Mechanisms of white matter changes induced by meditation. Proceedings of the National Academy of Sciences, 109 ; 10570-10574. [http://www.yi-yuan.net/english/pdf/2012/PNAS-2012-Early%20Edition.pdf]

Tang, Y.-Y., Ma, Y., Fan, Y., Feng, H., Wang, J., Feng, S., Lu, O., Hu, B., Lin, Y., Li, J., Zhang, Y., Wang, Y., Zhou, L. & Fan, M. (2009) Central and autonomic nervous system interaction is altered by short-term meditation. Proceedings of the National Academy of Sciences, 106 ; 8865-8870. [http://www.pnas.org/content/106/22/8865.full.pdf+html]

Tang, Y.-Y., Rothbart, M.K. & Posner, M.I. (2012) Neural correlates of establishing, maintaining, and switching brain states. Trends in Cognitive Sciences, 16 ; 330-337. [http://www.yi-yuan.net/english/pdf/2012/TICS-author_copy.pdf]

Taylor, K.N., Harper, S. & Chadwick, P. (2009) Impact of mindfulness on cognition and affect in voice hearing : Evidence from two case studies. Behavioural and Cognitive Psychotherapy, 37 ; 397-402.

Taylor, S., Koch, W.J., Woody, S. & McLean, P. (1996) Anxiety sensitivity and depression : How are they related? Journal of Abnormal Psychology, 105 ; 474-479.

Taylor, V.A., Grant, J., Deneault, V., Scavone, G., Breton, E., Roffe-Vidal, S., Courtemanche, J., Laverenne, A.S. & Beauregard, M. (2011) Impact of mindfulness on the neural responses to emotional pictures in experienced and beginner meditators. NeuroImage, 57 ; 1524-1533.

Teasdale, J.D., Moore, R.G., Hayhurst, H., Pope, M., Williams, S. & Segal, Z.V. (2002) Metacognitive awareness and prevention of relapse in depression : Empirical evidence. Journal of Consulting and Clinical Psychology, 70 ; 275-87.

Teasdale, J.D., Segal, Z.V. & Williams, J.M.G. (2003) Mindfulness training and problem formulation. Clinical Psychology : Science and Practice, 10 ; 157-160.

Thatcher, C. (2011) *Just seeing : Insight meditation and sense-perception*. Kandy, Sri Lanka : Buddhist Publication Society.

Tiyavanich, K. (1997) Forest Recollections : Wandering Monks in Twentieth-century Thailand. Honolulu, HI : The University of Hawai'i Press.

Travis, F., Haaga, D.A.F., Hagelin, J., Tanner, M., Arenander, A., Nidich, S., Gaylord-King, C., Grosswald, S., Rainforth, M. & Schneider, R.H. (2010) A self-referential default brain state :

patterns of coherence, power, and eLORETA sources during eyes-closed rest and Transcendental Meditation practice. Cognitive Processing, 10 ; 21-30.
Treanor, M. (2011) The potential impact of mindfulness on exposure and extinction learning in anxiety disorders. Clinical Psychology Review, 31 ; 617-625.
U Pandita, S. (1991) In This Very Life : The Liberation Teachings of the Buddha. Boston : Wisdom Publications.
Ussher, M., Spatz, A., Copland, C., Nicolaou, A., Cargill, A., Amini-Tabrizi, N. & McCracken, L.M. (2012) Immediate effects of a brief mindfulness-based body scan on patients with chronic pain. Journal of Behavioral Medicine. Advance Access published November 6, 2012. doi : 10.1007/s10865-012-9466-5
van Dam, N.T., Earleywine, M. & Borders, A. (2010) Measuring mindfulness? : An Item Response Theory analysis of the Mindful Attention Awareness Scale. Personality and Individual Differences, 49 ; 805-810.
van Dam, N.T., Sheppard, S.T., Forsyth, J.P. & Earleywine, M. (2011) Self-compassion is a better predictor than mindfulness of symptom severity and quality of life in mixed anxiety and depression. Journal of Anxiety Disorders, 25 ; 123-130.
van den Hurk, P.A.M., Janssen, B.H., Giommi, F., Barendregt, H.P. & Gielen, S.C. (2010) Mindfulness meditation associated with alterations in bottom-up processing : Psycho-physiological evidence for reduced reactivity. International Journal of Psychophysiology, 78 ; 151-157.
van der Hart, O. & Brown, P. (1992) Abreaction re-evaluated. Dissociation, 3 ; 127-140.
van der Heiden, C., Muris, P. & van der Molen, H.T. (2012) Randomized controlled trial on the effectiveness of metacognitive therapy and intolerance-of-uncertainty therapy for generalized anxiety disorder. Behaviour Research and Therapy, 50 ; 100-109.
VanderKooi, L. (1997). Buddhist teachers' experience with extreme mental states in Western meditators. *Journal of Transpersonal Psychology, 29*, 31-46.
Vieten, C. & Astin, J. (2008) Effects of a mindfulness-based intervention during pregnancy on prenatal stress and mood : Results of a pilot study. Archives of Women's Mental Health, 11 ; 67-74.
Vincent, J.L., Snyder, A.Z., Fox, M.D., Shannon, B.J., Andrews, J.R., Raichle, M.E. & Buckner, R.L. (2006) Coherent spontaneous activity identifies a hippocampal-parietal memory network. Journal of Neurophysiology, 96 ; 3517-3531.
Vollestad, J., Sivertsen, B. & Nielsen, G.H. (2011) Mindfulness-based stress reduction for patients with anxiety disorders : Evaluation in a randomized controlled trial. Behaviour Research and Therapy, 49 ; 281-288.
Walsh, R.A. (2008) Mindfulness and empathy : A hermeneutic circle. In : S.F. Hick & T. Bien (Eds.) Mindfulness and the Therapeutic Relationship. New York : Guilford, pp.72-88.
Waistell, J. (2012) Mindfulness meditation and praxis. In : The International Association of Buddhist Universities (Ed.) Buddhist Philosophy and Meditation Practice. Ayutthaya, Thailand : Authors, pp.149-157.
Walach, H., Buchheld, N., Buttenmüller, V., Kleinknecht, N. & Schmidt, S. (2006) Measuring mindfulness : The Freiburg Mindfulness Inventory (FMI) Personality and Individual Differences, 40 ; 1543-1555.
Wallace, B.A. (2012). *Meditations of a Buddhist skeptic : A manifesto for the mind sciences and*

contemplative practice. New York : Columbia University Press.
Walser, R.D. & Hayes, S.C. (2006) Acceptance and commitment therapy in the treatment of post-traumatic stress disorder. In : V.C. Follette & J.I. Ruzek (Eds.) Cognitive-behavioral Therapies for Trauma. 2nd Ed. New York : Guilford, pp.146-172.
Watzlawick, P. (1993) The Situation Is Hopeless But not Serious. New York : Norton.
Wegner, D.M., Erber, R. & Zanakos, S. (1993) Ironic processes in the mental control of mood and mood-related thought. Journal of Personality and Social Psychology, 65 ; 1093-1104.
Weiser, T.A. (2012) Three practices of the four foundations of mindfulness: An investigation in comparative soteriology. In : The International Association of Buddhist Universities (Ed.) Buddhist Philosophy and Meditation Practice. Ayutthaya, Thailand : Authors, pp.128-133.
Weiss, H. (2009) The use of mindfulness in psychodynamic and body oriented psychotherapy. Body, Movement and Dance in Psychotherapy, 4 ; 5-16.
Welch, S.S., Rizvi, S. & Dimidjian, S. (2006) Mindfulness in dialectical behavior therapy (DBT) for borderline personality disorder. In : R.A. Baer (Ed.) Mindfulness-based Treatment Approaches : Clinician's Guide to Evidence Base and Applications. Burlington, MA : Academic Press, pp.117-139.
Wells, A. (1999) A metacognitive model and therapy for generalized anxiety disorder. Clinical Psychology & Psychotherapy, 6 ; 86-95.
Wells, A. (2005) Detached Mindfulness in cognitive therapy: A metacognitive analysis and ten techniques. Journal of Rational-Emotive and Cognitive-Behavior Therapy, 23 ; 337-355.
Wells, A. (2009) Metacognitive Therapy for Anxiety and Depression. New York: Guilford. (熊野宏昭・今井正司・境 泉洋＝監訳 (2012) メタ認知療法 ── うつと不安の新しいケースフォーミュレーション．日本評論社)
Wells, A., Fisher, P., Myers, S., Wheatley, J., Patel, T. & Brewin, C.R. (2009) Metacognitive therapy in recurrent and persistent depression : A multiple-baseline study of a new treatment. Cognitive Therapy and Research, 33 ; 291-300.
Wells, A. & King, P. (2006) Metacognitive therapy for generalized anxiety disorder : An open trial. Journal of Behavior Therapy and Experimental Psychiatry, 37 ; 206-212.
Wenger, M.A., Bagchi, B.K. & Anand, B.K. (1961) Experiments in India on "voluntary" control of the heart and pulse. Circulation, 24 ; 1319-1325.
Wenk-Sormaz, H. (2005) Meditation can reduce habitual responding. Alternative Therapies, 11 ; 42-58.
Werner, K. & Gross, J.J. (2010) Emotion regulation and psychopathology: A conceptual framework. In : A.M. Kring & D.M. Sloan (Eds.) Emotion Regulation and Psychopathology : A Transdiagnostic Approach to Etiology and Treatment. New York : Guilford, pp.13-37.
Williams, A.D. & Grisham, J.R. (2011) Impulsivity, emotion regulation and mindful attentional focus in compulsive buying. Cognitive Therapy and Research. Published online August 04, 2011. doi : 10.1007/s10608-011-9384-9.
Williams, J.M.G., Duggan, D.S., Crane, C. & Fennell, M.J.V. (2006) Mindfulness-based cognitive therapy for prevention of recurrence of suicidal behavior. Journal of Clinical Psychology, 62 ; 201-210.
Williams, J.M.G. & Kabat-Zinn, J. (2011) Mindfulness : Diverse perspectives on its meaning, origins and multiple applications at the intersection of science and dharma. Contemporary

Buddhism, 12 ; 1-18.
Williams, J.M.G. & Swales, M. (2004) The use of mindfulness-based approaches for suicidal patients. Archives of Suicide Research, 8 ; 315-329.
Witek-Janusek, L., Albuquerque, K., Chroniak, K.R., Chroniak, C., Durazo-Arvizu, R. & Mathews, H.L. (2008) Effect of mindfulness based stress reduction on immune function, quality of life and coping in women newly diagnosed with early stage breast cancer. Brain, Behavior and Immunity, 22 ; 969-981.
Witkiewitz, K. & Bowen, S. (2010) Depression, craving, and substance use following a randomized trial of mindfulness-based relapse prevention. Journal of Consulting and Clinical Psychology, 78 ; 362-374.
Witkiewitz, K., Bowen, S., Douglas, H. & Hsu, S.H. (2013) Mindfulness-based relapse prevention for substance craving. Addictive Behaviors, 38 ; 1563-1571.
Witkiewitz, K., Lustyk, M.K.B. & Bowen, S. (2013) Retraining the addicted brain : A review of hypothesized neurobiological mechanisms of mindfulness-based relapse prevention. Psychology of Addictive Behaviors, 27 ; 351-365.
Witkiewitz, K., Marlatt, G.A. & Walker, D. (2005) Mindfulness-based relapse prevention for alcohol and substance use disorders. Journal of Cognitive Psychotherapy, 19 ; 211-228.
Woods, S.L. (2009) Training professionals in mindfulness : The heart of teaching. In : F. Didonna (Ed.) Clinical Handbook of Mindfulness. New York : Springer, pp.463-475.
Wright, D.S. (2009). The Six Perfections : Buddhism & the Cultivation of Character. New York : Oxford.
Wright, S., Day, A. & Howells, K. (2009) Mindfulness and the treatment of anger problems. Aggression and Violent Behavior, 14 ; 396-401.
Young, S.N. (2011) Biologic effects of mindfulness meditation : Growing insights into neurobiologic aspects of the prevention of depression. Journal of Psychiatry & Neuroscience, 36 ; 75-77.
Young-Eisendrath, P. & Muramoto, S. (Eds.) (2002) Awakening and Insight : Zen Buddhism and Psychotherapy. New York : Routledge.
Zeichner, R.L., Kibler, J.L. & Zeichner, S.B. (2013) Relationship between Mindfulness-Based Stress Reduction and immune function in cancer and HIV/AIDS. Cancer and Clinical Oncology, 2.
Zeidan, F., Grant, J.A., Brown, C.A., McHaffie, J.G. & Coghill, R.C. (2012) Mindfulness meditation-related pain relief: Evidence for unique brain mechanisms in the regulation of pain, Neuroscience Letter. [http://dx.doi.org/10.1016/j.neulet.2012.03.082]
Zeidan, F., Johnson, S.K., Diamond, B.J., David, Z. & Goolkasian, P. (2010) Mindfulness meditation improves cognition : Evidence of brief mental training. Consciousness and Cognition, 19 ; 597-605.
Zernicke, K.A., Campbell, T.S., Blustein, P.K., Fung, T.S., Johnson, J.A., Bacon, S.L. & Carlson, L.E. (2012) Mindfulness-Based Stress Reduction for the treatment of Irritable Bowel Syndrome symptoms : A randomized wait-list controlled trial. International Journal of Behavioral Medicine. Advance online publication. doi : 10.1007/s12529-012-9241-6.
Zgierska, A., Rabago, D., Chawla, N., Kushner, K., Koehler, R. & Marlatt, A. (2009) Mindfulness meditation for substance use disorders : A systematic review. Substance Abuse, 30 ; 266-294.

●——索引

事項索引

【A-Z】

ACT［▷アクセプタンス・アンド・コミットメント・セラピー］
CBT［▷認知行動療法］
DBT［▷弁証法的行動療法］
MBCT［▷マインドフルネス認知療法］
MBSR［▷マインドフルネスストレス低減法］
PTSD 075, 113, 169, 172, 174, 197

【あ】

アクセプタンス・アンド・コミットメント・セラピー（ACT）.... 016, 021, 039, 054, 062, 065, 066, 072, 098, 102, 111, 120-122, 124, 125, 155, 156, 161, 163, 167, 169, 172, 197, 201-203
　関係フレーム理論 120, 121, 203
　行動分析学 120, 203
　脱フュージョン ... 121, 125, 169, 171, 174, 201
　文脈の転換 121
ありのままの観察 039-041, 043, 073, 079, 096, 115, 116, 118, 124, 140-142, 149
意識変容状態 026, 028-030, 195
「今ここ」............ 017, 019, 027, 063, 064, 066, 070, 077, 097, 111, 112, 116, 119, 121, 123, 124, 132, 138, 140, 142, 148, 149, 162, 168, 170, 177, 188, 192, 193, 197, 201, 203
ヴィパッサナー瞑想 022-024, 029, 042-044, 047-049, 056, 064, 091, 110, 119, 138, 181
　［▷サマタ瞑想］

うつ ... 016, 026, 071, 080, 096, 099, 100, 103, 114, 115, 117, 122, 124, 144, 155, 156, 165, 167-169, 172-174, 179, 189, 196
エクスポージャー 119, 121, 122, 124, 151, 162, 170, 172, 173, 181, 193, 201
　持続エクスポージャー 151, 173
　マインドフルネス・エクスポージャー
　　　.. 172, 173, 193
エビデンス 016, 021, 053, 089-091, 102, 109, 111, 112, 115, 117, 118, 120, 124, 173, 184, 187, 190, 191, 193, 195, 198-200, 202, 204
　カテゴリー 090, 092, 102, 103
　効果 052, 071, 077, 078, 080, 083, 089-091, 097, 102-105, 115, 117, 120, 122, 124
　メタ分析 091, 102-105, 112, 115, 117, 120, 122, 124
　有効性 071, 090, 091, 098, 100, 101, 104
　ランダム化 102, 190, 191
思いやり（compassion）............... 101, 102, 168

【か】

気づき（awareness）...... 017-020, 022, 036, 063, 065, 077, 079, 092-096, 104, 111, 112, 123, 131-133, 139, 142-147, 157, 190, 197
　マルチモードの気づき 141, 158, 201
繋驢橛（けろけつ）...... 133-135, 139-141, 159, 203 ［▷モンキーマインド］
コーピング能力 196-198

【さ】

催眠 ... 017, 018, 029, 030, 051, 062, 063, 140, 159, 160, 164, 178, 184, 199
　自我許容性 017
　想像没入（imaginative involvement）... 030

239

メタファー 063
催眠トランス 029, 030, 132
サトルボディ 047, 050-053, 056, 110
心臓停止デモンストレーション 051
メニンガー財団 051-053
サマタ瞑想 .... 018, 022-024, 026, 028, 029, 132 ［▷ヴィパッサナー瞑想］
集中力 018, 024, 075, 099, 100, 102, 104, 105, 145, 148, 174
情動調整 ... 016, 020, 041, 071, 073, 074, 077, 079, 080, 083, 084, 096, 098-101, 103-105, 109, 118, 121, 124, 148, 155, 156, 160-165, 167, 168, 170, 172, 188-190, 193, 197, 202
脱中心化
　　内容としての自己 073
　　文脈としての自己 073, 080, 082
衝動抑制 156, 187, 189, 191, 193
　　アルコール乱用 187
　　希死念慮 120, 187, 196
　　逆上（rage）....................................... 187
　　自殺関連行動 120, 187, 191
　　自傷行動 187
　　衝動買い 187
　　抜毛症 187
　　病的賭博 187
　　むちゃ食い（binge eating）................ 187
自律訓練法 017
神経症傾向 103-105
身体症状 156, 177
　　疼痛緩和 073, 177-180, 185, 188
　　ブレス・ポーズ 184
　　マインドフル・エクササイズ 181-183
心理疾患 156, 167
　　セラピスト・マインドフルネス 173
　　ワードリピーティング 169-171
ストレス 026, 050, 054, 055, 062, 096, 101, 103-105, 109, 111-115, 144, 148, 155, 156, 165, 167, 177, 179, 184
性格特性5因子モデル 103
精神集中 024, 026, 029
精神統一 027, 132
精神分析 051, 090, 110, 168

【た】

第三世代の行動療法 015, 021, 039-041, 054, 061, 062, 065, 066, 072, 089, 098, 101, 104, 109, 111, 114, 120, 122, 125, 155, 156, 167, 168, 172, 174, 177, 201-203
脱中心化 ... 030, 040, 073, 080, 094, 096, 116, 121, 123, 125, 132, 148, 159, 162-165, 168, 169, 171-174, 177-181, 185, 190, 193, 197, 201, 203
超越瞑想（TM）.. 103
超理論行動変容モデル 199
デフォルトモード・ネットワーク（DMN） 069, 073, 078-081
疼痛 ... 016, 054, 072, 073, 089, 096, 111-114, 144, 155, 156, 165, 177, 178-181, 185, 188, 195-197
トップダウン機制 ... 070 ［▷ボトムアップ機制］
とらわれ（rumination）.... 026, 094, 167 ［▷反芻］

【な】

ニューロサイエンス 018, 022, 029, 031, 040, 054, 069-071, 074, 075, 078, 080, 083, 089, 096, 100, 101, 110, 132, 162, 177, 202
　　iPS細胞 077
　　voxel-based morphometry最適化法（VBM）.. 076
　　内側前頭前野（the medial prefrontal cortex）............................. 071, 074, 075, 079
　　内受容性気づき 072, 073, 076, 094-096, 177, 202
　　海馬（hippocampus）............... 070, 074-077
　　灰白質（the gray matter）......... 075-077, 084
　　機能的結合 079
　　楔前部（the precuneus）................. 074, 079
　　後部海馬灰白質（the posterior hippocampal gray matter）..................................... 075
　　後部帯状回（the posterior cingulate cortex）............................... 074, 077, 079
　　心の理論 074
　　島（the insula）....................................... 071
　　神経可塑性 069, 071, 074-077, 080, 084, 100, 104, 148

240

身体感覚 029, 030, 072-074, 079, 083, 096, 101, 105, 118, 133, 145, 148, 149, 159, 163, 177, 183, 191, 192, 202, 203
背外側前頭前野（DLPFC）......... 071, 178
線条体（the striatum）................... 070, 071
前部帯状回皮質（ACC）................ 070, 077
側頭頭頂接合部（the tempro-parietal junction）................ 072-074, 077
体外離脱体験（OBE）.................... 072
大脳機能 053, 069, 070, 078, 083
注意集中 071, 073, 074, 079, 080, 099, 100
デフォルトモード・ネットワーク（DMN）............ 069, 073, 078-081
脳梁（the corpus callosum）............ 077
左下部側頭回（the left inferior temporal gyrus）........................... 076
右前部島皮質（the right anterior insula）................................. 070, 076
認知行動療法（CBT）........ 054, 062, 109, 114, 116-118, 120-122, 163, 172, 188

【は】

パーソナリティ障害 026, 155, 156
　境界性パーソナリティ障害 026, 118, 120, 187-191, 193, 197
反芻（rumination）............... 099, 162, 167, 168 ［▷とらわれ］
皮肉過程（ironic processes）............ 116, 150
不安障害 016, 080, 089, 113, 116, 117, 122, 124, 167, 169, 173, 174
フォーカシング 017, 180
フェルトセンス 017, 180
仏教
　四聖諦 036
　四念処 036, 038, 055, 111
　衆縁和合 047
　正知 038-040, 042, 161
　大乗 035, 043, 044, 049
　テーラワーダ（上座部）......... 015, 018, 022, 024, 035, 036, 040, 043, 047, 049, 050, 055, 056, 111, 119, 137, 139, 144, 145, 148, 182
　八正道 036, 038, 044, 047
　正念 036, 038, 039, 044, 047, 055

仏教瞑想
　阿息観 044
　オープンモニター 022
　経行 020, 145
　結跏趺坐 036, 136
　五蘊 036, 039
　サティ（sati）................................... 036
　サンフランシスコ禅センター 048
　只管打坐 043
　ジャーナ（jhana）............ 022, 028, 030
　『清浄道論』（Visuddhimagga）........ 119
　真言 044
　禅
　　曹洞派 043
　　内観法 109
　　『不動智神妙録』.......................... 043
　　平常心 080, 132
　　臨済派 043
　タイ式 022, 024, 025, 027, 029
　ツンモ瞑想 052, 147
　フォーカスト・アテンション 022
　文化的土壌 047, 056
　曼荼羅 044
　ミャンマー式 022, 024, 027, 028
　無上瑜伽タントラ瞑想 044
仏典
　『アーナパーナスッタ』(anapanasutta)................ 035-038, 177
　『サティパターナスッタ』(satipatthana-sutta)....................... 035, 036, 040
　『大般涅槃経』(Mahaparinibbana-sutta)................................. 177
　『中部経典』(Majjhima Nikaya) ... 037, 160
弁証法的行動療法（DBT）........ 016, 021, 039, 054, 062, 065, 066, 072, 092, 097, 098, 102, 111, 118-121, 124, 155, 156, 161, 167, 169, 172, 188, 189, 197, 201-203
　気づきスキル 118, 119, 201
　実践スキル 119, 201
ボトムアップ機制 ... 101 ［▷トップダウン機制］

【ま・ら】

マインド・アンド・ライフ・インスティテュート 047, 053, 054, 056, 110
マインドフルネス
　安全性 195, 197-200, 202, 204
　禁忌 195, 196, 198-200, 202, 204
　訓練 018-020, 022, 024, 025, 027-031, 048, 049, 071, 075-077, 098-102, 104, 117, 123, 133, 134, 137, 142, 146-148, 150, 196, 197, 201-203
　向社会性反応 101
　心構え 131-134
　尺度
　　5因子マインドフルネス質問表（FFMQ）................................. 092, 098
　　DBT版マインドフルネス尺度 097
　　ケンタッキー・マインドフルネス・スキル目録 092, 119
　　サウスハンプトン・マインドフルネス質問表（SMQ）................... 092, 095
　　トロント・マインドフルネス尺度（TMS）................................... 092, 094
　　認知情動マインドフルネス尺度－R（CAMS-R）.......................... 092, 094
　　フィラデルフィア・マインドフルネス尺度（PHLMS）................... 092, 095
　　フライバーグ・マインドフルネス目録（FMI）................................ 091, 092
　　マインドフル・アテンション注意尺度（MAAS）............................... 099
　習慣行動の非自動化 143, 146
　単独実践マインドフルネス .... 062, 063, 067, 134, 142, 151, 157, 159, 160, 198 [▷誘導マインドフルネス]
　トゥイーキング 147-151
　動作のマインドフルネス 145
　パラダイム 061, 062, 065-067, 156
　ピュア・マインドフルネス .... 061, 062, 064, 066, 077, 098-105, 109, 114, 161, 167, 201, 203 [▷臨床マインドフルネス]
　方略的治療 064, 065, 067
　ボディスキャン 063, 112, 143, 144, 178, 180, 185, 190

マインドフル・イーティング 142, 143, 145
マインドフル・ウォーキング 042, 144, 145
誘導マインドフルネス .... 063, 066, 135, 142, 152, 155-160, 162-165, 168, 169, 172, 174, 184, 189, 191, 192, 196, 198, 203 [▷単独実践マインドフルネス]
臨床家のマインドフルネス訓練 195, 200
臨床マインドフルネス ... 061-066, 073, 089, 105, 106, 109, 111, 116, 119, 123, 124, 155-157, 159-161, 163, 165, 167, 168, 170, 173, 174, 177-180, 182, 183, 185, 187-190, 193, 195-203 [▷ピュア・マインドフルネス]
マインドフルネスストレス低減法（MBSR）....... 015, 017, 021, 053, 054, 062, 071, 076, 077, 098, 102, 111, 112, 114-117, 124, 125, 143, 144, 155, 156, 177-180, 184, 189, 190, 199, 201-203
マインドフルネス認知療法（MBCT）... 015, 021, 054, 062, 064, 065, 098, 111, 114, 116, 117, 121, 124, 125, 133, 141, 148, 155, 156, 158, 167, 189, 199, 201-203
3分間呼吸空間法 117, 141, 158
　あることモード 064-066, 116, 121, 134, 158, 159, 179, 201
　することモード 064-066, 116, 134, 158, 179, 201
マインドフルネスの4ステップ 139-142, 148, 151, 157, 158, 162
　ウォームアップ 148, 157, 158
　呼吸の気づき（タッチ・アンド・リターン）.......... 139, 140, 142, 147, 151, 157, 158
　終了 142, 148, 151, 157-159
　マルチモードの気づき 140, 141, 148, 151, 157-159, 163, 173, 183, 201
メタ認知療法 016, 054, 062, 065, 111, 114, 115, 122-125, 155, 156, 167, 172, 197, 201-203
　心的葛藤の自然解消 124
　ディタッチト・マインドフルネス 123-125
　認知注意症候群（CAS）.................. 122
メタファー 162, 164, 165, 169
森田療法 039, 116, 119, 121
　思想の矛盾 116

モンキーマインド .... 025, 133-135, 139-141, 147, 159, 203 ［▷繋驢橛］
ラベリング 024, 048, 147, 161, 165, 169, 172, 173, 183, 192

人名索引

アナラヨ（Analayo）比丘 040-042
安藤治 109, 110
井上ウィマラ 091
ウィリアムズ，J・マーク（Williams, J.M.）
.... 167
ウェルズ，エイドリアン（Wells, A.）
.... 122, 123, 167
エプスタイン，マーク（Epstein, M.）
.... 196, 197
オースティン，ジェームス（Austin, J.）
.... 110
大谷彰 031, 178
オレンヅキー，アンドリュー（Olendzki, A.） 188
カバットジン，ジョン（Kabat-Zinn, J.）
.... 015, 017, 053, 111, 112, 144, 203
グナラタナ，バンテ（Gunaratana, B.）
.... 018-021, 028, 136, 138
熊野宏昭 041, 066, 069, 111, 120, 169
グリーン，エルマー（Green, E.） ... 051, 053
クリステラー，ジーン（Kristeller, J.） ... 102
ゴールドスタイン，ジョセフ（Goldstein, J.） 048, 050
コーンフィールド，ジャック（Kornfield, Jack） 039, 048-050, 072, 112, 139, 141, 161
越川房子 116
佐藤幸治 109
サルズバーグ，シャロン（Salzberg, S.）
.... 048, 050
シーガル，ジンデル（Segal, Z.） 167
ジェイムス，ウィリアム（James, W.） 078
シフ，ジェイソン（Siff, J.） 065, 090
鈴木大拙 110
鈴木俊隆 048
高石昇 178
高梨尚之 145

沢庵宗彭 043, 044, 134
ダライ・ラマ（Dalai Lama） 052-054
チャー，アーチャン（Chah, A.） 023, 025-029, 039, 048-050, 055, 137, 138, 151, 161
チョドロン，ペマ（Chödrön, P.） ... 050, 061, 136-138, 140, 141, 148, 161
デービッドソン，リチャード（Davidson, R.） 022, 053
ドイジ，ノーマン（Doidge, N.） 075
道元 043, 080
トゥルンパ，チョギャム（Trungpa, C.）
.... 050, 136
中村元 036, 160
バーコビッチ＝オハナ，アヴィヴァ（Berkovich-Ohana, A.） 080-083
白隠 109
原田弘道 043
ハン，ティック・ナット（Hanh, T.N.）
.... 049, 050, 053
ファーブ，ノーマン（Farb, N.） 071
フロム，エーリッヒ（Fromm, E.） 110
ベア，ルース（Baer, R.） 092, 097, 098
ヘイズ，スティーブン（Hayes, S.）
.... 120, 121
ヘイセンキャンプ，ウェンディ（Hasen-kamp, W.） 079
ヘブ，ドナルド（Hebb, D.） 075, 077
ヘルツェル，ブリータ（Hölzel, B. K.）
.... 070, 076, 101
増谷文雄 207
マハーシ，セヤドー（Mahasi, S.）
.... 024, 027, 028, 030, 038, 048-050, 181
蓑輪顕量 022
武藤崇 120
ムニンドラ，アナガリーカ（Munindra, A.）
.... 042
森田正馬 039, 116, 119, 121, 139
ユング，カール（Jung, C.） 110
ラーマ，スワミ（Rama, S.） 051, 053
ライクリー，マーカス（Raichle, M.） ... 078
リカード，マシュー（Ricard, R.） 054
リネハン，マーシャ（Linehan, M.）
.... 118, 189
リン，スティーブン（Lynn, S.） 030, 063

索引――243

◆著者略歴

大谷 彰 ［Akira Otani］

大阪市に生まれる。1978年上智大学外国語学部（英語科）卒業後，米国西ヴァージニア大学（West Virginia University）大学院（カウンセリング心理学）に入学。大学院在学中，ミルトン・H・エリクソンの遺志を継いだケイ・F・トンプソン博士に師事し臨床催眠学を学ぶ。1986年米国メリーランド州ジョンズ・ホプキンス大学（Johns Hopkins University）大学院准教授に就任。1989年より2008年までメリーランド大学カウンセリングセンター（University of Maryland Counseling Center）にてシニア・サイコロジストとして臨床活動に携わる。現在はメリーランド州アナポリスにあるSpectrum Behavioral Healthにてサイコロジストとして勤務。米国臨床催眠学会（American Society of Clinical Hypnosis）理事会幹事（Secretary，2012-2013），研修認定委員長（2012-2014），常任理事／フェロー。米国催眠学術学会会員（ABPH）。教育学博士（カウンセリング心理学）。

著書──『カウンセリングテクニック入門』（単著・二瓶社・2004），『現代催眠原論』（共著・金剛出版・2012）

訳書──イゴール・レドチャウスキー『催眠誘導ハンドブック──基礎から口頭テクニックまで』（金剛出版・2009），マイケル・ニーナン＋ウィンディ・ドライデン『わかりやすい認知療法』（二瓶社・2007）

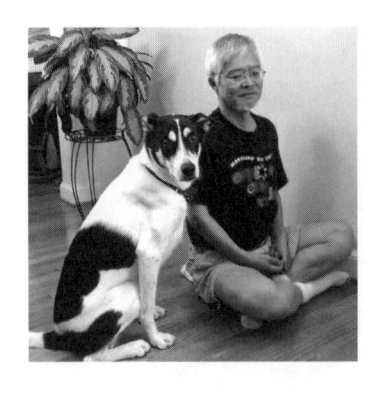

愛犬フィニアスと（筆者・右）

マインドフルネス入門講義
にゅうもんこうぎ

2014年10月20日　第1刷発行
2016年 3 月10日　第2刷発行

著者―――――大谷 彰
発行者―――――立石 正信
発行所―――――株式会社 金剛出版
　　　　　　　〒112-0005
　　　　　　　東京都文京区水道1-5-16
　　　　　　　電話 03-3815-6661
　　　　　　　振替 00120-6-34848

装丁―――――加藤賢策[LABORATORIES]
組版―――――石倉康次
印刷・製本――三報社印刷

ISBN978-4-7724-1388-6 C3011
Printed in Japan©2014

現代催眠原論
臨床・理論・検証

［著］=高石 昇　大谷 彰

●A5判　●上製　●400頁　●定価 **6,800**円+税
● ISBN978-4-7724-1277-3 C3011

ミルトン・エリクソンの現代臨床催眠を継承して
詳細な催眠技法の原理論と実践例を紹介し，
催眠の治療的エビデンスと倫理を確立する。
臨床催眠の第一人者による現代催眠最良の解説書。

催眠誘導ハンドブック
基礎から高等テクニックまで

［著］=I・レドチャウスキー　　［訳］=大谷 彰

●A5判　●並製　●160頁　●定価 **2,200**円+税
● ISBN978-4-7724-1075-5 C3011

トランスサイン，ラポール，暗示，
標準誘導法，即効誘導法，言語パターン——
多くの催眠誘導テクニックを解説しながら，
スキル習得のためのわかりやすいエクササイズを図解する。

マインドフルネス・ストレス低減法 ワークブック

［著］=B・スタール　E・ゴールドステイン　　［訳］=家接哲次

●B5判　●並製　●240頁　●定価 **2,900**円+税
● ISBN978-4-7724-1330-5 C3011

マインドフルネス呼吸法とボディスキャンをベースに，
静座瞑想（心静かに流れゆく体験に意識を向ける）と
ヨーガ（身体を使ったマインドフルネス練習）を学ぶ，
体験的マインドフルネス・プログラム。